Tanja Gehring

DARM-

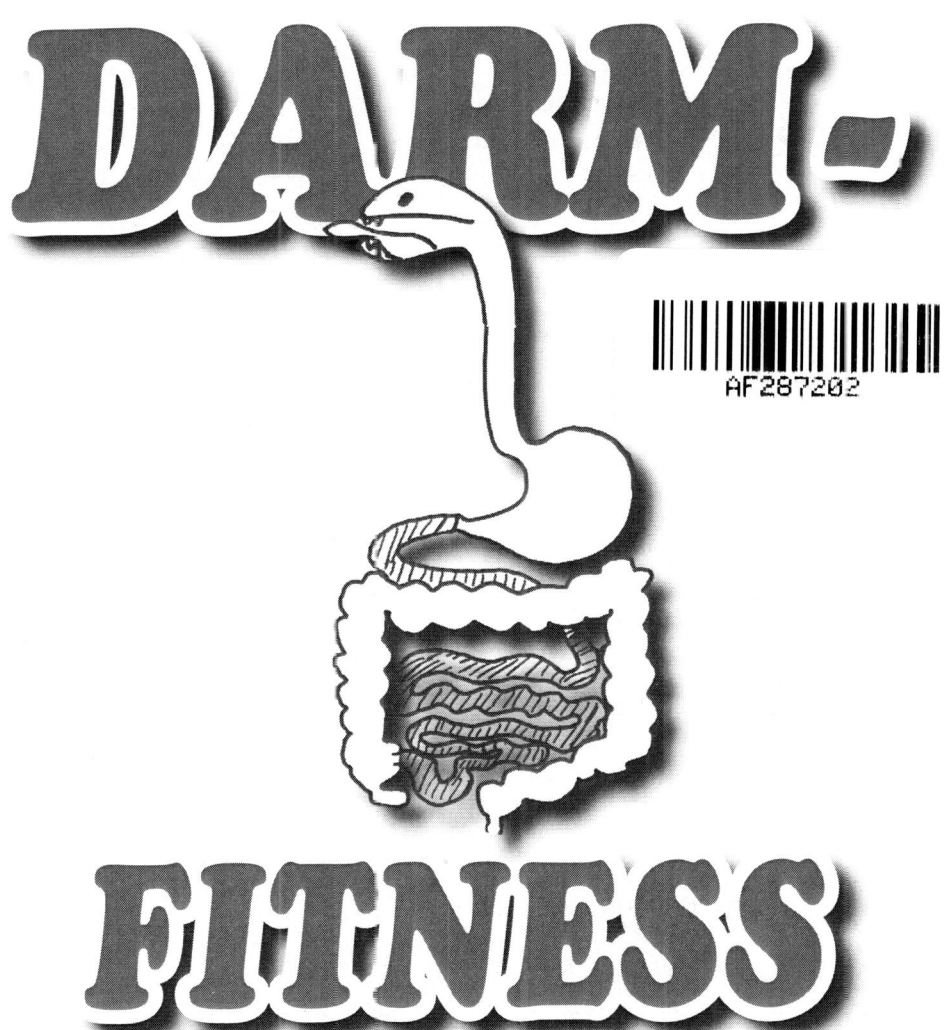

AF287202

FITNESS

BOISELLE
& ELLERT

BOISELLE
& ELLERT

Steffen Boiselle & Clemens Ellert
Sauterstr. 36, 67433 Neustadt an der Weinstraße
Fon: 06321 - 489343, Fax: 06321 - 489345
Mail: info@agiro.de

© 2020 Boiselle und Ellert Verlag / Tanja Gehring
Satz & Layout: Clemens Ellert / Tanja Gehring
Cover: Clemens Ellert / Steffen Boiselle
Coverfoto: © Kai Mehn
Rückseitenfoto: © Tanja Walther
Zeichnungen: Steffen Boiselle
ISBN: 978-3-939233-75-6

Weitere Informationen unter:
www.agiro.de

Vorwort

DANKE für die vielen Rückmeldungen nach der Erstausgabe dieses Buches! Daher hier nun ein **Stichwortverzeichnis** und je ein Kapitel zu **Stuhlfarben (Kap.12)** sowie **Magen (Kap.11)**: Wieso Magen? In der Pfalz, in der sich meine Praxis befindet, ist alles, was sich im Bauch unterhalb der Rippenbögen befindet, „de Maache" (also Magen **und** Darm).

Ganz oft haben **Magenbeschwerden** ihre Ursache im Darm! Manche Beschwerden wie **Magenschmerzen** oder Magenschleim-hautentzündung (**Gastritis**) könnten vermieden werden, wenn früher oder häufiger **spezielle Stuhlanalysen** durchgeführt würden: z. B. auf **Helicobacter** pylori; oder speziell auf die **Gallensäuren** im Stuhlgang. Denn letztere sind oft die **Ursache**, warum es in der **Kehle**, hinterm **Brustbein** oder im Magen ein **Säureproblem, Brennen** oder **Aufstoßen** gibt, oder warum manche Menschen ein bis 3 Stunden nach dem Essen plötzlich zur Toilette „**flitzen**" müssen: Die Ursache heißt **Gallensäure-Verlust-Syndrom (GSVS).** Ausserdem ist GSVS verantwortlich für: **Rosacea** im Gesicht, **Juckreiz** oder **Neurodermitis**-ähnliche Ekzeme auf der **Haut**. Es lohnt sich also, einen Blick in **das neue Kapitel 11 oder 12** zu werfen oder auf die Seiten 130, 142, 216 bzw. 259ff.

Inhaltsverzeichnis

1   Das Wichtigste vorweg

1.1   Warum Darm-Fitness?

Der Darmraum – unendliche Weiten. Wir schreiben das Jahr 200X. Dies sind die Abenteuer des ... um neue Welten zu erforschen ... So dringt der Leser in Welten vor, die nie ein Mensch zuvor gesehen hat ... (Zitat, abgewandelt nach Raumschiff Enterprise).

Zur Erkundung des Darmraums zerlegen wir einfach mal den Begriff „Darm-Fitness" in seine Teile und sehen, wohin uns die Reise führt

Zum Wortteil Darm: Natürlich ist der Darm kein Weltraum, aber wie ein Mikrokosmos. Er ist nicht unendlich und die Dickdarmwelten haben auch schon Ärzte und Patienten bei sog. Darm-Spiegelungen (Coloskopien) gesehen. Doch die Dünndarm-Welten, wo unsere Nahrung zerlegt wird, sowie Vitamine und Gallensäuren über die Dünndarm-Wand ins Blut aufgenommen werden, hatten auch Spezialärzte noch nicht im lebendigen Zustand gesehen, bis die Kamera in Kapselgröße zum Schlucken erfunden wurde. Denn man kann mit einem Gerät bei einer Spiegelung

a) nur in das <u>letzte</u> Ende des <u>Dünn</u>darms sehen (Darmspiegelung) oder
b) nur in das <u>erste</u> Stückchen des <u>Dünn</u>darms (Magenspiegelung).
c) Das drei bis fünf Meter lange Stück zwischen diesen beiden „Gucklöchern" des Dünndarms wird weder bei der einen noch bei der anderen Spiegelung angeschaut. Es bleibt quasi im Dunklen.

Die größten Anteile des Dünndarms – „unendliche Weiten" – bleiben demnach wie eine *Black Box*: ein schwarzer Kasten, in den man nicht hineinschauen kann und bei dem vorne etwas rein- und hinten etwas rauskommt.

➢ Der Hauptabschnitt des Dünndarms wird also – wenn überhaupt – nur mit Kapselkamera optisch betrachtet, kann aber dadurch individuell nicht in seiner Funktion beurteilt werden. Um dieses dunkle Universum zu „erhellen", können wir nur messen:

➢ Dazu steht uns das Instrument der erweiterten Stuhlanalyse (Kap. 6.1) zur Verfügung mit derzeit über dreißig Faktoren, die uns in ihrer Kombination noch weitere Informationen zu den Symptomkomplexen liefern können und für die wir sonst kein anderes diagnostisches Mittel besitzen.

Das bedeutet: Wo Spiegelung und Kapsel-Kamera uns Fotos und Bilder der Wand aus einem entleerten Darm liefern, da können die Messwerte aus der Stuhldiagnostik uns ein ganzheitliches Bild liefern: aus einem gefüllten Darm in Aktion, also von

➢ seinen inneren Vorgängen, Aufgaben und Funktionen, wie Verdauen, Aufnahme der Nährstoffe, Immunfunktion etc., s. Kap. 3, was uns die Fotos der Darmwand nicht vermitteln können.

Was wir also sehr wohl individuell – für Sie oder mich – durchführen können, das ist die

➢ Messung von speziellen Faktoren im Endprodukt Ihres Darmes, dem Stuhlgang: Stuhl-Diagnostik.

➢ Aus diesen Messwerten ziehen wir Rückschlüsse auf den Zustand in Ihrer Black Box und leiten Hilfsmaßnahmen ab: Darm-Therapie, ganzheitliche Behandlung.

Dieses Buch hat somit das Anliegen, folgende Leserkreise zu erreichen: Menschen, die:

a) einfach nur Weiteres oder Neues zum Darm erfahren möchten,
b) schon vieles über den Darm wissen, aber noch erfahren wollen, wie sie an eine (speziellere) Diagnose kommen und diejenigen,
c) die ihr (Darm-)Problem schon kennen, aber nicht wissen, was sie tun können oder sollen.

Es geht in diesem Buch also nicht um Erklärungen, Forschung, Theorie zum Darm allgemein, sondern speziell um Praxis: um Möglichkeiten zur Therapie-Findung, Kap. 5 und 6 sowie 10 und dies speziell bei Beschwerden, die mit dem Darm direkt oder indirekt zusammenhängen (Kap. 4).

Dazu habe ich versucht, alles für den Laien verständlich auszudrücken und konkrete Anleitungen aus der Praxis für Ihre praktische Anwendung zu bringen (Kap.10), so dass ein kleines Nachschlagewerk, ein Laien-Ratgeber entstanden ist, der auch Behandlungsmöglichkeiten aufzeigt.

Ein Theorieteil am Anfang (Kap.1 bis 3) ist als Hilfestellung vorgesehen, damit Sie nicht noch andere Bücher zu Rate ziehen müssen. Dort, wie auch im gesamten Buch, versuche ich Ihnen den Darm von der biologischen Seite her näherzubringen, Ihnen Beispiele oder Vergleiche aus dem Alltag oder der Natur möglichst bildhaft aufzuzeigen, damit es für Sie als Laie leichter verständlich wird.

Ich hoffe, dass dieser kleine Ratgeber ein bisschen Lust auf die praktische Behandlung unseres Inneren, speziell unseres Darmes macht. Es wäre schön, wenn dadurch Assoziationen, die viele Menschen mit dem Darm verbinden, wie Dunkel, Tiefe, Ängste, Bauchweh, „Sch…“, „ihh und bäh“, unbekannt, Tabu …
sich verwandeln und erhellen in Klarheit, Verständnis und Erkenntnis. Vielleicht können Sie nach dem Lesen Zusammenhänge sehen, Ihren Darm besser annehmen, sich besser fühlen, sich um ihn kümmern, sich Aussöhnen mit den Beschwerden etc.
Insofern wünsche ich Ihnen viel Neugier und Spaß beim Entdecken der *unendlichen Weiten, die Sie nie zuvor gesehen haben.* (Zitat s. o.)

Zum Wortteil Fitness:

Jeder von uns möchte möglichst lange unbeeinträchtigt, ohne Zipperlein leben. Und wenn wir schon älter werden (dürfen), dann möchten wir uns doch wohl fühlen, uns gut fühlen, fit und gesund. Hier soll kein Fitness-Wahn gefördert werden, der den Menschen erklärt, sie sollten möglichst sportlich, schlank und schön aussehen, sondern dieses Buch handelt vom

> ➢ <u>Darm und dessen Beitrag zur Fitness</u> und soll eine Hilfestellung liefern für all jene, die merken, dass sie trotz bestem Willen, aller Anstrengung und Mühe sich nicht vollkommen wohl und fit fühlen.

Die Ursache dafür könnte im Darm liegen! Im Darm? Wie das denn? Sie kennen vielleicht das Zitat *„Der Tod sitzt im Darm"*. Das klingt sehr bedrohlich oder krass, doch es bringt gut zum Ausdruck, dass der Darm viel mehr Einfluss auf verschiedene Vorgänge und Organe im Körper hat als wir gemeinhin glauben oder wissen. Beispiele hierzu sind in Kap. 4 genannt.

Aus eigener leidiger Erfahrung weiß ich, dass der

> ➢ <u>Gesundheitszustand des Darms trainierbar</u> ist. Zum Glück! Das bedeutet, dass die <u>Leistung des Darms</u> tatsächlich zu steigern und zu senken ist – in seinen ererbten Grenzen. Sollte er überschießend funktionieren, gilt es, ihn zu beruhigen. Ist er eher träge und lahm, kann er bis zu einem gewissen Grad angeregt und „hochgepäppelt", also <u>trainiert werden</u>. Dies bezieht sich nicht nur auf seine Verdauungsleistung, sondern auch auf seine Immunleistung.

Wieso Immunleistung? Was hat der <u>Darm</u> damit zu tun? Das erfahren Sie in Kap.1.2. und 1.4.

Der Begriff **Darm-Fitness** will also darauf hinweisen, dass wir unseren Darm genauso wie unsere Skelett-Muskulatur in einen mehr oder weniger „fitten" Zustand bringen können und wir uns dementsprechend mehr oder weniger wohl und gesund, sprich „fit" fühlen können. Dieses Organ Darm liegt nicht nur sehr zentral in der Mitte unseres Körpers, sondern hat auch zentrale Funktionen, um unsere Gesundheit zu <u>erhalten</u>.

➢ Es hieße also besser: *Die Gesundheit sitzt im Darm.* Warum nicht mal die *Darm-Fitness* trainieren, um langfristig gesund zu werden oder zu bleiben? Die (gesamte) körperliche Fitness ist dann viel leichter zu erreichen oder kommt dadurch fast ganz von selbst.

Wie Sie Ihre Darm-Fitness steigern können, erläutere ich Ihnen in diesem Buch, noch lieber erzähle ich es Ihnen live in einem Vortrag, zu dem Sie mich gerne einladen können. Da jedoch viele meiner Patienten und Zuhörer gerne etwas in Händen halten möchten, um immer wieder mal hineinzuschauen, versuche ich es hier schriftlich.
Die Art zu schreiben ist jedoch an manchen Stellen so gehalten, als würde ich es Ihnen erzählen oder zeigen, sie werden es am Satzbau und an manchen Formulierungen merken. Es soll das Lesen etwas auflockern und ist quasi mein Originalton aus der Praxis. Vielen hilft es beim Verstehen, kann aber auch etwas „flapsig rüberkommen".
Vielen Dank im Voraus für Ihr Verständnis!

Ganz besonders freue ich mich auf Ihre Rückmeldungen zum Buch. Bitte schreiben Sie mir, wie es Ihnen gefallen hat, was Sie noch vermissen oder einfach nur eine Rückmeldung nach der Lektüre.
Und nun: Viel Vergnügen beim Lesen!

1.2 Ursprünglich ist das Darminnere noch Außenwelt

Die meisten von uns wissen, dass die Behandlung von Darm- und Baucherkrankungen zunächst in den Bereich der „Inneren Medizin" und in zweiter Linie in die *„Gastro-Enterologie"* oder *„Proktologie"* fällt. Und jetzt komme ich als Heilpraktikerin und Diplom-Biologin und erzähle Ihnen:

> ➤ Das Darminnere ist genau betrachtet noch Außenwelt oder anders ausgedrückt: Das, was im Darm drin ist, ist dennoch in gewisser Hinsicht draußen.

Drinnen und draußen bzw. Innen- und Außenwelt verwirren als Begriffe. Doch lassen Sie mich den Widerspruch auflösen: Das ist wie bei einer Wohnung in einem Mehrfamilienhaus: Wenn ich in meiner Wohnung bin, dann ist „draußen" sowohl vor der Wohnungstür als auch vor der Haustür.
Es gibt also zwei Formen von „Draußen". Bevor ich das genauer in Kap. 1.2.1 erläutere, möchte ich es Ihnen an der biologischen Entwicklung des Menschen erklären:

Wir alle haben mal so (Abb. 1 Teil 1) angefangen:

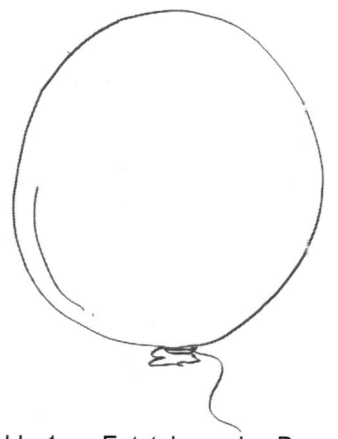

Teil 1:
Stadium Blastula gleicht einem Luftballon:
Außenhülle entspricht Zellschicht
Innenraum entspricht Hohlraum

Abb. 1:   Entstehung des Darmrohrs anhand eines Luftballons demonstriert (laienhaft dargestellt)

Nein, nicht als Hohlkopf mit nichts als heißer Luft drin – es ist bildhaft gemeint: Nachdem Eizelle und Samenzelle miteinander verschmolzen sind, fängt dieser Zellklumpen an, sich munter zu teilen, bis schließlich ein Stadium erreicht ist, das man lateinisch *Blastula* (zu deutsch Bläschen) nennt, bei dem eine komplette Zellschicht außen liegt (entspricht der Luftballonhaut außen) und in seinem Inneren einen Hohlraum freigibt (entspricht dem luftgefüllten Raum innen). Also mit ein bisschen Fantasie erkennen Sie sich gewiss selbst wieder.

Schließlich passiert Folgendes in der Weiterentwicklung dieser *Blastula*:

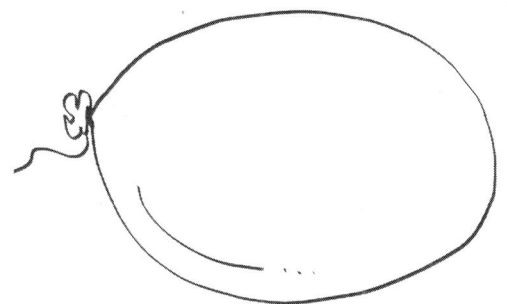

Teil 2:
Luftballon quer gelegt

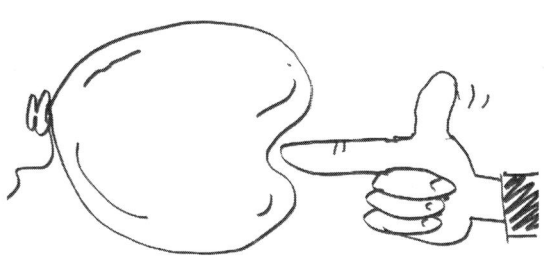

Teil 3:
Luftballon wird von einer Seite her eingedrückt, bis der Finger von der Luftballonhülle wie von einer Haut umhüllt ist

Abb.1   Entstehung des Darmrohrs anhand eines Luftballons demonstriert (laienhaft dargestellt)

15

An einer Stelle der Oberfläche entsteht eine Delle und es werden so lange Zellen nachgebildet (Eindrücken des Fingers in die Außenhaut des Luftballons) bis ein Rohr entsteht, das schließlich am anderen Ende durchbricht, z. B. da, wo der Luftballon zugeknotet ist (s. Abb. 1). Stellen Sie sich also bitte vor, Sie drücken mit Ihrem Finger von außen in diesen Luftballon, dann verschwindet der Finger nicht ganz im Luftballon, jedoch wird der Hohlraum im Ballon eingestülpt und die Außenhaut des Ballons legt sich um Ihren Finger.

Dann haben Sie zwei Hohlräume (s. Abb. 1 Teil 4): ein Ballon-Inneres, das zugeknotet ist (h) und einen Schlauch (s), der von Ihrem Finger in den Ballon gedrückt wird. Sie haben dann ebenfalls eine Außenhaut (Kontaktfläche zur Umwelt) in das Innere des Ballons verlegt. Es gibt jetzt also zwei Bereiche, die als „draußen" angesehen werden können: „Draußen", also außerhalb des Ballons in der Luft (von außen sichtbar, alles außerhalb von h) und „draußen", außerhalb des Hohlraumes (h) aber innerhalb des Kanals / Schlauches (s) (von ganz außen nicht sichtbar). Das eigentliche Innere des Ballons (h) aus Abb. 1 erreicht man nur, wenn man die Gummihaut durchsticht oder anders durchdringt. Das Innere des Schlauches (s) kann man mit dem Finger verfolgen, kommt von außen und ist somit eine nach „innen" verlegte Außenhaut (Abb. 1 Teil 4).

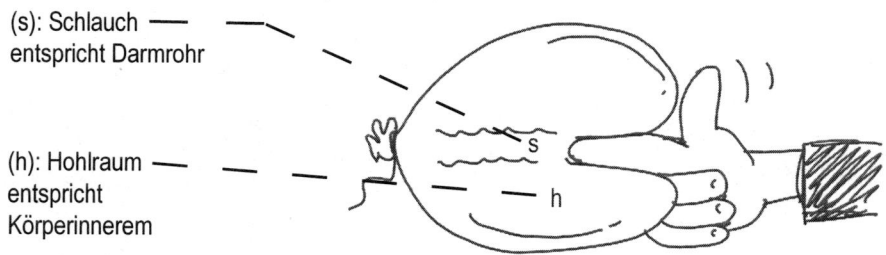

(s): Schlauch
entspricht Darmrohr

(h): Hohlraum
entspricht
Körperinnerem

Teil 4:
Der Luftballon wird vom Finger so weit eingedrückt, dass der Schlauch am anderen Ende durchbricht: ein Rohr mit Haut, Schlauch (s), ist im Hohlraum (h) entstanden

Abb. 1: Entstehung des Darmrohrs anhand eines Luftballons demonstriert (laienhaft dargestellt)

Wenn Sie sich nun weiter vorstellen, unsere Blastula befindet sich in diesem Stadium noch in Mamas Bauch, konkret in der Gebärmutterblase, so kann man sich leicht vorstellen, dass die Umgebungsflüssigkeit, das Fruchtwasser, nun die Frucht nicht nur außen umspült, sondern prinzipiell auch durch diesen Kanal (s) fließen kann. A so ist die Oberfläche dieses Kanals oder Rohrs noch eine Kontaktfläche zur Außenwelt, hier zum Fruchtwasser. Man nennt diesen Kanal durch diese Blase hindurch oder dieses Rohr auch das *primäre Darmrohr*, also den ersten, ursprünglichen Darmkanal.

Wir entwickeln uns dann weiter und das Rohr wird lang und länger, kringelt sich in dieser Blase und an beiden Enden verschließen wir es mit Muskeln (Abb.1 Teil 5):

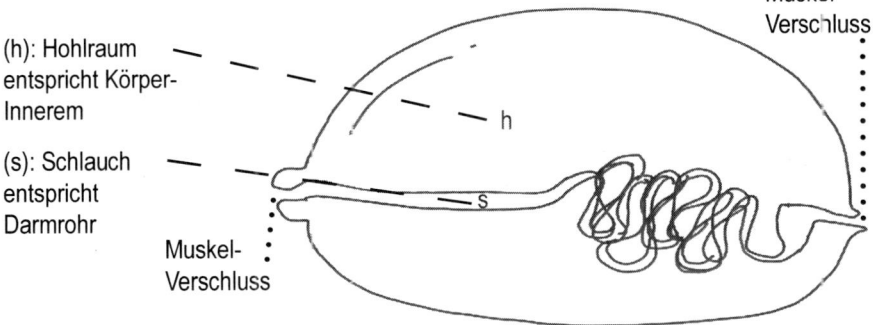

Muskel-Verschluss

(h): Hohlraum entspricht Körper-Innerem

h

(s): Schlauch entspricht Darmrohr

s

Muskel-Verschluss

Teil 5:
Der Schlauch (s), der dem primären Darmrohr entspricht, wächst und verlängert und windet sich innerhalb des Hohlraumes (h) und entwickelt sich schließlich zum Verdauungstrakt mit verschiedenen Abteilungen und einem Muskel-Verschluss am Anfang (Mund) und am Ende (After)

Abb. 1:   Entstehung des Darmrohrs anhand eines Luftballons demonstriert
(laienhaft dargestellt)

Der eine Muskelverschluss ist der, mit dem ich Ihnen das hier normalerweise erzähle: also der Mund. Der andere Muskel ist der, auf dem Sie aller Wahrscheinlichkeit nach jetzt gerade sitzen, auch Schließmuskel, Anus oder After genannt.

Die Entwicklungsbiologen mögen mir diese stark vereinfachende Darstellung der Embryonalentwicklung vor dem Hintergrund des leichteren Verstehens verzeihen. Ich habe sehr wohl auch bei der Keimblatttheorie aufgepasst, doch das führt hier einfach zu weit.

Wir haben also aus unserer Entstehungsgeschichte heraus einen Schlauch quer durch unseren Körper in dem zunächst mal nichts ist – außer vielleicht ein wenig Fruchtwasser – aber in dem immer noch die Bedingungen der Außenwelt vorherrschen. Wir entwickeln uns dann weiter, schwimmen noch in der Fruchtblase herum und werden ein netter kleiner Embryo. Wir verlängern diesen inneren Schlauch weiter, bilden in ihm Falten und Taschen, unterteilen ihn in verschiedene „Abteilungen" (Mundhöhle, Speiseröhre, Magen ...), bilden Anhangsorgane, die in diesen Schlauch münden (z. B. Leber, Bauchspeicheldrüse), und kommen irgendwann mit diesem wahrscheinlich immer noch *sterilen* (= keimfreien) Darmschlauch auf die Welt.

Das Innere dieses Darmrohrs ist aber nicht wie bei der Kanalisation mit einer kahlen Wand versehen, die vor allem dicht sein muss, sondern mit einer Schleimhaut, die die Fähigkeit hat, Nährstoffe in Wasser gelöst aufzunehmen, wozu sie Falten und Fortsätze entwickelt hat, um die Oberfläche zu vergrößern, die Darmschleimhaut (siehe auch Abb. 1.8).

Dieser beim Erwachsenen 6 - 8 Meter lange Darm-Schlauch in uns ist nun also oben und unten mit Muskeln verschlossen, doch beide Enden lassen sich öffnen und schließen und während wir also eines natürlichen Weges durch den Geburtskanal der Mama mehr oder weniger freiwillig rutschen oder gepresst werden, bekommen wir unsere erste natürliche „Schluckimpfung"; will heißen: Wir nehmen die *Keime* in unseren bisher noch sterilen Darm auf, die Mama dort für uns parat hält: also Keime aus dem Scheidenmilieu oder auch die nach Prof. Döderlein benannte Döderlein-*Flora* und ein paar Keime, wie E.coli aus dem Anusbereich. Diese Keime sind normalerweise die natürlich sinnvollen mit Schutz- und Versorgungs-Funktion, sog. gute Keime. Es gibt aber auch schlechte Keime, die sich dort aufhalten können, ohne dass die Mutter es merkt und die dann auch erste Siedler im Darm sein können. Zu den eventuellen Komplikationen können Sie in Kap. 9 etwas nachlesen.

Keime = Bakterien, Pilze oder andere Einzeller, also Lebewesen, die unvorstellbar schnell wachsen, bzw. sich vermehren können und so klein sind, dass wir sie nicht sehen können. Wir züchten sie daher unter bestimmten Bedingungen und können dann Kolonien sehen, die aus Milliarden Bakterienzellen bestehen. Die bekanntesten Darmkeime sind *Lactobazillen* und *Bifidobakterien.* Sie heißen auch *Milchsäure-Bakterien*, weil sie hauptsächlich diese Substanz an ihre Umgebung abgeben. Sie sind auch dafür zuständig, dass aus Milch Joghurt wird und andere Milchprodukte. Ebenso sorgen sie für den sog. *Säureschutz-Mantel* unserer Außenhaut. Also leben sie auch dort und schützen uns. Neben diesen Milchsäurebakterien gelten *Enterococcen* und *Escherichia coli-Bakterien* als sog. *Markerkeime* (siehe Infokasten nächste Seite).

Als *Flora* bezeichnet man in der Bakterienkunde (Mikrobiologie) die Gesamtheit der in einem Bereich befindlichen Keime: Bakterien oder Pilze, die sich in einem Lebensraum aufhalten.

Der Mikrobiologe spricht von *Animpfen*, wenn ein bisher steriles Medium (Nährlösung) mit Bakterien versehen wird.

Nun haben wir also einen langen Außenwelt-Schlauch mit Falten und Taschen in uns, der im besten Fall mit der Döderlein-*Flora* „angeimpft" wurde, also mit wenigen guten und brauchbaren Bakterien, die sich jetzt munter in diesem Schlauch vermehren.

Und wenn alles weiterhin seinen natürlichen Gang geht, dann liefert die Muttermilch vor allem Nahrung für *Laktobazillen* und *Bifidobakterien* (siehe Infokasten) nach, die sich dann in diesem Schlauch tummeln und vermehren. Die guten Stoffe aus der Muttermilch nimmt unsere Darmschleimhaut aus dem Schlauchinneren durch die Zellen hindurch ins eigentliche Körperinnere auf (siehe Kap. 1.2.5).

Nun erst, wenn die Stoffe über die eigene Darmschleimhaut hinweg ins echte Körperinnere gelangt sind, können wir die Stoffe unser Eigentum nennen. Also erst, wenn sie aus der Außenwelt (Darmmilieu) ins Körperinnere (Blut, Lymphe, Zellmilieu) gelangt sind, dann können wir als Körper damit machen, was wir wollen bzw. brauchen: z. B. wachsen, denken, uns bewegen, Zellen reparieren. Wäre unsere Darmschleimhaut nicht in der Lage, die Stoffe aufzunehmen, würde alles, was oben in den Mund hineingesteckt wird, auch unten am After ungenutzt wieder rauskommen. Im Extremfall würde alles nur noch durchrauschen (wie auf der Toilette), was man landläufig als Durchfall bezeichnet. Noch extremer gedacht, würden wir verhungern, was besonders heftige Auswirkungen hat, wenn wir noch ein Neugeborenes sind (siehe auch Kap. 9).

Markerkeime = Bakterien oder Pilze, die wir gut kennen und die uns etwas über die Lebensverhältnisse in einem Milieu, hier im Darm, aussagen. Die Darm-/ Stuhlgangskeime heißen auch Fäkalkeime.

Fäkalkeime = Keime, z. B. Bakterien, die im Darm leben

Fäkal = zu den Faeces gehörig

Faeces = Ausscheidung von Mensch und Tier

Flora = bakterielle Besiedlung, hier des Darms, daher auch *Darmflora* genannt. Unser Darm enthält 400 verschiedene Bakterienarten, die alle „gut" sind. Davon messen wir in einer Stuhlprobe allerdings nur sog. Markerkeime (s.o.).

Stuhlflora = die in einem (bestimmten) Stuhlgang gefundene Flora, heutzutage als *Mikrobiom* bezeichnet.

Gute Bakterien = Bakterien, die natürlich vorkommen, mit sinnvollen Schutz- und Versorgungs-Funktionen für den Darm, das Immunsystem und somit den ganzen Menschen.

1.2.1 Vergleich der Darm-Außenwelt mit einem Haus

Ein anderes Beispiel aus Ihrem Alltag mag helfen, die Verhältnisse weiter zu verdeutlichen. Was heißt denn „Außenwelt"?

Stellen Sie sich vor, Sie wohnen in einem Hochhaus im obersten Stockwerk. Sie haben Hunger und möchten gerne etwas essen. Das heißt, das Essen muss zunächst einmal durch den Straßeneingang, dann durchs Treppenhaus mittels Treppe oder Aufzug und schließlich durch Ihre Wohnungstür. Erst dann können Sie sich an den Tisch setzen und sich laben und satt werden.
Verglichen mit unserem Körper hieße das: bis der Körper sich nähren kann, also die Nährstoffe wirklich in den Darmzellen, im Blut und in den Körperzellen hat, muss die Nahrung

- ➤ erst durch den Straßeneingang, entspricht den Lippen,
- ➤ durch die Eingangshalle, entspricht dem Mund,
- ➤ durch das schlauchartige Treppenhaus, entspricht dem Ensemble Speiseröhre, Magen und Beginn Dünndarm, bis sie schließlich
- ➤ durch die Wohnungstür, entspricht der Darmschleimhautzelle im aufsaugenden Dünndarmabschnitt, nach drinnen kommt.

Der Begriff Außenwelt, außerhalb ihrer Wohnung, also „Draußen", ist jetzt doppelt belegt: Es gibt zwei Formen von „Draußen".
Draußen im Treppenhaus, m Darmrohr, oder draußen auf der Straße, also in der Umwelt. Als wirklich „drinnen" würden Sie es ja auch erst in Ihrer Wohnung bezeichnen, denn wer weiß, was im Treppenhaus noch so alles mit Ihrem Essen passieren kann?

Es könnte gestohlen werden, das hieße im Darm, dass z. B. Mikroben die Nahrung verbrauchen und ihre Darmzellen nichts mehr abbekommen.
Es könnte vergiftet werden: Im Darm hieße das, dass Giftstoffe, die irgendwie in den Verdauungstrakt, also ins Treppenhaus gelangt sind, an der Nahrung anhaften bzw. in der Nahrung enthalten sind.
Sie können sich bestimmt auch vorstellen, dass „Bösewichter" im Treppenhaus hausieren oder sich direkt vor Ihrer Wohnungstür auf-

halten. Dann würden Sie die Tür bestimmt nicht aufmachen; das entspräche der ausgewählten Aufnahmefähigkeit des Darms, also der Fähigkeit sich zu wehren und auszuwählen, was rein darf und was draußen bleiben soll, lateinisch *Selektion*.

Im Normalfall würden Sie aber die Tür öffnen und die Nahrung herein lassen, denn Sie haben ja Hunger – dies entspricht der *Resorption* oder Nahrungsaufnahme im engeren Sinne.

Das bedeutet: „Draußen" oder „Außenwelt" ist alles, was sich außerhalb Ihrer Haut befindet und alles, was sich im „Treppenhaus", also zwischen Mund und After im Verdauungstrakt befindet. „Drinnen" oder Körperinneres ist alles erst, wenn die Wohnungstür geöffnet wurde, also alles, was über die saugenden Darmschleimhautzellen nach „drinnen" ins echte Körperinnere gelangt ist.

Die guten Bakterien halten sich also draußen im Treppenhaus auf, putzen und pflegen das Treppenhaus sogar. Ebenso können sich da aber auch mal ein paar „Bösewichter" aufhalten, also Bakterien mit schlechten Auswirkungen für den Menschen, oder auch Pilze oder Viren. Wenn die Darmschleimhaut die Bösewichter kennt, also trainiert wurde und abwehrt, dann bleibt die Tür nach „Drinnen" verschlossen und die Bösewichter können wieder aus dem Treppenhaus verschwinden ohne (drinnen) Schaden angestellt zu haben.

Selbst wenn die Außenhaut, also das Hochhaus von außen, der Mensch mit seiner Haut, als Fläche schon groß aussieht, so ist im Körper, also im Haus, noch eine viel größere Fläche, die unsichtbar von außerhalb ist. Dies entspräche dem Treppenhaus mit ungezählten Stufen- und Wandflächen und ganz vielen Türflächen, welche der Darmschleimhautoberfläche entspräche, die wiederum darüber befindet, ob die Nahrung wirklich drinnen, in den Wohnungen bzw. Körperzellen ankommt.

Wegen dieser enormen Größe ist die Darmschleimhaut also die größte Kontaktfläche zur Umwelt, also nach draußen (das Treppenhaus ist nach innen verlegte Außenwelt). Mit diesem Wissen ist besser ersichtlich, warum diese Kontaktfläche so wichtig ist für unsere Gesundheit. Daher die Aussage, dass es die Hauptkontaktfläche zur Umwelt ist. Das bedeutet aber auch, dass ich hier am meisten erreichen kann, wenn ich etwas für die Gesundheit tun will: Eben nicht nur über die Nahrung, sondern vor allem über das Immunsystem, das hier in diesem Vergleich quasi in den Wänden der Wohnungen, die ans Treppenhaus grenzen, sitzt.

Zwei weitere Dinge sind mir bei unserer Darmentwicklung noch besonders wichtig:

1.	die Rolle der Bakterien in unserem Darm,
	siehe Kapitel 1.2.2 und
2.	die Art und Weise, wie unser Darm die Nahrung
	aufnimmt, nämlich durch Saugen, siehe Kapitel 1.2.3.

1.2.2 Hilfe, Bakterien!

Wir alle haben also Bakterien (bestimmte Keime) in unserem Darm. Nun denkt jede gute(r) Hausfrau / Hausmann:
„Oh je! Bakterien! Sofort sauber machen, bekämpfen! Hygiene ist gefordert!"
Stopp! Nein! Beim Darm ist das anders!
Es gibt „gute" also nützliche, sinnvolle Bakterien. Die brauchen wir alle! Und die haben wir auch alle! Also bitte bloß nicht „sauber machen", sprich „kaputt machen", abtöten, sondern hegen und pflegen! Das sollten Sie wirklich verinnerlichen, dass es kein Antibiotikum oder Sterilmittel braucht, um diese Bakterien zu bearbeiten.
Wie auch immer Sie sonst über Bakterien denken: Es gibt „gute", lebensnotwendige und immunbestimmende Darmbakterien. Beim Darm ist es ein absolutes Muss, dass wir diese „guten" Bakterien behalten und aufpäppeln, also pflegen und erhalten. Es könnten sonst zum Beispiel Verstopfung oder Blähungen auftreten – um nur die harmlosen Auswirkungen zu nennen.

Die Bakterien, die also vor der Geburt außerhalb unseres Körpers waren, tragen wir zwar nun nach der Geburt und durch das Stillen in einem schlauchförmigen Sack in unserem Körper mit uns herum. Das heißt, sie wohnen im Treppenhaus unseres Hochhauses. Die Bakterien selbst kommen aber nicht ins eigentliche Körperinnere, also nicht ins Blut oder in unsere Muskel- und Organzellen, bzw. nicht in die Wohnungen des Hochhauses, sondern bleiben in ihrem Schlauch-Zuhause und zwar lebenslang. Sie haben also im Treppenhaus zu bleiben, dafür sorgt die Wand zwischen Wohnung und Treppenhaus. Diese Eigenschaft der Darmschleimhaut wird auch *Barriere-Funktion* genannt, siehe auch Kap. 3.7.
Diese lebenslang guten Bakterien im Darminneren bzw. Treppenhaus sind dann unsere „Untermieter", „Heimbewohner" in unserem „Körper-Haus". Und wenn wir diese gut pflegen und ihnen die für sie notwendige Nahrung bieten, dann zahlen sie auch ganz brav ihre „Miete": denn sie geben uns Energiestoffe, die wir verwenden und somit „verheizen" können. Das bedeutet deren Endprodukte, die sie ins Treppenhaus abgeben, können wir und sollten wir auch zur Tür

hineinlassen in unsere Wohnungen. Die Bakterien zerlegen oder bilden für uns bestimmte Nahrungsbestandteile, die wir <u>alleine</u> gar nicht zerlegen oder bilden könnten. Sie ernähren sogar unsere Darm-schleimhautzellen, also die Zellen unseres Darm-Schlauches, die mit diesen Bakterien direkt Kontakt haben. Diese Keime nenne ich „Ku-schelbakterien", da sie sich ganz eng an die Schleimhaut anschmie-gen, quasi mit ihr kuscheln. Das heißt: Nicht unser Blut ernährt un-sere Darmschleimhaut, sondern vor allem unsere „Hausbewohner"! Für die Zahlenmenschen unter Ihnen: 70 % des Energiebedarfes der Darmschleimhaut, kommt nicht aus unseren Körperkraftwerker, son-dern aus den guten Bakterien, unseren Untermietern. Sind wir des-halb schlapp und energielos, wenn es unserer Darmschleimhaut nicht gut geht? Ja, aber dies ist nur eine Möglichkeit, es gibt wie im Biologi-schen so oft auch noch andere Faktoren, die eine Rolle spielen, aber an diese Möglichkeit haben Sie bestimmt noch nicht gedacht, oder?

1.2.3 Saugen als Lebensprinzip

Wir Menschen werden zu den Säugetieren gerechnet, da hört man schon im Namen das Prinzip „Saugen". „Sauge-Tierchen" klang einfach nicht so gut. Wir saugen aber nicht nur an der Mutterbrust, sondern dieses Prinzip wiederholt sich im Darm:
Die guten „Stöffchen" aus der Muttermilch oder später aus der Nahrung werden von unseren Darmschleimhautzellen aus dem Schlauchinneren ebenfalls auf<u>gesaugt</u> oder aufgesogen. Ja, Sie haben richtig gelesen: saugen!!
Nicht nur der Säugling hat seinen Namen vom Saugen. Auch unser Darm ist ein Sauger – kein Blutsauger oder Staubsauger – nein: ein Nahrungs-Sauger. Er saugt mit ganz winzig kleinen Fortsätzen, die so aussehen wie Finger an einem Handschuh (siehe Abb. 1.6).

Wasser oder
Nährlösung

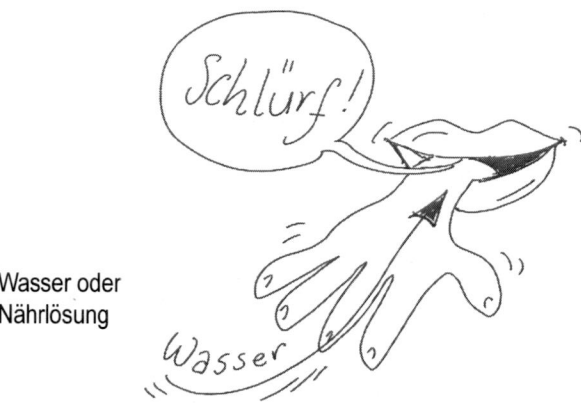

Abb. 1.6: Vergleich der Darmschleimhaut mit einem saugenden Mund, der Strohhalme in Form eines Handschuhs hat (laienhaft dargestellt), wenn man sich vorstellt, was das für ein Geräusch macht, dann klingt das wie „schlürf" in Comicsprache

Und was steckt in dem Wort „saugen" gleichzeitig drin? Was brauchen wir, um etwas auf<u>saugen</u> zu können? Genau: Flüssigkeit! In der Regel Wasser! Denn Saugen funktioniert nur, wenn das, was wir aufnehmen wollen, in Wasser <u>gelöst</u> ist. Oder haben Sie schon mal versucht, Ihren Eiskaffee durch die Eiskugel hindurch zu saugen? Der

Strohhalm wird trotz allen Saugens zusammengequetscht und gibt nichts her. Und jetzt stellen Sie sich das ganze noch mal verschärft vor, nämlich ohne dass der Kaffee in Wasser gelöst wäre? – Wie soll das denn gehen? Eben: Ohne Wasser geht also nichts! Denken Sie bitte daran:

Merke: Der Darm hat keine Zähne!

➢ Sondern: Der Darm saugt – schlürf – alle Nährstoffe in gelöster Form aus der Außenwelt, dem Darminneren auf; (also aus dem als „Treppenhaus" bezeichneten Außen aus dem Vorkapitel) auf.

Demnach muss alles, was aufgenommen werden will, in irgendeiner Form gelöst sein, damit unser Darm die guten Stoffe auch aufnehmen kann. Was also ist logischerweise das Wichtigste und zugleich Einfachste, um seinem Darm etwas Gutes zu tun? Genau: Wasser! Wasser trinken (nicht Tee, Kaffee, Cola) und zwar genügend Was das genau bedeutet, folgt in Kap 5.1. Hieraus leitet sich bereits die erste Selbsthilferegel ab:

Merke: Regelmäßig ein Glas Wasser trinken,
z. B. alle 2 Stunden oder
immer eine halbe Stunde vor dem Essen
einen halben Liter Wasser trinken:
Das stärkt die Verdauung durch Anregung des Fließens
der Verdauungssäfte.

1/2 Liter Wasser trinken, 1/2 Stunde vor dem Essen

1.2.4 Der Mensch als Pflanze?

Um Ihnen die Saug-Vorgänge und die Wichtigkeit des Wassers in Ihrem Körper und Darm anschaulich und einprägsam zu machen, möchte ich Ihnen einen Vergleich aus der Biologie darstellen:
Wir sind mit unserer saugenden Darmschleimhaut im dunklen Inneren unseres Darms vergleichbar mit den Vorgängen im dunklen Blumentopf einer Pflanze: Bitte schauen Sie sich dazu Abb. 1.7 einmal genauer an:

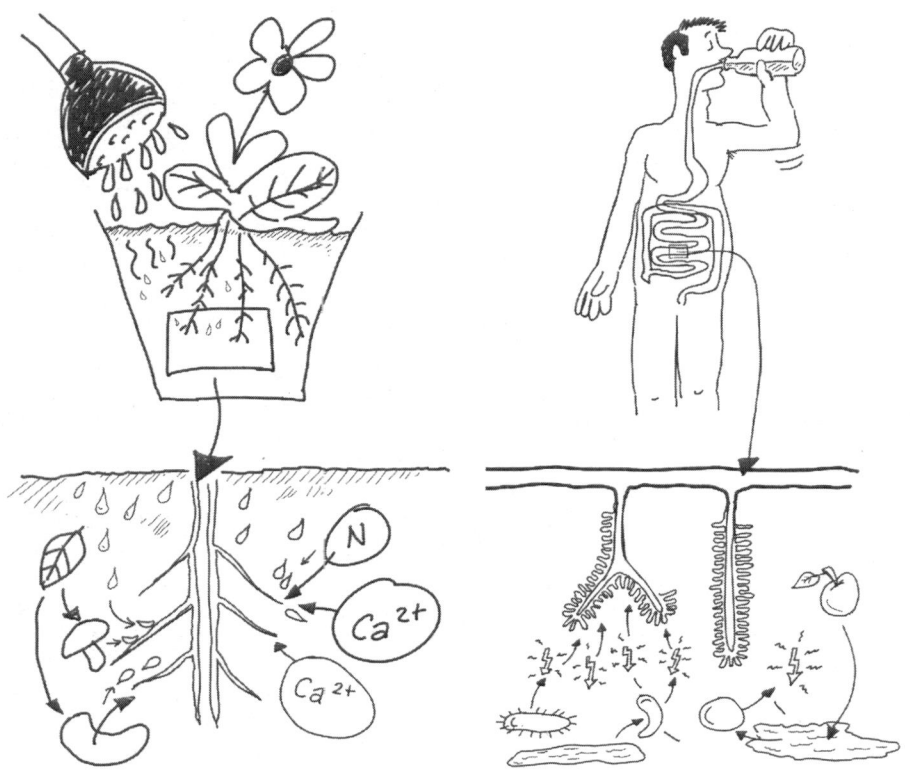

Abb. 1.7: schematischer Vergleich zwischen Mensch und Pflanze zur Darstellung der Saugvorgänge:
Eine Pflanze im Blumentopf, welche gegossen wird (linker Teil) und daneben schematisch ein Mensch mit seinem Darm von Mund bis After mit einem Getränk in der Hand (rechter Teil).

Sie können durchaus Analogien erkennen zwischen dem Vorgang bei einer Pflanze und dem Vorgang in unserem Darm. Ich zeige mal die Analogien auf, siehe A) bis D), wobei Großbuchstaben sich auf die Pflanze, Kleinbuchstaben sich auf den Menschen beziehen. Es besteht kein Anspruch auf Vollständigkeit oder Exaktheit, es soll die grundsätzlichen Vorgänge anschaulich machen:

Erklärungen zu Abb. 1.7:

Gießen (zu Abb. 1.7)

A) Was müssen wir mit dieser Pflanze im linken Teil der Abb. 1.7 machen, damit sie nicht eingeht wie eine Primel? Richtig: Gießen. Damit die Nährstoffe in Wasser gelöst von der Pflanze über die Wurzel, genauer die Wurzelhaare, aufgesogen werden können.

a) Was sollten wir also tun, damit auch wir nicht eingehen wie eine Primel? Richtig:

➢ Wasser trinken, also auch uns selbst gut und regelmäßig gießen, nicht nur unsere Pflanzen im Garten oder auf der Fensterbank. Gießen Sie also nicht nur Ihre Pflanzen, sondern auch sich selbst, indem Sie sich genügend Wasser einflößen, denn unsere „Darmfingerchen", die den Wurzelhaaren ähneln, welche „schlürf" machen, saugen die im Wasser gelösten Nährstoffe aus der fruchtbaren Erde in uns, die bei uns Menschen dem Nahrungsbrei in unserem Darmschlauch entspricht.

Für diejenigen unter Ihnen, die zu wenig trinken, eine gute Erinnerungshilfe:
Immer wenn Sie Ihre Pflanzen gießen, egal ob drinnen oder draußen: Gießen Sie sogleich sich selbst:
Eine Kanne Wasser für die Blumen in einer Hand, eine Kanne – 'tschuldigung Flasche – Wasser in der anderen Hand für Sie.

Und trinken Sie Wasser! (kein Bier …)
Sie gießen Ihre Blumen ja auch nicht mit Bier oder Cola und Sie funktionieren genauso biologisch auf Wasserbasis wie die Pflanze!

Bakterien sorgen für Nährstoffe (zu Abb. 1.7)

B) Die Bakterien und Pilze in der Erde zerlegen die Stoffe, die auf die Erde fallen in kleinere, für die Pflanze nützliche Bestandteile, wichtige Nährstoffe.

b) Die Bakterien in unserem Darmrohr zerlegen bestimmte Stoffe, die in diesen Schlauch eingebracht (also gegessen) werden und die wir normalerweise nicht nutzen können, in kleinere, für uns nützliche Bestandteile, nämlich Energiestoffe. Die Analogie besteht also darin, dass Mensch und Pflanze Bakterien als Helferlein nutzen und ohne sie keine oder weniger Energie hätten.

➢ Wichtige Energie- bzw. Nährstoffe bekommen Mensch und Pflanze nur über Bakterien.

Analogie Wurzelhaare – Darmhaare (zu Abb. 1.7)

C) Die Bestandteile werden – in Wasser gelöst – durch die Wurzelhaare aufgesogen und von der Pflanze „verstoffwechselt", d.h. für sich umgewandelt und in den Pflanzenkörper eingebaut. Die Pflanze wurzelt also in fruchtbarer Erde, einem Gemisch aus Humusstoffen, Mineralien, Bakterien und Pilzen etc. Ohne die Mikroben in der Erde ist diese nicht fruchtbar. Manche Stoffe könnten gar nicht erst entstehen.

c) Die Bestandteile werden – in Wasser gelöst – durch die „Darmhaare" sprich fingerförmige Fortsätze (genannt *Mikrovilli)* aufgesogen und von uns Menschen „verstoffwechselt", d.h. für sich umgewandelt und in den Menschenkörper eingebaut.

➢ Der Mensch wurzelt also in fruchtbarer (Darm-)„Erde", d.h. einem Gemisch aus Nahrungs-Bröckchen, Nährstoffen, Mineralien, „guten hauseigenen" Bakterien und so weiter. Manche Stoffe könnten ohne die Keime gar nicht erst entstehen. Wir tragen also quasi unseren Blumentopf in unserem Darmschlauch spazieren.

Saugen als notwendiges Prinzip (zu Abb. 1.7)

D) Die Ernährung / Versorgung funktioniert bei der Pflanze auch nur deshalb so gut, weil sie Wasser verdunstet und damit einen Sog entstehen lässt, der dazu dient, Wasser mit seinen darin gelösten Bestandteilen über die Wurze haare nachzusaugen

> Wachstum durch „Trinken" / Aufsaugen.

d) Die Ernährung / Versorgung des Menschen mit Nährstoffen, Mineralien und Spurenelementen funktioniert nur dann gut, wenn das beim Schwitzen und Atmen (in den Zellen und der Lunge) verdunstete Wasser, zu einem Sog führt, dem auch nachgegeben wird. Der Vergleich liegt auf der Hand:

> Trinken gegen Durst! Wachsen durch Wasser-Trinken. Nur wenn genügend Wasser getrunken wird, können die wässrigen, körpereigenen Säfte, welche die Nährstoffe für uns lösen, auch gebildet werden! Nur dann können wir die in diesem Wasser gelösten Bestandteile auch aufsaugen. – Prost! – Schlürf!

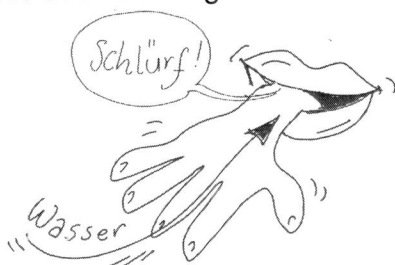

Oft ist das Durstgefühl auch verlernt worden und durch Hungergefühl überlagert, daher haben viele Menschen zu wenig Durstgefühl, nicht nur im Alter.
Deswegen ist auch dem Wassertrinken ein eigenes Kapitel gewidmet (Kap. 5.1).

Merke: Der Mensch wurzelt also in seinem Darm.
Der Darm, die Wurzel der Gesundheit!

1.2.5 Wie sieht die Wurzel des Menschen aus?

Um Ihnen zu zeigen, wie das in Ihrem Darm aussieht, und zwar dort, wo er „schlürf" macht, schauen Sie sich bitte Abb. 1.8 an:

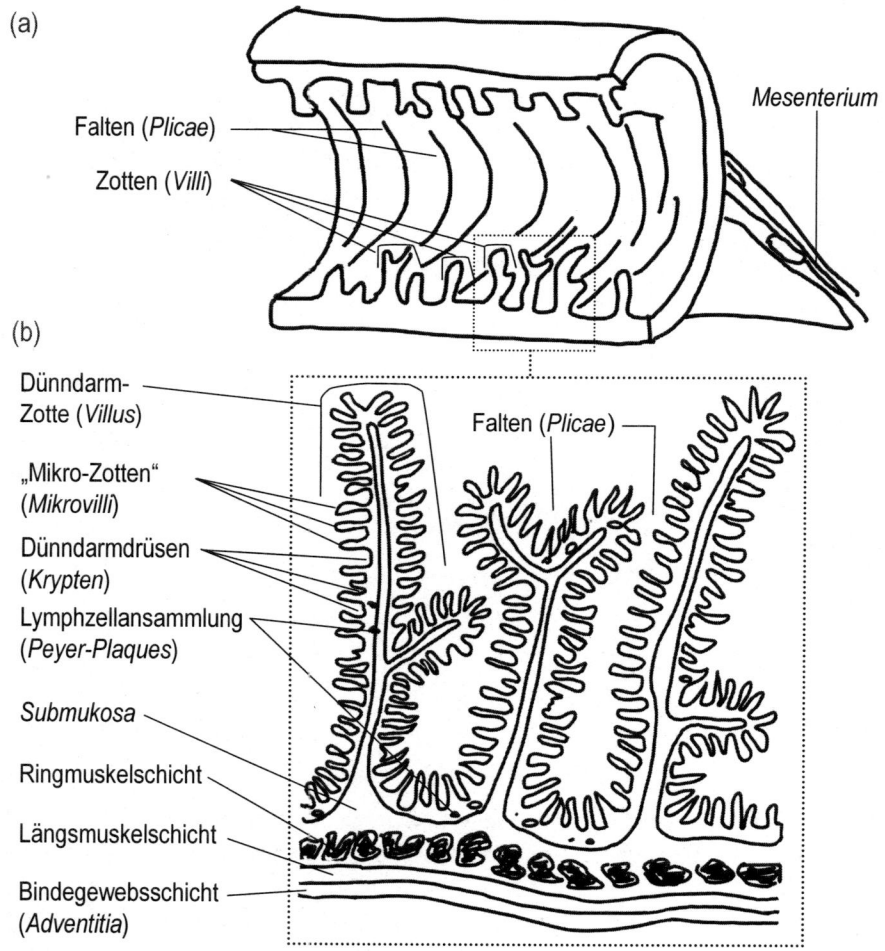

Abb. 1.8: Längsschnitt des Dünndarms (mikroskopisch betrachtet, inkl. lat. Bez.)
a) grobe Übersicht mit Zotten und Falten (Begriffserklärungen nebenan)
b) Ausschnitt-Vergrößerung aus a) drei Falten, s. gepunktete Umrandung

Quelle: Verändert nach „Der Mensch - Anatomie und Physiologie" v. J. S. Schwegler

Im Dünndarm besitzen wir Zotten, fingerförmige Ausstülpungen ins Darmrohr und Falten, quasi Täler zwischen diesen Zotten, auch *Villi* genannt, die alleine schon aussehen wie Wurzelhaare. Lateinisch *villus* heißt zottiges Haar, im Plural heißen sie *villi,* eingedeutscht Villi. Zudem wird die Oberfläche dieser Wurzelhaare von Zellen gebildet, unseren Darmschleimhautzellen, die wiederum selbst auch fingerförmige Ausstülpungen nach außen ins Darmrohr besitzen, das sind dann die *Mikrovilli* (s. Abb. 1.8b). Die Ansammlung der *Mikrovilli* auf den Zotten ist so dicht, dass sie aussehen wie Bürstenhaare und glänzen wie Samt, weshalb diese Schicht auch Bürstensaum genannt wurde.

Der Darm vergrößert hierdurch die Oberfläche zum Saugen sehr stark, so dass er pro Flächeneinheit mehr, besser und schneller aufnehmen kann, es entsteht eine extrem große Oberfläche.

Durch diese Dünndarm-Schleimhautzellen hindurch geschieht der Stofftransport: Unsere Darmzellen, die „Nährstoff-Sauger', – schlürf! – saugen die Nährstoffe aus dem Darmrohr ins Körperinnere und zwar ins Blut.

Begriffserklärungen zur nebenstehenden Abb. 1.8

Plicae: Falten

Mesenterium: Aufhängeband des Dünndarms an der hinteren Bauchwand mit Lymph- und Blutgefäßen sowie Nervenbahnen

Krypten: Vertiefungen, in denen die Drüsen des Dünndarms liegen

Peyer-Plaques: Ansammlung von Lymphzellen in dicken Klumpen bis zu ganzen Schichten

Submukosa: Zellschicht, die unter einer Schleimhaut liegt

Adventitia: spezielle Bindegewebsschicht

Alle über die gesamte (Dünn-)Darmwand transportierten Nährstoffe werden im Blut über ein reich verzweigtes Netz von Adern (Pfortadersystem) wie durch eine „große Pforte" in die Leber transportiert. Die Leber ist also unser Kontrollorgan am Eingangstor in den Körper. Nichts entgeht ihr, sie kann höchstens überlastet sein, wenn mal zu viele Stoffe zur Entgiftung über den Darm anfluten. Erst nach der Kontrolle durch die Leber werden die Nährstoffe über den Körperkreislauf im gesamten Körper verteilt und können zum Denken, Arbeiten, Sitzen, Bewegen etc. ge- und verbraucht werden.

Und wenn Sie diese ganze Oberfläche von Mikrovilli, Zotten und Falten nebeneinander legen, ausbreiten, und bügeln, wie viel Oberfläche des Darms kommt dann wohl zusammen?

Viel! Wie viel lesen Sie im nächsten Unterkapitel.

1.3 Der Darm: Hauptkontaktfläche zur Umwelt

Der Darm als schöner großer Garten oder als Hauptkontaktfläche zur Umwelt (das „Treppenhaus-Draußen").

Wenn wir unser 6 - 8 m langes Darmrohr aufklappen könnten und all diese Falten und Gebilde zur Oberflächen-Vergrößerung, die wir n Abb. 1.8a und b gesehen haben, in einer Fläche ausbreiten, also d e Falten rausbügeln könnten, dann würden wir eine Fläche von sage und schreibe 300 - 500 m² Größe vor uns sehen. In Ballungsräumen ein nettes kleines Grundstück, in ländlicheren Gebieten ein schöner Garten oder für die Sportler unter Ihnen: mindestens Tennisplatzgröße (ca. 260 m²) oder Basketballfeldgröße (ca. 360 - 420 m²).
Haben Sie schon mal auf solch einem Platz gestanden?
Sie wissen ja schon, dass das Darminnere eigentlich noch Außenwelt ist und Sie erfahren gerade, dass die Kontaktfläche zwischen Innen und Außen in Ihrem schlauchartigen Darmsack bis zu 500 m² betragen kann. So ist es leicht zu erkennen, dass nicht etwa die Außenhaut, die Sie an sich und anderen sehen, die größte Kontaktfläche zur Umwelt darstellt, sondern die menschliche Darmschleimhaut (s. Abb. 1.9)!

Der Darm:
Hauptkontaktfläche zur Umwelt

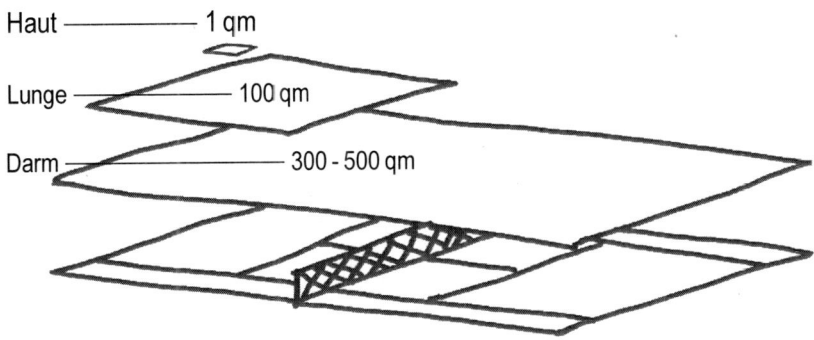

Haut ——————— 1 qm

Lunge ——————— 100 qm

Darm ——————— 300 - 500 qm

Abb. 1.9: Vergleich der inneren Oberflächen unserer Körperorgane, wenn man sie ausbreiten und bügeln würde, mit Flächen aus dem Alltag (siehe Text)

Wenn Sie mir jetzt buchstäblich das Fell über die Ohren zögen und es fein säuberlich vor sich auslegen würden, so würde meine Haut als 1-2 m² großes Stück zu Markte getragen. Richtig, maximal nur zwei Quadratmeter: Ungefähr so groß, wie eine Matratze (1 x 2 m) oder eine Decke.

Wenn Sie selbst sich die Lunge aus dem Hals schreien könnten und Sie dieses fein verästelte Gebilde dann in seinen Ausdehnungen nachmessen würden, so würden Sie eine Fläche von ca. 100 m² messen. Die Größe einer netten Wohnung.

Die Fläche aber, die wir am wenigsten zu Gesicht bekommen, liegt in uns und deren Ausmaße erscheinen uns unvorstellbar groß. Ich komme hier wieder mit dem Vergleich aus der Biologie: Die Pflanze wurzelt in ihrem Blumentopf oder auf dem Acker. Wir tragen nicht nur unseren eigenen Blumentopf mit Wurzelhaaren etc. mit uns herum! Sondern durch diese versteckte Oberflächenvergrößerung entspricht es gleich einem ganzen Acker oder Garten von bis zu 500 m² Fläche. Der Mensch kann also seinen Darm „beackern". Und er kann ihn genauso bestellen, begießen, hegen und pflegen, damit etwas Gutes, Nährreiches, Fruchtbares wächst und keine Wüste entsteht.

Eines sei allerdings schon hier vorweggenommen: Jede Therapie dieses Ackers kann nur langsam vorangehen, denn es dauert ca. 100 Tage, bis alle Zellen in diesem Acker einmal ausgetauscht sind. Und die meisten Präparate, die in diesem Ökosystem von 500 m² eingesetzt werden, können nur teelöffelweise verabreicht werden.
Nun stellen Sie sich vor, Sie gehen mit einem Teelöffel zum Umgraben auf einen 500 m² großen Acker! Wann werden Sie ihn fertig umgegraben haben? In 3 Monaten? In 6 Monaten? Ich weiß es nicht, aber ich weiß, dass die Mindestbehandlungszeit für „verhunzte Äcker" in dieser Größenordnung liegt. Also haben Sie bitte Geduld mit Ihrem fruchtbaren Nährboden, Ihren „Wurzeln der Gesundheit"!
Etwas anderes bleibe Ihnen in diesem Zusammenhang aber auch nicht vorenthalten:

Wir können „Ackerbau und Viehzucht" in unserem Darm betreiben: "Ackerbau" bedeutet also das Richtige, etwas Gutes einzupflanzen, sprich zu essen.

Und „Viehzucht" bedeutet demnach: das nützliche „Hausvieh", Nutztierchen, zu „züchten" – also Bakterien, in diesem Fall, „gute" (Treppen-)Hausbewohner und keine „Schädlinge" oder „Bösewichte".

Und um beim Vergleichen zu bleiben: Das ganze ist tatsächlich w e ein Ökosystem zu behandeln: höchst empfindlich im Zusammen-spiel der dort lebenden Lebewesen. Alle sind irgendwie von den an-deren abhängig. Auswirkungen von Veränderungen lassen sich nur bedingt / begrenzt vorhersagen. Wichtig ist, was sich zuerst ansiedeln konnte (siehe Kapitel 9).

Merke: Veränderungen im Darm brauchen Zeit, denn es ist ein komplexes Ökosystem

Hier vergleiche ich gerne die Veränderungen in Bezug auf Ernährung und Darm mit der Umstellung von konventioneller auf biologische Landwirtschaft:
Es dauert ca. 3 Jahre, bis die Landwirte das, was aus der Erde kommt, als „Bio" verkaufen dürfen. Ebenso kann es sein, dass Sie, iebe/r Leser/-in erst nach 3 Jahren konsequenter Umstellung „Bio-Früchte" ernten, sprich Ihr Darm wieder „vollbiologisch" von allein arbeitet, also so, dass Ihre gesamte Gesundheit wiederhergestellt ist.
Ein Therapie-Beispiel: Bei Diabetikern kann es sein, dass eine Thera-pie mit Heilpilzen erst nach drei Jahren konsequenter Einnahme zum Absetzen des Insulins führt. Doch was sind drei Jahre im Vergleich zu lebenslangem Spritzen?
Die gute Nachricht lautet also: mittels spezieller Stuhlanalyse (Kap. 6.1) und gezieltem Ackerbau (Therapie) in meinem Darm, kann ich Krankheiten verhindern, ihren Ausbruch verzögern oder sie sogar zur Ausheilung bringen.

Die schlechte Nachricht lautet: Ich brauche Geduld, ich muss mich kümmern um meinen Darm und ich sollte akzeptieren, dass es Zeit braucht.

Zusammenfassend kann man also sagen: je mehr Sie diesen Acker pflegen, je mehr Sie diese versteckte Welt versorgen, mit viel Wasser und der <u>richtigen</u>, also für Ihren Darm <u>passenden</u> Nahrung, umso besser funktioniert Ihr Darm. Und nicht nur in Bezug auf seine Verdauungsleistung, sondern auch auf seine anderen Leistungen.

Wie? Andere Leistungen? Macht der Darm auch noch was anderes? JA! Siehe Kapitel 3.1 bis 3.10.

1.4 70 - 80 % des Immunsystems sitzen im Darm oder Die Abwehr im Darm muss stimmen, dann stimmt auch die restliche Abwehr

Der Darm ist nicht nur für die Verdauung, also letztlich für die Nahrungsaufnahme zuständig, sondern auch noch für unsere Abwehr! Über die gesamte Oberfläche der Falten verteilt, in der Schleimhautoberfläche, sitzen alle paar Bruchteile von Millimetern „zentrale Trainingslager" für Immunzellen: Zu jeder Tages- und Nachtzeit sitzen 70 - 80 %, also der Großteil Ihrer Immun- / Abwehrzellen in diesen Trainingslagern und werden trainiert. Oder sie leisten gerade ganze Arbeit, indem sie alles, was nicht erwünscht ist und nicht in den Körper hinein darf oder im Darmrohr Schlimmeres anstellen könnte, abwehren.

Wie die Grenzpolizei an einer Grenze (frz. *Barriere*): bloß keine bösen Angreifer über die Grenze lassen! Wobei die Grenze hier natürlicherweise die Schleimhaut ist, die die Außenwelt im Rohr von der Innenwelt des Körpers trennt. Nur 20 %, also der „kümmerliche" Rest Ihrer gesamten Immun- / Einsatz-Truppe – nur ein Fünftel der gesamten Mannschaft! – tummelt sich auf anderen Schauplätzen, wie Haut, Schleimhaut, linkes Innenohr oder rechter kleiner Zeh und führt dort gerade Abwehrleistungen durch, die auch dringend notwendig sind, damit Sie nicht gleich an jedem kleinen Kratzer ernsthaft krank werden.

Ich will Ihnen mit dieser Betonung nur verdeutlichen, dass ein Fünftel der Mannschaft ausreicht, um die allgemein bekannte Abwehrleistung zu vollbringen: in den Bereichen, die wir bewusst wahrnehmen. Der größte Anteil jedoch kämpft an einem Schauplatz, der unbewusst ist, nämlich auf unserem nun bekannten 500 m² großen Acker, dem Darm.

Merke: Die Abwehr im <u>Darm</u> muss stimmen

Da unser Darm <u>das</u> Trainingslager für die Immunzellen ist, wir können auch von Körperpolizei sprechen, kann diese Ausbildung mehr oder weniger gut sein. Die ausgebildeten Zell-Polizisten werden zur

„Sicherung der Grenzen" ausgeschickt als Bewacher und Sicher-heits-Leute auf die Schleimhäute. Um im Bild zu bleiben: Jemand der immer wieder grippale Infekte bekommt, dauernd über Nasen-Nebenhöhlen- oder Mandelentzündungen zu klagen hat, dessen Sicherheitsmannschaften an der Schleimhautgrenze taugen nicht, weil seine Immun-Trainer im Darm nichts taugen! Die Trainer im Darm – nicht an den äußeren Schleimhäuten! – brauchen in einem solchen Fall dringend Nachhilfe.

Und was die Qualität eines Trainers ausmacht, das brauche ich auch Nicht-Fans seit der Fußball-WM in Deutschland nicht mehr zu erklä-ren. Daher klappt es dann auch mit dem Sicherheitsdienst auf den Nasen-, Rachen-, Lungen-, Blasen- und sonstigen Schleimhäuten nicht. Auch die Augenflüssigkeit wäre so eine äußere Schleimhaut-front, da sie von einer Schleimhaut gebildet wird.

Umgekehrt brauchen Menschen, die an Allergien z. B. auf Haut oder Schleimhaut (egal wo im Körper) leiden, dringend eine Beruhigung an der Front. Eine allergische Reaktion oder auch nur eine entzündliche Reaktion ist dann wie ein Feuer, das ein Löschmittel wie bei einem Hausbrand erfordert. Bei diesen Menschen erklären die Trainer an der Darm-Schleimhautfront alles für feindlich, auch wenn es harmlos ist. Und dann geht ein furchtbarer Abwehrkampf gegen z. B. Pollen los und das Immunsystem „schießt über". Es wird also mit Kanonen auf Spatzen, hier z. B. harmlose, mickrige Birkenpollen, geschossen. Beim Heuschnupfen wird dieses Überschießen dann als Jucken an den Augen fühlbar, da die Pollen häufig in der Augenflüssigkeit lan-den. Die Augenflüssigkeit stellt hier den Sicherheitsdienst, der versa-gen oder „überschießen" kann.

Sie fragen, warum ich im Darm etwas ändern muss, um in den Augen keinen Heuschnupfen, auf den Bronchien kein allergisches Asthma, oder in der Blase, den Nasen-Nebenhöhlen oder auf den Mandeln keine Entzündungen mehr zu haben? So abwegig das klingt, Sie er-fahren es in Kap. 3.7.1 noch genauer anhand einer Abbildung.

Sie merken also: der Begriff **Darm-Fitness** ist gar nicht so weit her-geholt, denn je nach Trainings-Zustand des Darms, gut oder schlecht trainiert, über- oder unterforderte Kameraden, kann es dem „Darm-Träger" gut oder schlecht gehen, kann er sich fit oder krank fühlen.

Und wie es die Begriffe Training und Fitness andeuten: Ich als Mensch, als Betroffener kann etwas dafür oder dagegen tun, wie es mir bzw. meinem Darm oder Immunsystem geht. Das Ganze kann in die eine oder andere Richtung gedreht werden. Daher auch

Merke: Der Darm – Drehscheibe der Gesundheit

Wichtig an dieser Stelle bleibt für mich festzuhalten, dass der bestehende (mehr oder minder gute) Zustand des Immunsystems nicht lebenslang so bleiben muss! Dieser Zustand lässt sich verbessern, auch wenn wir ihn oft unbewusst durch unsere Nachlässigkeit verschlechtern. An diesem Zustand lässt sich – wie an einem Glücksrad – drehen, er ist veränderbar. Das Geschehen ist *reversibel,* wie der Lateiner sagt. Und zwar in beide Richtungen!! Das Glücksrad lässt sich also in beide Richtungen drehen. Das bedeutet, wenn ich heute fit bin, kann es durch Schock oder Unfall oder Infektionen zu einer Drehung des Immunsystem-Zustandes kommen. Ich sollte also vorsorgen, dass er stabil bleibt. Wenn mein „Glücksrad Immunsystem" sich allerdings schon auf die „schlechte Seite" gedreht hat, dann kann ich das Rad zurückdrehen, damit ich über den Darm und das dort befindliche Darm-Immunsystem wieder fit werde.

Es bleibt festzuhalten: an derselben (nicht gleichen) Oberfläche findet gleichzeitig die Aufnahme von Nährstoffen und eine Abwehr von Schädlichem (Giftstoffen, „bösen" Erregern) beim Eintritt von der Außenwelt in die Innenwelt des Körpers statt. Das nennt man auch die *Doppelfunktion* des Darmes (siehe Kap. 3.1). Bei diesen Vorgängen spielt das Immunsystem in der Darmschleimhaut die entscheidende Rolle (siehe auch Kap. 3.7). Der Darm kann also nicht losgelöst vom Immunsystem und damit der Gesamt-Gesundheit betrachtet werden.

Zusammenfassung Kapitel 1:

➢ Die Darm-Fitness bestimmt in großem Maße die Gesundheit, daher der Spruch:
Darm gesund – Mensch gesund
oder Der Tod sitzt im Darm.

➢ Das Darminnere ist eigentlich noch Außenwelt:
Ein eigenes Ökosystem, in dem Bakterien leben und in dem wir wurzeln.
Erst wenn die Darmwand, die dortige Grenze, passiert wurde, sind Stoffe im Körperinneren angekommen.

➢ Wasser ist das Wichtigste für die Gesundheit (des Darmes), nur 20 - 40 % des Körpers machen die Substanz aus, der Rest ist Wasser.

➢ Die riesige Oberfläche des Darms ist die Hauptkontaktfläche zur Umwelt, auch wenn sie eingestülpt ist.

➢ 70 - 80 % des Immunsystems sitzen im Darm, womit dieser zur Drehscheibe der Gesundheit bzw. der Immunfunktion wird.

2   Aufbau des Verdauungskanals

Natürlich kennen Sie die Stationen unseres Verdauungskanals: Mund, Speiseröhre, Magen, Darm Doch wer kennt sich schon genauer aus? Daher zur Erinnerung noch mal: In dem Ursprungsdarm während der Embryonalentwicklung entwickeln sich aus der ursprünglich zusammenhängenden gleichförmigen Schleimhaut von Eingang bis Ausgang verschiedene Abschnitte, die sich unterschiedlich spezialisieren: verschiedene Abteilungen entstehen.

Bitte betrachten Sie die Abb. 2.1 etwas genauer:

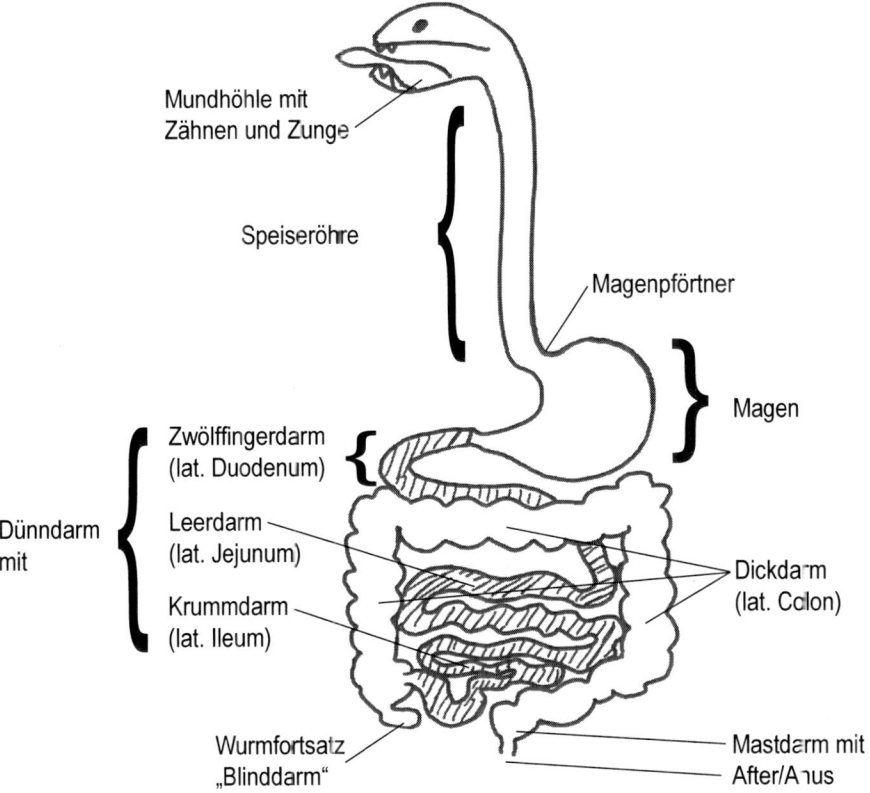

Abb. 2.1: Abteilungen des gesamten Verdauungstraktes: Die „Schlange"

Die Ähnlichkeit zu einer Schlange in Abb. 2.1 ist nicht zufällig gewählt. Die Schlange ist schon in der Bibel ein Symbol der Verwandlung. Hier möchte ich damit andeuten, dass sich die paradiesischen Zustände auf dem Teller in der dunklen nicht sichtbaren Unterwelt wandeln in Kraft, Energie für unsere Körperzellen. Das bedeutet, dass unsere schön angerichtete Nahrung sich nach Umwandlung in Körperenergie in eine unschöne braune Masse verwandelt, die wir manchmal gar nicht anschauen wollen.

Ein Blick in diese Unterwelt lohnt sich aber, und ich möchte Ihnen den Blick ermöglichen und die Details verständlich machen.

2.1 Abteilung Mund und Zähne

Der Mund ist nicht nur einfach unser Eingang in den Verdauungskanal, sondern er dient neben der Zerkleinerung dem Einspeicheln (!) der Nahrung. Hier wird zum ersten Mal Wasser, Ihr eigenes Körperwasser in Form von Speichel zur Nahrung hinzugefügt, damit alles schön weich ist und gleitet, aber auch, weil wir Lebewesen sind, die nur auf Wasserbasis funktionieren. Stellen Sie sich vor, wie es weh tun würde, wenn ohne Wasserzufuhr die Nahrung staubig, kratzig die Kehle runter müsste. Die Wasserzufuhr funktioniert aber nur dann gut, wenn Sie ordentlich kauen und damit die Nahrung ein-„schleimen", oh nein, ein-speicheln natürlich. Diejenigen, die keine eigenen Zähne mehr haben, wissen, wie beschwerlich es ist, ohne diese kleinen festgewachsenen Beißerchen die Nahrung zu zerkleinern und ordentlich einzuspeicheln. Denken Sie dran:

Merke: Der Darm hat keine Zähne!

Und alles, was Sie ihm oben im Mund abnehmen, erleichtert ihm sehr stark die Arbeit weiter unten. Als Richtschnur gilt, dass jeder Bissen 30 Mal gekaut werden sollte, um genügend zerkleinert, genossen, eingespeichelt und vorverdaut zu sein. Ich weiß allerdings auch, dass dies kaum ein Mensch schafft, es sei denn, er hat gerade ein erfolgreiches Heilfasten hinter sich.
Wieso vorverdaut? Im Speichel ist das *Enzym Amylase* enthalten (s. auch Kap. 3.1.3). Dieses Werkzeug zerlegt uns die langkettigen Kohlenhydrate schon einmal in kleinere Untereinheiten, die Zucker. Dies ist der Grund, warum Toastbrot oder auch Vollkornbrot nach einer Weile guten Kauens plötzlich süß schmeckt. Die *Amylase* hat bei langer Verweildauer im Mund so viele Zuckereinheiten abgespalten, dass unsere Geschmacksrezeptoren sie registrieren können. Aber eben nur bei langer Verweildauer. Wenn wir die Happen immer schon grob zerkleinert runterschlucken, dann kommen wir nie in den angenehm süßlichen Genuss des Brotes.

Apropos Genuss:

Essen und langes Kauen kann den Genuss am Essen enorm steigern, erst recht, wenn das Essen eine gute Qualität hat. Die Lebensqualität kann dadurch gesteigert werden. Ein Maß an Missmut kann abgebaut werden. „Man beißt sich durch ..." Um das zu lernen, machen Sie doch mal einen Fastenkurs zu Hause, wenn Sie gesund sind oder einen Aufenthalt in einer Fastenklinik, wenn Sie andere Erkrankungen haben, die zu beobachten sind, oder lieber in Betreuung üben.
Es lohnt sich wirklich, so etwas Alltägliches wie das Essen und Trinken wieder geniiiießen zu können. Oder machen Sie einen Genusskurs mit. Manche Kliniken zur Behandlung von Depressionen oder Ängsten haben das längst in ihr Programm aufgenommen. Warum nicht den eigenen Frust mal anders angehen? Probieren Sie es einmal aus: Erleben Sie den Unterschied von einer gewöhnlichen Discounter-Kartoffel, die um die halbe Welt gereist ist und einer regional produzierten, kontrolliert biologisch angebauten Kartoffel. Der Genuss kann himmlisch sein und sie erhalten nebenbei noch regionale Arbeitsplätze, tun also etwas für Ihre Region, Ihr Land. In dieser Form finde ich National-Bewusstsein durchaus vertretbar. Oder wollen Sie weiterhin amerikanische Fast-Food-Ketten fördern, die zwar hier vor Ort Arbeitsplätze schaffen, aber den Gewinn woanders hintragen?

2.2 Abteilung Speiseröhre und Magen

Die Speiseröhre ist ein Muskel. Ja, sie haben richtig gehört: ein Muskel. Kein Skelettmuskel, sondern ein Muskelschlauch, der die Nahrung in den Magen befördert wie ein Transportband. Es gibt tatsächlich auch Störungen dieses Muskels, wenn die Nahrung nämlich gar nicht erst zum Magen, sondern zurück zum Mund befördert wird. Viele spüren ihre Speiseröhre allerdings erst, wenn sie eine Gräte oder ein Hühnerbein quer sitzen haben, oder wenn Ihnen die Magensäure nicht im Magen bleibt, sondern in diesen muskulären Schlauch zurück-"schwappt" (Sodbrennen). Das Sodbrennen ist also nicht im Magen, sondern in der Speiseröhre lokalisiert.

Und was es bedeutet, wenn Säure einen Muskel „anknabbert", sprich anfängt zu verdauen, das können Sie mal ausprobieren, indem Sie ein kleines Stück Fleisch (z. B. ein Fleisch-Fondue-Stück) längere Zeit in ein Cola-Getränk einlegen. Cola-Getränke bestehen nämlich zu einem Großteil aus Phosphorsäure, die man bloß nicht schmeckt, weil so viel Zucker darin ist. Phosphorsäure greift neben vielen anderen Materialien auch Eiweiße an. Das Fleischstück sieht „zerfleddert" aus und ist nicht mehr elastisch. Also werden auch unsere Muskelfasern im Verdauungstrakt (Magen-/Darmwand) angegriffen. Phosphorsäure ist eine stärkere Säure als die Magensäure, daher sind die Auswirkungen mit nur unserer hausgemachten Säure nicht ganz so krass wie in dem kleinen Experiment. Doch mit der Zeit, wenn dauerhaft ein Sodbrennen besteht, wird der Speiseröhrenmuskel ebenfalls arg angegriffen und schlimmstenfalls kann so etwas auch entarten. Daher ist Sodbrennen möglichst bald nicht nur mit irgendeinem gängigen, schnell verfügbaren Mittel ruhig zu stellen, sondern es gilt der Ursache nachzugehen. Und interessanterweise lässt Sodbrennen häufig dann nach, wenn der Dünndarm wieder fit gemacht wurde.

Und mit noch einem Fehlurteil muss ich an dieser Stelle aufräumen: Ich lerne immer wieder Leute kennen, die meinen, in ihrem Magen würde die Nahrung aufgenommen. Nein! Hier findet nur eine Desinfektion des Essens über ein Säurebad und die Eiweißfällung statt (Was war das noch mal? Siehe Kap. 3.1.3)!

2.3 Abteilung Dünndarm

Der Dünndarm sieht tatsächlich dünn aus, wenn man ihn mit dem Dickdarm vergleicht. Die Namen stammen aus Zeiten, in denen man die Organe nach ihrer Anatomie benannt hat. Der schichtweise Aufbau ist faszinierend komplex und einfach zugleich, siehe Abb. 2.2. Von innen nach außen:

➢ *Darmlumen*: das Rohr-Innere, die lichte Weite röhrenförmiger Hohlkörper, der Hohlraum des Darms also, der hier gefüllt ist mit Zotten und Falten, durch welche sich der Nahrungsbrei drückt und schiebt, aus welchem dann die Nährstoffe von den Schleimhautzellen aufgesogen werden. Das Lumen enthält also den Nahrungsbrei mit Gesundem und Schlechtem, abgestorbene Darmzellen, von der Leber entgiftete Müllstoffe und Bakterien, im Lumen befindet sich also noch die Außenwelt. Wenn die Bürstensaum-Schicht, also die Schleimhautzellen, die Nährstoffe aufgesogen haben, sind die Nährstoffe im Inneren und unser Körpereigentum.

➢ Schleimhaut, *Mucosa*: aus Nährzellen und Immunzellen aufgebaute Bürstensaum-Schicht, geformt wie Wurzelhaare mit *Mikrovilli* (haarförmigen Fortsätzen), siehe Abb. 1.8, Drüsen (*Krypten*), die Schleim und Sekrete bilden und Lymphzellen, die in fleckenförmigen Ansammlungen liegen, Peyer-Plaques.

➢ *Submucosa*: Schicht unter der Schleimhaut, die Lymph- und Blutgefäße zum Abtransport der Nährstoffe enthält.

➢ Submucosaler Plexus: auch Meissner-Plexus genanntes Nervengeflecht in meist bindegewebige Strukturen eingebettet.

➢ Ringmuskulatur: Muskelschicht mit zu- und abführenden Blutgefäßen, die dazu dient, den Darmschlauch ringförmig zusammenzudrücken, so dass die Masse im Inneren in einzelne Portionen abgetrennt wird. Eine solche Portion bezeichnet man als Bolus.

➢ *Myenterischer Plexus*: auch Auerbach-Plexus genanntes Nervengeflecht in bzw. zwischen die beiden Muskelschichten eingebettet. *My-* bzw. *myo-* ist griechisch abgeleitet und bedeutet Muskel, *enterisch* leitet sich ab von *enteron* Darm, vor allem Dünndarm.

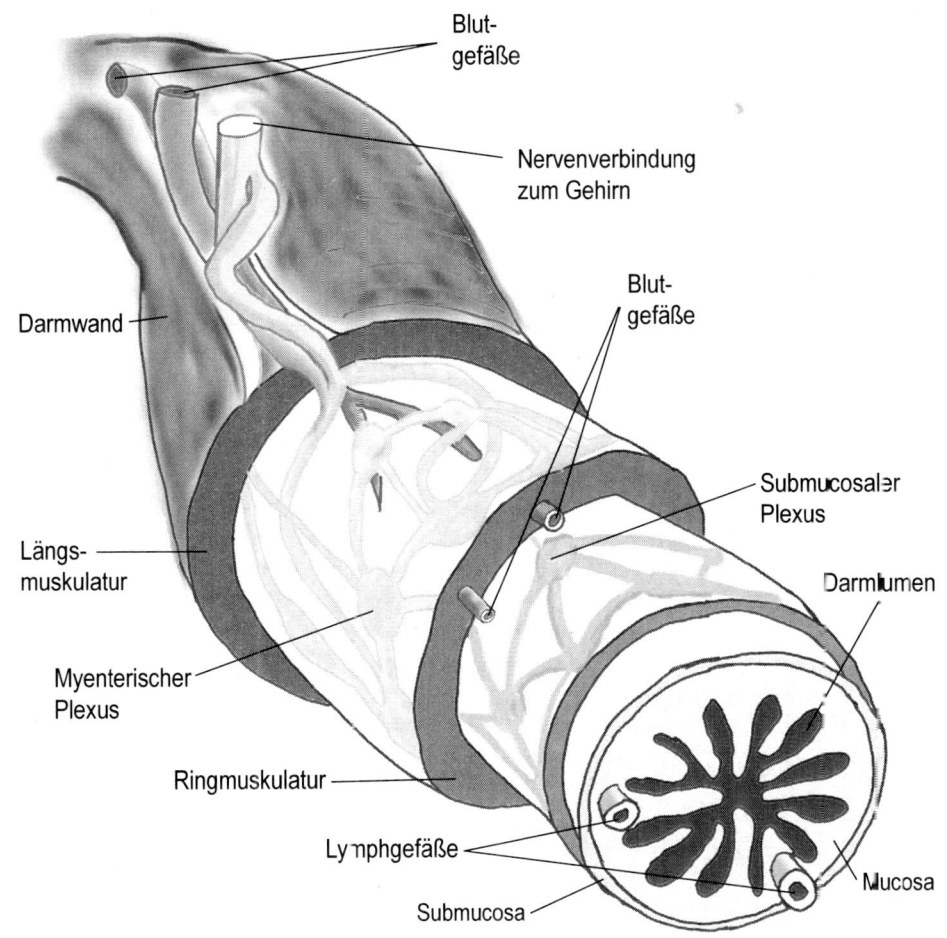

Blut-
gefäße

Nervenverbindung
zum Gehirn

Blut-
gefäße

Darmwand

Submucosaler
Plexus

Darmlumen

Längs-
muskulatur

Myenterischer
Plexus

Ringmuskulatur

Lymphgefäße

Mucosa

Submucosa

Abb. 2.2: Aufbau des Dünndarms in Schichten und räumlich dargestellt:
Gut sieht man die Zotten (aus Kap.1.2.5) im „Rohr-Inneren" (Darmlumen):
hier ist der Darm nicht glatt aufgebaut wie das Innere eines Gartenschlauchs.
Ebenso sieht man den Aufbau in Schichten: die Schleimhaut (Mucosa) mit
ihrer Schicht darunter (Submucosa), darin eingebettet die Lymph- und Blut-
gefäße. Die Ring- sowie die Längsmuskelschicht mit der jeweils zugehörigen
Schicht des Nervengeflechts: unter der Mucosa der *submucosale* Plexus
und zwischen Ring- und Längsmuskulatur der *myenterische* Plexus und zum
Abschluss die Darmwand.
Quelle: GEO-Magazin Nr. 11 / November 2000, S.147, korrigiert

➢ *Längsmuskulatur*: Muskelschicht mit zu- und abführenden Blutgefäßen. Wenn sie sich zusammenzieht, *kontrahiert*, wird die Masse im Innern der Länge nach bewegt. Beide Schichten zusammen sind notwendig und müssen von den Nerven so angesteuert werden, dass der peristaltische Reflex ausgelöst wird: die muskuläre Vorwärtsbewegung des Darms (siehe auch Abb. 3.6.), die völlig autonom die Nahrungs-Suppe durch den Darm vorwärts schiebt. Damit es nicht rückwärts geht, müssen beide Muskelschichten und beide Nervengeflechte, beide *Plexūs*, zusammenarbeiten! Der Darm ist wirklich ein Wunderwerk der Natur, denn es läuft in der Regel ohne Einfluss des Zentralnervensystems (ZNS), des Kopfhirns und ohne unseren Willen ab. Deshalb spricht man auch von ENS: Enterales Nerven-System.

➢ *Darmwand*: bindegewebige Abschluss-Schicht

Der Dünndarm ist anfangs, gleich hinterm Magen spärlich mit Bakterien angefüllt, also dünn besiedelt. Die Anzahl der Bakterien nimmt aber mit der Entfernung vom Magen zu, bleibt im Verhältnis zu den Bakterienzahlen im Dickdarm jedoch dünn besiedelt.

Merke: <u>Dünne</u> Bakterien-Suppe im <u>Dünn</u>darm.

Die Aufnahme von wichtigen Vitaminen, wie z. B. Vitamin B 12 findet ebenfalls im Dünndarm statt. Es braucht dafür eine besondere Mischung von Hilfsmolekülen, wie dem *intrinsic factor* aus dem Magen und anderen Cofaktoren. So ganz genau weiß man aber wiederum nicht, ob es nur bestimmte Stellen oder ganze Flächen im Dünndarm gibt, wo die Spezialstoffe aufgesogen werden. Die Abschnitte, in die er eingeteilt wird, sind auch nur von außen definiert worden, innerlich sind es keine klaren Grenzen, sondern fließende Übergänge der verschiedenen Gewebestrukturen. Die Zotten zum Beispiel werden zunächst mehr und dann wieder weniger, je weiter es zum Dickdarm geht. Die einzige klare Grenze wird durch die Klappe zwischen Dünn- und Dickdarm, die *Bauhin'sche* oder auch *Ileozäkalklappe* markiert.

2.3.1 Zwölffingerdarm (lat. *Duodenum*)

Der Zwölffingerdarm hat seinen Namen daher, dass er genauso lang ist wie zwölf nebeneinander gelegte Finger. Hier münden die „Schlauchenden" aus Gallenblase und Bauchspeicheldrüse in einem Zwei-Wege-Hahn, wie bei einem Wasserhahn mit Warm- und Kaltwasser aus einem Auslass. Ich nenne diese Öffnung mal Zwei-Säfte-Hahn. Das bedeutet: Die Säfte, die in der Gallenblase gesammelt und in der Bauchspeicheldrüse gebildet werden, fließen jeweils durch einen eigenen „Schlauch", einen Ausführgang, zu einer gemeinsamen Öffnung, der sog. Vater-Papille. Aus dieser Öffnung ergießen sich also die beiden Verdauungssäfte in den Zwölffingerdarm:

a) die Gallenflüssigkeit, mit Gallensäuren und -salzen zur *Emul-gation* der Fette: Fett-Emulgation bedeutet Fette in Wasser löslich zu machen oder hier: in der Nahrungsbrühe zu lösen (*Emulgieren* s. Kap. 3.1.4) und

b) der Bauchspeichel, welcher Enzyme („Werkzeuge" s. Kap. 3.1.3) zum Zerlegen von Fett, Eiweiß und Kohlenhydraten enthält.

Stellen Sie sich jetzt einmal vor, etwas verstopft den Säfte-Hahn, wie z. B. ein Stein einen Gartenschlauch verlegen kann: Dann stauen sich die Säfte in ihr eigenes Organ zurück, oder beide Saft-Ströme sind blockiert, das heißt es gibt Probleme in beiden Organen gleichzeitig. Das ist der Grund, warum ein Problem mit dem Gallefluss auch die Bauchspeicheldrüse schädigen kann und umgekehrt.
Die Gallenblase liegt unter der Leber auf der rechten Körperseite und die Bauchspeicheldrüse auf der linken.
So können Beschwerden, wie Drücken, Ziehen oder Krämpfe unter dem rechten oder linken Rippenbogen von beiden Seiten, sprich von beiden Verdauungsorganen her verursacht sein. In der Praxis erlebe ich es immer wieder, dass z. B. Gallen(kolik)symptome mit der Behandlung der Bauchspeicheldrüse abflauen bis verschwinden.

Zur Bauchspeicheldrüse:

Sie hat zwei verschiedene Gewebearten, wie ein Schachbrett schwarze und weiße Felder hat: Erstens Zellen, die den Blutzucker-Regulator *Insulin* bilden, das nennt man *endokrine* Seite, da die Substanz ins Körperinnere, ins Blut, abgegeben wird. Vergleichbar mit den weißen Feldern des Schachbrettes. Wenn es hier Probleme gibt, spricht man von Zuckerkrankheit oder Diabetes.

In den zweiten Zelltypen wird der Saft mit *Enzymen* gebildet. Dieser wird (wie oben erwähnt) durch den Ausführkanal in den Darm abgegeben, also in die Außenwelt, wie Sie seit Kap. 1 wissen. Daher nennt man dies die *exokrine* (ausschüttende) Seite, vergleichbar mit den schwarzen Feldern des Schachbretts.

Wenn ich also die Enzymausschüttung messen will, muss ich die Probe aus dem Darm holen (Stuhlanalyse). Wenn ich zur endokrinen Seite etwas wissen will, ist Blut das richtige Probematerial. Aber ich kann im Blut nicht die Verdauungsenzyme messen! Nur wenn die Bauchspeicheldrüse sich entzündet und sich schon etwas in ihr staut, das schon weiter fortgeschritten ist, dann kann ich Substanzen zu diesem Problem als Entzündungsmarker im Blut messen. Aber nicht die Verdauungsleistung!

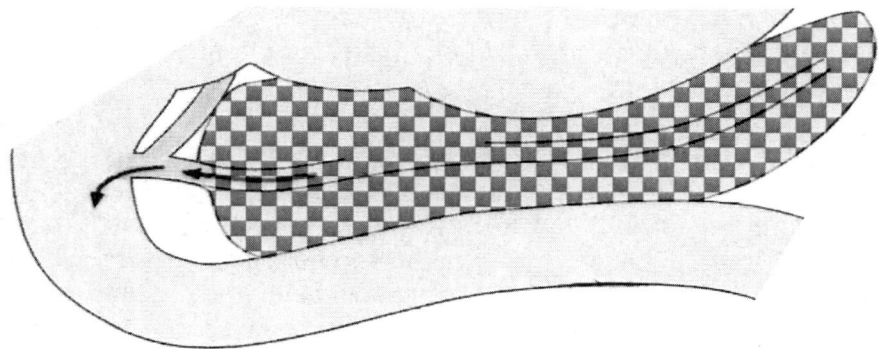

Abb. 2.3.1: Die Bauchspeicheldrüse in ihrem Umfeld (Magen oberhalb, Dünndarm unterhalb): Visuell als Schachbrettmuster verdeutlicht, dass dieses Organ zwei Zelltypen besitzt. Die einen Zellen ergießen ihren Saft in den Darm (siehe Pfeile), die anderen geben Stoffe ins Blut ab.

2.3.2 Leerdarm (lat. *Jejunum*)

Dieser Abschnitt heißt Leer-..., weil er früher, als wir noch nicht so viel und dauernd essen konnten, nach der eigentlichen Nahrungsaufnahme und bis zur nächsten tatsächlich leer wurde. Auch wenn man hungert oder fastet, ist dieser Abschnitt des Dünndarms leer. Aber nicht klinisch rein, sondern nur leer, frei von Nahrung. Beim Arzt heißt er lat. *Jejunum*. Hier findet zum Großteil „Schlürf" statt: Das Aufsaugen der Nahrungs-Kleinteile der Kohlenhydrate, Fette und Eiweiße aus wässriger Lösung.

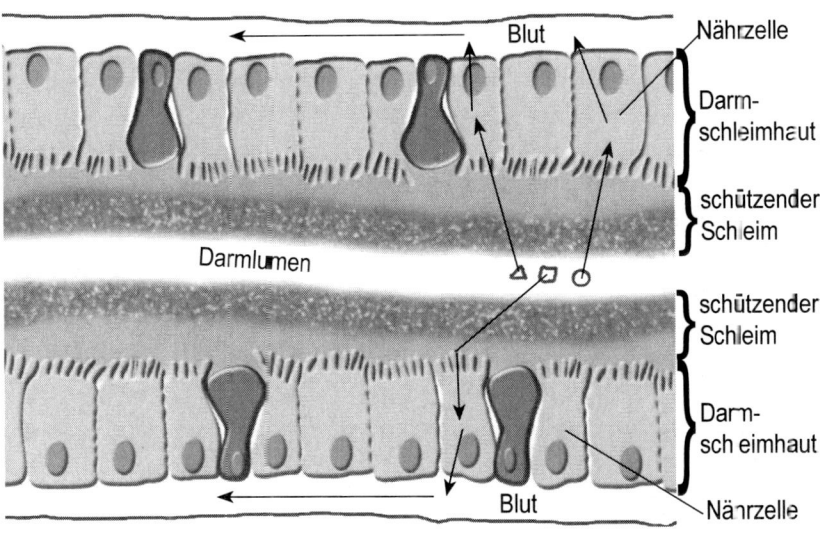

Abb. 2.3.2: Der Leerdarm-Abschnitt des Dünndarms: Im linken Bereich ist ein leerer Darmabschnitt gezeichnet, in der rechten Hälfte stellen die drei Symbole die zerkleinerten Nahrungsbestandteile Eiweiß, Fett und Kohlenhydrate dar. Diese werden durch die Nährzellen der Darmschleimhaut ins Körperinnere gesogen („schlürf") und gelangen schließlich ins Blut.
(Quelle der Zeichnung: Fa. Laves, Patientenratgeber „Lebersqualität trotz Krebs")

53

2.3.3 Krummdarm (lat. *Ileum*)

Tja, dieser Abschnitt heißt lat. *Ileum* und ist zwischen den Mahlzeiten nicht leer. Vielleicht heißt er Krumm-Darm, weil er einfach krummer aussieht und die Namensgebung aus Zeiten stammt, als an Leichen anatomische Studien durchgeführt wurden. Was hier jedoch statt-findet, ist die Wiederaufnahme der Gallensaft-Bestandteile in den Körper (Recycling), die zuvor ihren Dienst bei der Fettaufnahme im Leerdarm geleistet haben. Es findet also Arbeitsteilung bei den Dünn-darmzellen statt: Die einen saugen die Nahrungs-Suppe auf (schlürf), die anderen saugen die recyclingfähigen Substanzen wieder auf und ersparen somit der Leber die Arbeit der Neubildung und der Person die Energie, die dazu nötig ist.

> ➢ Wiederaufnahme der Gallensäuren findet vor allem im sog. *terminalen Ileum*, also im letzten Stück des Dünndarms, dem Krummdarm, statt.

Wenn man die Wand dieses Dünndarmabschnittes sich im Mikroskop anschaut, dann findet man hier typischerweise viele *Lymphfollikel*, al-so Bestandteile des Lymphsystems, die aussehen wie plattgedrückte Bläschen, welche viele Immunzellen enthalten. Also eine Ansamm-lung des Immunsystems in Fleckenform. Sie werden *Peyer'sche Plaques* genannt, weil ein Herr Peyer sie entdeckt und benannt hat. Hier treffen also Welten aufeinander, die oft im Alltag getrennt be-trachtet werden: Nahrung und Verdauung trifft auf Immunsystem und Abwehr. Eine Verheißung?

Plaques kommt aus dem Französischen und bedeutet Fleck, Platte. Es handelt sich also um fleckartige Zusammenballungen von Zellen, hier Lymphzellen, Immunzellen.
Peyer'sche Plaques oder Peyer-Plaques heißen sie, weil Herr Peyer sie entdeckt und benannt hat.

Auf den Zähnen sind es Bakterienzellen, die die Plaques bilden.

2.4 Dickdarm

Er ist dicker als der Dünndarm und sein Name ist wiederum abgeleitet aus der Anatomie: Daher Dickdarm. Er liegt quasi außen um unseren Dünndarm herum und hat ebenfalls mehrere Abschnitte, von denen der Grimmdarm fast drei Seiten eines Quadrates beschreibt (s. Kap. 2.4.1).

2.4.1 Grimmdarm (lat. *Colon*)

Der Hauptanteil des Dickdarmes heißt Grimmdarm. Wenn es im Darm „grummelt", dann kann das hier stattfinden, doch Geräusche gibt es auch in anderen Darmabschnitten. Ob das „Darm-Grimmen" wirklich nur hier sitzt, ist also fraglich. Tatsache ist allerdings, dass der Dickdarm das restliche Wasser, das beim „schlürf"-Prozess noch übrig blieb, aus dem bis hierhin noch wässrigen Stuhlgang herauszieht, damit nichts verloren geht. Ergebnisse der Forschung zeigen, dass von den ca. 9 Litern Flüssigkeit, die pro 24 Stunden in den Darm gegeben werden (Getrunkenes, Wasser aus Nahrung, Speichel, Magensekret, Bauchspeichel) nur 100 ml im Stuhlgang verbleiben und damit in der Toilette landen (s. Abb. 2.4.2)! Das bedeutet, beim Passieren des Magen-Darm-Traktes werden fast die gesamten 9 Liter wieder aufgenommen. Schon wieder eine enorme Recycling-Leistung unseres Darms!

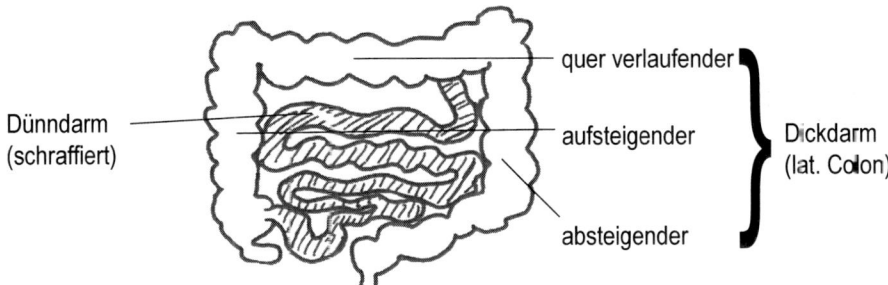

Abb. 2.4.1: Abteilungen des unteren Verdauungstraktes

2.4.2 Mastdarm (lat. *Rectum*)

Der letzte Teil des Dickdarms, nahe dem Ausgang (Anus oder After), heißt Mastdarm, medizinisch Rektum. Vielleicht kann er Mast-dick werden, da sich hier der Kot sammelt bis zur Entleerung? Spaß beiseite, aber wenn wir ein Wasserproblem haben, dann wird hier mehr Wasser entzogen, also wieder in den Körper zurückgeholt, als uns angenehm ist und dann können wir ganz harten Stuhlgang haben. Der Dickdarm ist also unsere Wasser-Rückgewinnungsanlage und der Hauptstandort der Darmflora! Hier gibt es also besonders viele Bakterien, sowohl in Anzahl als auch in „Sorten", sprich Familien, Gattungen und Arten.

Das bedeutet: Im gleichen „Raum" / Schlauchabschnitt befindet sich einerseits die Wasser-Rückgewinnung des Körpers und andererseits wohnt hier ein Mikrokosmos aus Mikroben. Vielleicht können Sie sich jetzt besser vorstellen, dass dieser Bereich auch gerne mit einer Kläranlage verglichen wird? Und diese kann auch verschlammen ... doch dazu später (s. Kap. 3.4.1).

Merke: <u>Dicke</u> Suppe aus Bakterien im <u>Dick</u>-Darm.

Grafik nebenstehend (Erklärung im Text, Kap. 2.4.1)

Abb. 2.4.2: Flüssigkeitsmengen, die in den einzelnen Abschnitten des Magendarmtraktes abgesondert und aufgenommen werden (umgezeichnet nach Wanitschke, 1985, ergänzt von T. Gehring)

(Quelle: Beer, Goecke, Lukanov (Hrsg.), Kompendium Klassische Naturheilverfahren, BAW Verlag, 2000)

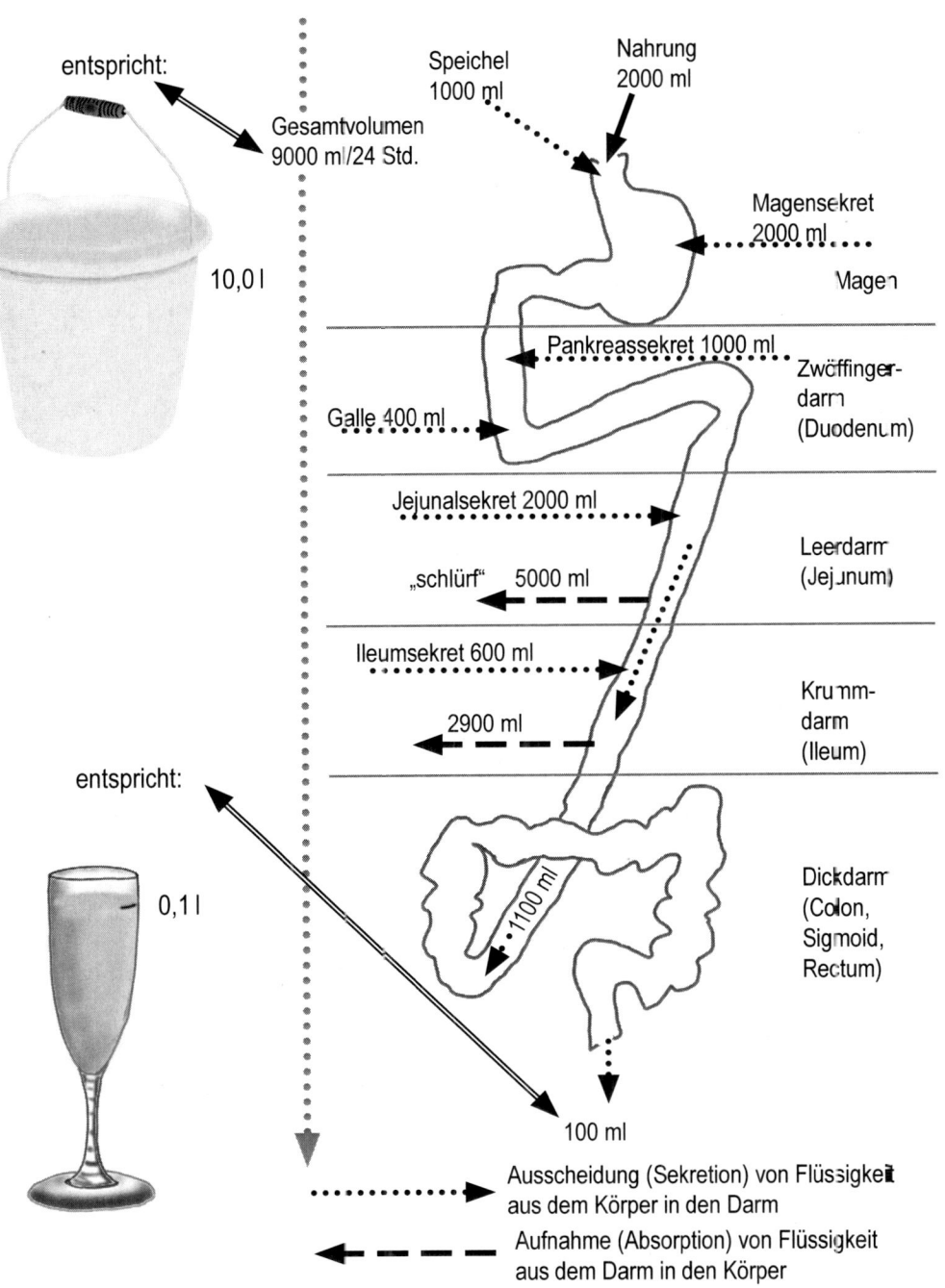

entspricht:

Gesamtvolumen
9000 ml/24 Std.

10,0 l

Speichel
1000 ml

Nahrung
2000 ml

Magensekret
2000 ml

Magen

Pankreassekret 1000 ml

Zwölffinger-
darm
(Duodenum)

Galle 400 ml

Jejunalsekret 2000 ml

Leerdarm
(Jejunum)

„schlürf"   5000 ml

Ileumsekret 600 ml

Krumm-
darm
(Ileum)

2900 ml

Dickdarm
(Colon,
Sigmoid,
Rectum)

1100 ml

entspricht:

0,1 l

100 ml

........▶ Ausscheidung (Sekretion) von Flüssigkeit
aus dem Körper in den Darm

◀ — — — Aufnahme (Absorption) von Flüssigkeit
aus dem Darm in den Körper

57

3   Die Aufgaben des Darms – nicht nur verdauen!

Wenn ich Sie frage, wozu Sie Ihren Darm haben, geben Sie mir wahrscheinlich eine Antwort, die etwas mit „Essen" oder „Nahrung aufnehmen", also „verdauen" zu tun hat. Was aber ist denn eigentlich Verdauung?

Die wenigsten wissen es noch genau, es sei denn, sie haben es gerade frisch im Sachkunde- oder Biologie-Unterricht behandelt. Daher zum Auffrischen:

Es gibt die Verdauung im engeren Sinn: Die Aufnahme der zerkleinerten Nahrungsbestandteile in den Körper hinein. Die meisten meinen diese, wenn sie davon sprechen. Sie sehen diese nebenstehend im Schema der Abbildung 3.1 unter (I.) und sie gliedert sich in die Phasen 1 bis 3. Doch dabei geschehen noch andere Vorgänge (II.), welche ganz wichtig für die "Sauberkeit" des Körpers und das Immunsystem sind. Schließlich gibt es noch die Wasserrückgewinnung (III.), die biologisch gesehen ganz wichtig dafür ist, dass wir an Land leben können, die aber gerne generell und bei der Verdauung oft vergessen wird.

Die gesamten Vorgänge von (I.) bis (III.) sind also notwendig, damit die Verdauung abgeschlossen wird und funktioniert. Dies alles ist dann die Verdauung im weiteren Sinn.

3.1 Verdauung im weiteren Sinn (in Stufen und Phasen)

Verdauung (im weiteren Sinn) geschieht in drei Stufen, und jede Stufe stellt eine Aufgabe des Darms dar. Die erste Stufe, die Verdauung (im engeren Sinn) gliedert sich in drei Phasen. Betrachten Sie hierzu bitte Abb. 3.1:

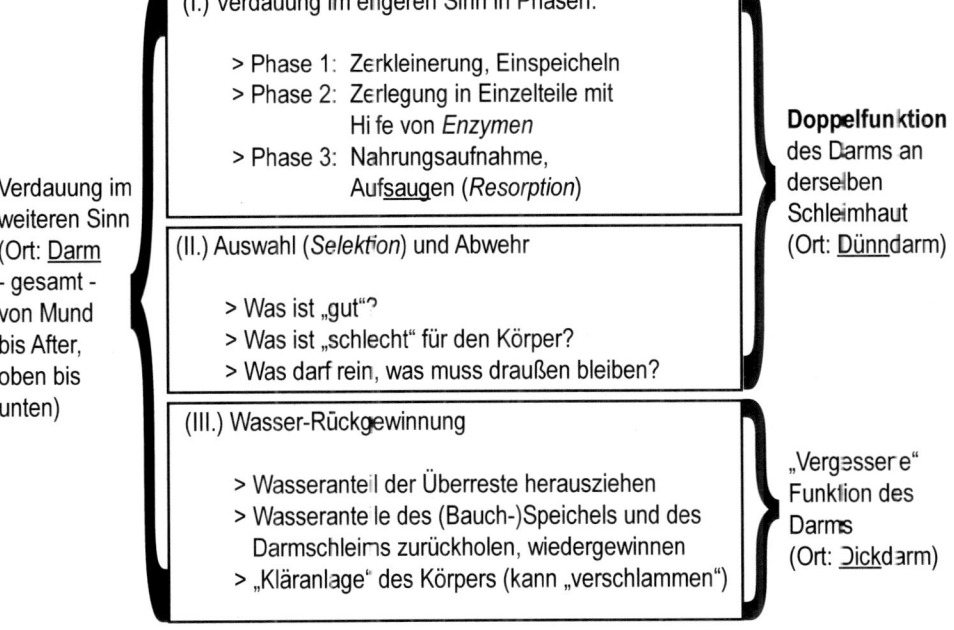

(I.) Verdauung im engeren Sinn in Phasen:

> Phase 1: Zerkleinerung, Einspeicheln
> Phase 2: Zerlegung in Einzelteile mit Hilfe von *Enzymen*
> Phase 3: Nahrungsaufnahme, Aufsaugen (*Resorption*)

Doppelfunktion des Darms an derselben Schleimhaut (Ort: Dünndarm)

(II.) Auswahl (*Selektion*) und Abwehr

> Was ist „gut"?
> Was ist „schlecht" für den Körper?
> Was darf rein, was muss draußen bleiben?

(III.) Wasser-Rückgewinnung

> Wasseranteil der Überreste herausziehen
> Wasseranteile des (Bauch-)Speichels und des Darmschleims zurückholen, wiedergewinnen
> „Kläranlage" des Körpers (kann „verschlammen")

„Vergessere" Funktion des Darms (Ort: Dickdarm)

Verdauung im weiteren Sinn (Ort: Darm - gesamt - von Mund bis After, oben bis unten)

Abb. 3.1: Schematische Einteilung der Verdauung im engeren und im weiteren Sinn mit den drei Hauptfunktionen des Darms

Als **Doppelfunktion** des Darms bezeichnet man das Phänomen, dass an ein und derselben Schleimhaut-Oberfläche eben genau diese beiden gegensätzlichen Vorgänge stattfinden:

Aufnahme der Nahrung, Aufnahme ins Körperinnere einerseits **und Abwehrfunktion**, Herauslassen, Aussortieren von Schädlichem andererseits.

Wenn man biologisch etwas genauer hinschaut, so müsste man eigentlich von der **Doppelfunktion** des Dünndarmes sprechen, denn diese beiden Funktionen laufen nur in diesem Abschnitt des Verdauungstraktes wirklich parallel und gleichzeitig ab. Hier fällt auf, dass Menschen, selbst Fachleute, in Deutschland die Begriffe Darm und Dünndarm bzw. Dickdarm ganz schön nachlässig gebrauchen und es daher oft zu Missverständnissen kommt. Hinzu kommt, dass in den südlichen Regionen unseres Landes der Begriff Magen oft auch noch stellvertretend für den Darm steht – so wie die Füße, im Dialekt „Fiess" im Süden und Südwesten auch stellvertretend für Bein stehen, also von der Laufsohle bis zur Hüfte reichen. Wir haben in der Praxis schon viel gelacht, wenn wir die Missverständnisse aufklären konnten, doch wer weiß, wie viele Missverständnisse unentdeckt bleiben? Dieser Ratgeber möchte daher auch aufklären, was bisher oft unklar blieb, daher kann es dem ein oder anderen aber auch etwas spitzfindig vorkommen. Dies geschieht nur, um Missverständnisse auszuräumen. So kann man später noch mal nachlesen.

Sie haben in Kap. 2 erfahren, wie sich der Darm in Abteilungen gliedert. Nachdem man den Begriff der **Doppelfunktion** geprägt hatte (s. Abb. 3.1), stellte sich aber heraus, dass der Darm als Ganzes noch eine weitere, ganz wichtige Funktion hat, nämlich eine dritte Hauptfunktion: Das Wasser wieder aufzusaugen, welches zur Nahrungsaufnahme nötig war.
Die Verdauung ist also eigentlich erst abgeschlossen, wenn das Wasser aus der Nahrung und der Verdauungsbrühe wieder weitestgehend herausgesogen wurde!

> ➤ Damit die Nährstoffe im oberen Anteil des Darms, im Dünndarm, aufgenommen werden können, braucht es viel Wasser aus Schleim, Bauchspeichel und Gallensaft, den Verdauungssäften also (siehe voriges Kapitel).

Mit der Nahrungsaufnahme im Dünndarm geht daher schon wieder viel Wasser zurück in den Körper (siehe Mengenverhältnisse in Abb. 2.4.2). Doch damit wir überhaupt so gut an Land ohne Wasser an der Haut und um den Körper herum leben können, holen wir uns

60

auch noch die letzten Wasser-Reste aus dem Nahrungs-Restebrei heraus und das geschieht im Dickdarm und <u>nur</u> hier (s. Kap. 3.4).

➢ Der Dickdarm hat also mit der Verdauung im engeren Sinne gar nichts mehr zu tun, nur mit der im weiteren Sinn. Hier ist die Ursache zu sehen für ein wichtiges Missverständnis:

➢ **Wichtig: Wenn bei einer Darmspiegelung (im Dickdarm) herauskam, dass alles in Ordnung ist, kann ich dennoch Probleme mit der Verdauung oder mit dem Immunsystem (im Dünndarm) haben. Bei der sogenannten „Darm"-Spiegelung schau ich mir nur den Dickdarm richtig an und schaue nur ins letzte Ende des Dünndarms, die Funktionsfähigkeit des Dünndarms in seinen übrigen Abschnitten bleibt jedoch ungeklärt (siehe auch Kap. 3.4.2)!**

Schließlich wurden weitere Funktionen / Aufgaben des Darms aufgeklärt, wie Kommunikation, Barriere-Funktion oder Entgiftung. Erläuterungen hierzu finden Sie in Kap. 3.5ff.

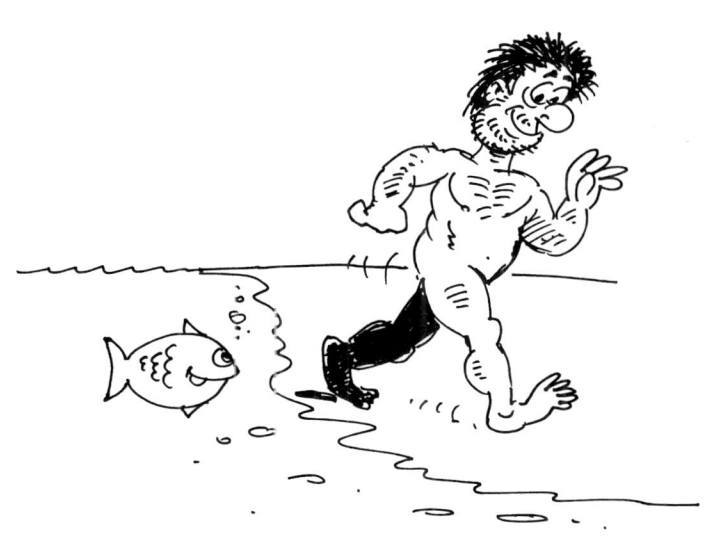

3.1.1 Verdauung im engeren Sinn (entspricht Stufe (I.) in Abb. 3.1): Was in den Phasen 1 bis 2 geschieht und wo sie stattfinden

Wenn wir von Verdauung sprechen, klingt das sehr einfach. In Wirklichkeit ist es ein sehr komplexer Vorgang und wir dürfen dankbar sein, dass unser Verdauungstrakt und vor allem der Darm das alles ohne unsere bewusste Steuerung bewältigt. Da es aber vielfältige Darmprobleme und -krankheiten gibt, möchte ich Ihnen die Details geben, denn dann können Sie besser verstehen, warum es z. B. nicht reicht den Dickdarm anzuschauen, wenn wir unter Verstopfung, Blähungen oder Durchfällen leiden. Es ist ein Angebot, das Komplizierte in kleine Schritte aufzuteilen und zu erklären. Wer die Details zunächst überspringen möchte, liest einfach hinten ab Kapitel 3.4.1 oder 4 weiter und kann dann bei seinem Thema zurückblättern, um die Details zu verstehen.

3.1.2 Zerkleinerung und Einspeicheln der Nahrung: Phase 1

Phase 1 aus Abb. 3.1 läuft in der Regel im **Mund** ab und sollte noch sehr bewusst ablaufen: Sie zer<u>kauen</u> Ihren Bissen Nahrung gründlich – hoffentlich. Denken Sie daran: Ihr Darm hat keine Zähne! Viele Magen- und Darmprobleme lassen sich durch bewussteres, langsameres und ordentlicheres Kauen lindern oder beheben. Auf Dauer gesehen nimmt Ihr Verdauungstrakt es Ihnen übel, wenn Sie beim Kauen nebenher fernsehen, Computerarbeit erledigen oder Zeitung lesen.

Genauer: Die **Zähne** im Mund sind die „Darm"-eigenen Zähne, wenn Sie an Kapitel 1 denken, dass der Mund biologisch betrachtet quasi die erste Abteilung des sich entwickelnden Darmes ist.

Genießen Sie den Geschmack, die Oberflächenstruktur, die Beschaffenheit etc. Ihres Bissens! Bissen kommt von beißen. Der Genuss ist umso größer und die Vorbereitung der tieferen Darmabschnitte auf den Bissen um so besser, je gründlicher Sie Ihre „Beißerchen" einsetzen und den Fluss des Speichels durch lange Zungen- und Mundbewegungen verlängern, wie beim Kuss. Je mehr Genuss, desto leichter für Ihren Darm. Und daher:

Merke: Genuss ist wie Kuss!

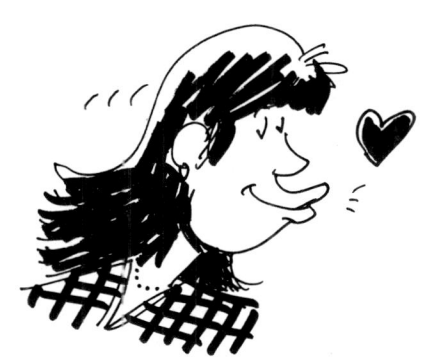

3.1.3 Zerlegung in Einzelteile mit Hilfe von Enzymen: Phase 2

Phase 2 aus Abb. 3.1 ist eine **Zerlegung**, die in unserem Mund und unserem Darm mithilfe von körpereigenen Werkzeugen, den sog. *Enzymen oder Fermenten* aus der Speicheldrüse oder der Bauchspeicheldrüse stattfindet. *Enzyme* sind kleine biologische Reaktionsbeschleuniger, sog. *Biokatalysatoren*, die dafür sorgen, dass alle Nahrungsbestandteile in ihre Untereinheiten zerlegt werden: Die Enzyme „knabbern" kleine Teile von den großen Brocken ab, ohne die Teilchen dabei „aufzufuttern":

Definition *Enzym* oder früher Ferment: Biokatalysator, also ein biologisches Molekül als Reaktionsbeschleuniger, welches biologische Moleküle in andere umwandelt oder zerlegt, ohne dabei selbst zu reagieren, also unverbraucht aus der Reaktion hervorgeht, um weitere Moleküle umwandeln zu können. Wie ein Werkzeug, das immer wieder für neue, aber gleiche Werkstücke benutzt wird (z. B. eine Schere als Werkzeug zum Zerteilen von großen Papierbögen. Das Papier wechselt, die Schere bleibt.) *Amylase*: ein Enzym welches Kohlenhydrate (s. dort) in seine kleinsten Einheiten, die Zucker, zerlegt.

Das bedeutet, dass in Phase 2 aus größeren Einheiten unserer Nahrungs-Grundbausteine Kleinteile entstehen:

➤ Durch die Enzyme entstehen aus den **Kohlenhydraten***, (z. B. Stärke in Brot und Kartoffeln) kleinere Einheiten: zunächst (verzweigte) kürzere Zuckerketten, dann verschiedene Zuckerformen: Mehrfach-, Zweifach-, schließlich **Einfach-Zucker**.

➤ **Eiweiße*** aus Milch, Käse, Eiern, Fleisch werden durch diese Fermente in ihre Bestandteile, zunächst in kurze Ketten, die **Peptide**, und dann in die Einzelbausteine, die **Aminosäuren**, zerlegt.

➤ **Fette*** aus Nahrungsfetten in z. B. Wurst, Käse, Butter oder Margarine werden in Glycerin und Fettsäuren aufgespalten (s. Abb. 3.2 und Kästen auf den folgenden Seiten)

*): Die Erklärungen finden Sie in den Kästen auf den nächsten Seiten

Anders ausgedrückt: Wir zerlegen mit unseren Enzymen das (Nahrungs-)Material wie mit spezifischen Scheren. Das Werkzeug selbst bleibt dabei unversehrt erhalten und steht für die nächsten Nahrungsanteile (Werkstücke) wieder zur Verfügung.

Definition Kohlenhydrat:
Der Begriff leitet sich von dem chemischen Element Kohlenstoff ab. Chemiker benutzen dafür das Zeichen C. Die Kohlen-Hydrate besitzen Kohlenstoff-Atome und andere mit ihnen verbundene Wasserstoff- und Sauerstoffatome, womit sie eine Hydrathülle ("Wasserhülle") entwickeln und damit wasserlöslich werden / sind. Das "n" an der "Kohle" ist also sehr wichtig und hat mit der Kohle aus dem Bergbau nicht direkt zu tun. Auch wenn wir in manchen Regionen Deutschlands etwas "Endungs-faul", also schlampig bei der Aussprache der Endungen sind, so tun Sie diesem Grundnährstoff bitte den Gefallen und sprechen das "n" mit, denn hydratisierte Kohle, also ein Kohle-Hydrat entspräche einem Durchfallmittel (wie Kohletabletten) und schmeckt gar nicht fein (wie Brot, Zucker oder Honig, also die Kohlenhydrate)!

Definition Eiweiße:
Eiweiße müssen Sie sich als "endlos" lange, mehrfach verdrehte und dreidimensional aufgeknäulte Ketten aus den Aminosäuren, den Grundbausteinen, vorstellen. Diese Aminosäuren haben auch (wie die Kohlenhydrate) ein Grundgerüst aus Kohlenstoff- (C-), Wasserstoff- (H-) und Sauerstoff- (O-) Atomen. Das Besondere ist aber, dass sie eine Aminogruppe besitzen, die Stickstoff (N) enthält und eine Säuregruppe (COOH-Gruppe), die beide am selben C-Atom befestigt sind. Daher der Name Amino-Säure. Das Kohlenstoffgerüst wird dann als Rest bezeichnet und kann neben den bekannten C-, H- und O-Atomen wiederum weitere N-, aber auch Schwefel, S-Atome und -Gruppen enthalten. Da es 21 verschiedene Reste gibt unterscheidet man 21 verschiedene Aminosäuren.

Definition Fette:

Fette ist ein Oberbegriff für so viele verschiedene Gruppen von fettigen Einheiten, dass wir hier zur Vereinfachung nur die erklären, die am häufigsten in der Nahrung vorkommen. Dennoch sei erwähnt, dass jede einzelne Zelle (und vor allem Nervenzelle) unseres Körpers ein Gemisch an wichtigen Fetten in der äußeren Grenzschicht (Membran) besitzt. Ohne diese Grenzschicht wären wir nicht geformt und würden wie ein Spiegelei in der Pfanne aussehen: mal so, mal so verlaufen. Wir brauchen also Fette, die nicht wasserlöslichen Bausteine, um Grenzschichten zu bilden, um uns buchstäblich abgrenzen zu können. Jede Zelle für sich, jedes Organ für sich, jeder Mensch für sich. Sie wissen auch, dass unsere Haut ohne die nette Fettschicht austrocknet, rissig wird und Falten bildet. Das bekannteste Fett für die meisten Menschen in der Nahrung ist Butter. Für diejenigen, die wegen ihrer Gesundheit schon mal Probleme hatten, ist es Cholesterin. Cholesterin ist ein sehr komplexes Fett aus vielen Ringmolekülen und ist in unserer Nahrung in tierischen Produkten enthalten. Da wir selber aber auch tierischen Ursprungs sind, ist es nur logisch, dass es in uns auch vorkommt (vor allem in den Strukturen, die wir sonst vom Tier essen.) Wir haben also einen inneren, endogen, also vom Körper selbst gebildeten Cholesteringehalt, der nicht zwangsläufig von der Nahrungszufuhr abhängt. Hierzu sei auf einschlägige neue ernährungsmedizinische und naturheilkundliche Fachliteratur verwiesen, denn viele Dinge zum Cholesterin in Ei und Butter sind inzwischen überholt. Doch hier handelt es sich um ein Darmbuch, daher beschäftigen wir uns hier mit den Fetten, die am meisten in der Nahrung vorkommen und deren Zerlegungs- und Aufnahmemechanismus man kennt: Neutralfette und Triglyceride.

Triglyceride:

Tri = drei

Glycerid = Molekül, welches aus Glycerin besteht, an welchem mindestens ein anderer Baustein angehängt ist. Dieser Anhang verändert die Endung in –id.

Ein *Triglycerid* besteht also aus einem Baustein Glycerin und drei Fettsäuren, die an diesen Baustein angehängt sind (wie ein Kamm mit drei Zinken).

Diese Fettsäuren können wiederum unterschiedlich lang (je nach Kettenlänge) oder verschieden gesättigt sein (je nach Anzahl der chemischen Doppelbindungen zwischen den C-Atomen). Man spricht dann von *gesättigten* oder von einfach, zweifach oder mehrfach *ungesättigten* Fettsäuren.

Schema-Formel eines Triglycerids:

Es besteht aus einem Glycerin-Baustein und drei Fettsäuren

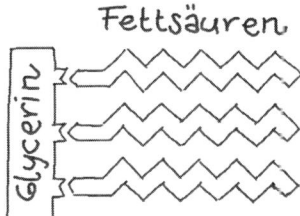

Quelle: Schwegler, Der Mensch – Anatomie und Physiologie

Neutralfett:

Als Neutralfett wird ein Fett bezeichnet, dessen chemische Ladung neutral ist, das heißt, es enthält genauso viele positive Ladungen (z. B. vom Glycerin) wie negative Ladungen (z. B. von den Fettsäuren).

Strukturformel von *Cholesterin*:

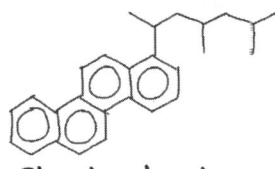

Quelle: Schwegler, Der Mensch – Anatomie und Physiologie

3.1.4 Wo erfolgen diese Zerlegungen?

Phase 2 aus Abb. 3.1 erfolgt für die **Kohlenhydrate** in der ersten Stufe im **Mund** durch das Enzym *Amylase*, in der zweiten Stufe im oberen **Dünndarm** durch verschiedene andere *Enzyme,* die aus der Bauchspeicheldrüse kommen.

Eiweiße erfahren das erste Mal eine Zerlegung chemischer Art im Magen: Dort passiert durch Säure-Einwirkung das Gleiche mit dem Nahrungs-Eiweiß, was mit dem Eiweiß aus Milch passiert, wenn wir sie sauer werden lassen: Das Fett trennt sich von der wässrigen Phase und das Eiweiß fällt aus (sog. *Eiweiß-Fällung*), ist also nicht mehr mit den anderen Stoffen verbunden und sinkt als Klumpen ab. Diese Klumpen können dann erst im oberen **Dünndarm** von den *Enzymen* für Eiweiße (*Proteinasen* genannt) weiter in *Aminosäuren* zerlegt werden. Wären sie nicht „gefällt", könnten wir das Eiweiß nicht mittels *Enzymen* zerlegen und könnten sie damit auch nicht aufnehmen. Dies ist zum Beispiel ein Problem für Leute, die zu wenig Magensäure bilden. Das Eiweiß bleibt liegen und „fault" dann vor sich hin. Wie das riecht, kann sich jeder vorstellen, der in der Schule mal Stinkbomben erlebt hat. Therapeutisch gibt es hier einige Möglichkeiten, dem entgegenzuwirken.

Die **Fette** schließlich werden das erste (und letzte) Mal im **oberen Dünndarm, im Zwölffingerdarm** bearbeitet, sprich zerlegt. Diese Zerlegung ist besonders aufwendig, denn dazu brauchen wir fettspezifische *Enzyme*, die *Lipasen* aus der Bauchspeicheldrüse und Galle. Enzyme alleine reichen also nicht aus!
Galle *emulgiert* Fette. Was hieß denn das noch mal? ***Emulgieren*** heißt, Fette in Lösung zu bringen (***Emulgation***). Und das geht nicht so leicht, wie Kochsalz in Lösung zu bringen. Denn Fett ist von allein nicht wasserlöslich. Bekanntlich stoßen sich Wasser und Fett ja ab. Dazu erlauben Sie mir bitte einen kleinen Ausflug auf den Campingplatz:

➤ Sie haben soeben ein leckeres, aber doch fettiges Grill-fleisch verzehrt. Als Sie schließlich spülen wollen, haben Sie Ihr Spülmittel (Spüli) vergessen und sind zu faul zurückzu-laufen. Sie versuchen es also mit Wasser und Schwamm al-leine. Das Ergebnis ist ein schön verschmierter, abperlen-der (also wasserabweisender) Teller, den Sie nicht gerne mit dem Trockentuch abtrocknen möchten, da noch so ein schö-ner Fettfilm großzügig über den ganzen Teller verteilt ist. Ihr Nebenmann am Spülstein hat Erbarmen und spendiert Ihnen großzügig Spüli in Ihr Wasser, was sich jetzt den Namen Spül-wasser erst verdient hat. Sie versuchen Ihren Teller noch mal zu reinigen und siehe da: das Fett klebt nicht mehr auf dem Teller, sondern hat sich ins Spülwasser bewegt. Nach einer Weile des Abstehens des Spülwassers schwimmt ihr Fett schließlich wie Fettaugen auf einer Suppe auf der Wasseroberfläche.

➤ Was ist passiert?
Das Spüli hat das Fett in viele kleinste Fett-Kügelchen zerteilt, indem es sich zwischen die Fettanteile „quetscht", wie Menschen sich in eine schon bestehende Menschen-„Mauer" drängeln (wie beim Fußball). Durch das Hineinquetschen der Spüli- zwischen die Fett-Teilchen muss diese „Mauer" aus Fett und Spüli sich in kleine Kreis- bzw. Kugel-Grüppchen aufteilen.

➤ Diese kleinen Kügelchen lösen sich jetzt viel leichter in Was-ser, als die große zusammenhängende Fettschicht, a) weil sie kleiner sind und b) weil die Spüliteilchen dem Fett-Spüligemisch einen wasserlöslichen Anteil verpassen. Mit der Verkleinerung der Oberfläche der Fette bewegen sie sich als Mini-Kügelchen ins Wasser und lösen sich leicht von der Oberfläche des Tellers. Wenn man das Ganze stehen lässt, verbinden sich dann später wieder Spüli mit Spüli und Fett mit Fett. Die kleinen Kügelchen verbinden sich zu großen Fettaugen und bilden schließlich eine Fettschicht auf der Wasseroberfläche. Nichts anderes passiert auch im Dünndarm: Wenn Sie jetzt Spüli immer mit „Gallenbe-standteile" ersetzen, dann haben Sie ungefähr die Verhältnis-se beschrieben, wie die Galle das Fett emulgiert und in Lösung bringt.

Was das Spüli für ihr Spülwasser, ist die *Galle* für ihren Nahrungsbrei im Dünndarm … oh, pardon: Ihr „Dünndarm-Nahrungswasser", denn Sie trinken ja inzwischen genug.

Bitte betrachten Sie auch Abb. 3.2, um die Fettverdauung zu verstehen. Da die Gallengangs-Öffnung erst im obersten Abschnitt des Dünndarmes, dem Zwölffingerdarm, mündet, geschieht vorher mit den Fetten nicht viel.

An dieser Stelle werde ich immer wieder gefragt, was denn bei den Leuten sei, die „keine Galle mehr haben". Diese Menschen besitzen nur keine Gallen-Blase mehr, also keinen „Beutel", in dem die Galle gesammelt wird. Die Galle sammelt sich kontinuierlich über Tag und Nacht, wie Angespartes in einem Geldbeutel. Dieser Beutel wird erst dann entleert, wenn „Zahltag" ist, sprich fetthaltige Nahrung vorbeigeschwommen kommt, bzw. eine Nachricht an die Galle geht, dass Fettiges kommt. Dieser „Beutel", die Gallenblase, wird dann stoßartig entleert, wie beim Drücken auf die Spüli-Flasche. Menschen, die keine solche Blase mehr haben, können also nicht mehr stoßartig Galle in den Darm „hineinschießen", sie bilden aber sehr wohl noch Galle!

Also: Gallensaft wird auch bei Menschen ohne Gallenblase noch produziert. Denn dieser wird in der Leber gebildet und nur in der anhängenden Blase gesammelt!

Ist diese Blase, das Sammelgefäß, entnommen, dann tröpfelt die Galle kontinuierlich in den Darm. Oder es steht auf einen Stoß nur so viel zur Verfügung, wie der Gang von der Leber bis zur Mündung in den Darm lang ist, so dass bei zu fetthaltiger Nahrung nicht genügend Galle auf einmal vorhanden ist. Bei normalem, günstigem Fettgehalt der Nahrung wird noch genügend Spüli zur Verfügung gestellt. Man kann also über die Fettmenge der zugeführten Nahrung seine Verdauungsleistung für Fette steuern und zudem noch über die Fettarten, denn es gibt auch Fette, die keine Galle benötigen, um aufgenommen zu werden, (z. B. *mct-Produkte*).

mct-Produkte:

mct: Abkürzung von engl. "middle chain triglycerides" Fette, die aus mittelkettigen Fettsäuren und einem Glycerinmolekül bestehen.

Galle:

Die Galle ist ein Saft aus verschiedenen Molekülen:

    a) Gallenfarbstoffe
    b) Gallensäuren
    c) Gallensalze
    d) Wasser.

Die Galle wird in der Leber gebildet und in der Gallenblase nur gesammelt.

Lipasen: (von Lipid lat. Fett) Enzyme, die Fette zerlegen, also zur Fettverdauung absolut notwendig sind. Sie werden von der Bauchspeicheldrüse gebildet und in den Zwölffingerdarm abgegeben.

Beispiel:

Ein Neutralfett, z. B. ein Triglycerid, wird von Lipasen so gespalten, dass jeweils die äußeren beiden Fettsäuren („Zinken des Kamms") abgeschnitten werden. So bleiben ein mittleres T-Stück (Kamm mit einer mittleren Zinke) und zwei freie Fettsäuren übrig.

Gründe dafür, dass wir „An vollen Töpfen verhungern" (Zitat H.-G. Berner, An vollen Töpfen verhungern, siehe Kap. 13 Buchtipps), z. B. trotz guter Ernährung Vitaminmangel im Blut haben oder Mineralienmangel in den Körperzellen, können folgende sein:

> ➢ die Nahrung selbst (sie enthält zu wenig oder wir zerlegen sie nicht richtig und / oder nehmen das, was drin ist, nicht richtig auf),
> ➢ ein Wassermangel (wir trinken zu wenig oder es kommt nicht bis in den Körper hinein),
> ➢ eine Enzymstörung (die Bauchspeicheldrüse produziert zu wenig oder produziert genug, es kommt im Darm aber nicht an)
> ➢ eine Gallefluss-Störung, siehe Beispiel oben, oder
> ➢ die Darmschleimhautzellen haben ein Problem bei der Aufnahme oder Abwehr.

Vieles davon lässt sich mit speziellen Stuhlanalysen direkt oder indirekt aufklären (Kap. 6.1).

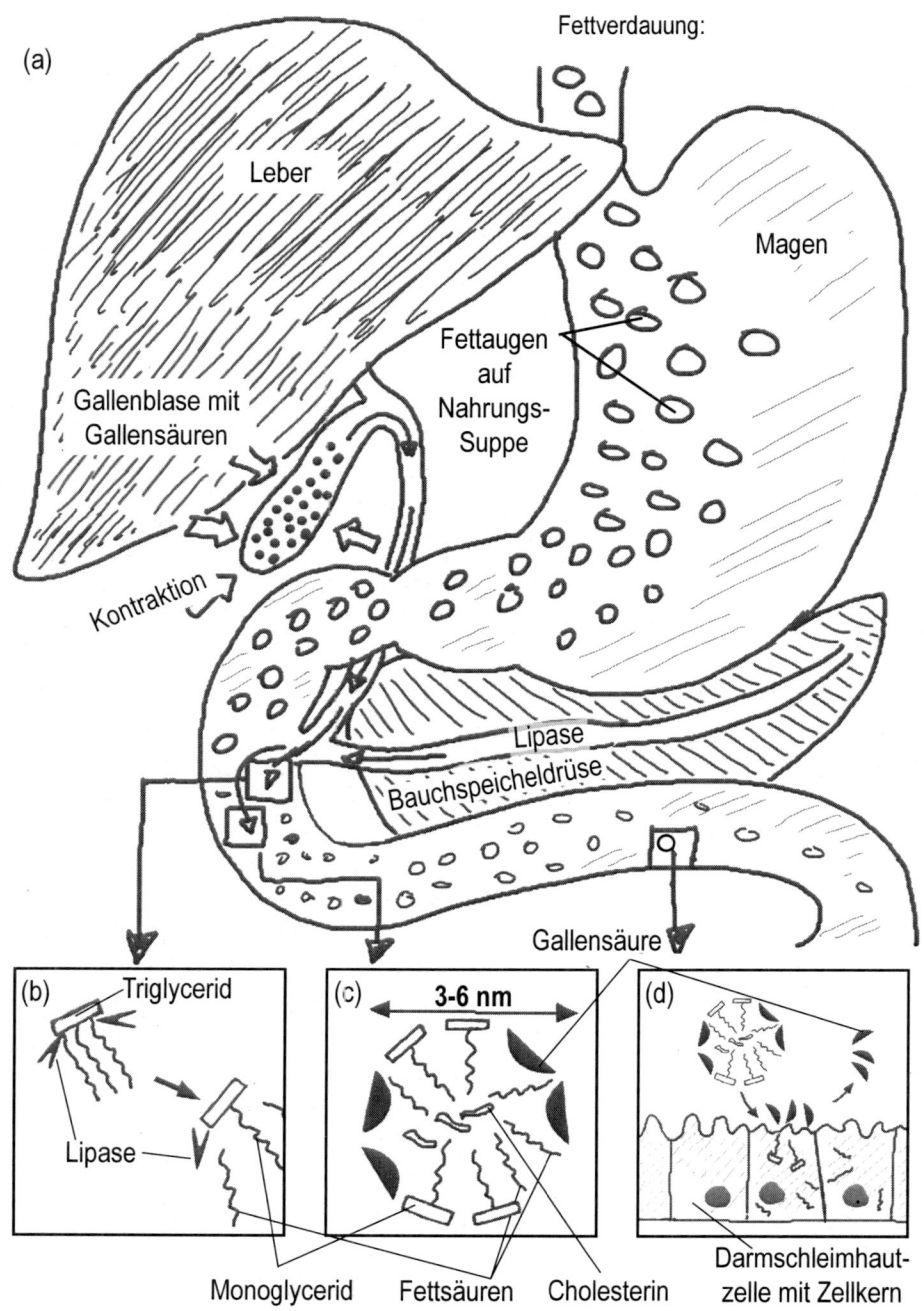

Fettverdauung:

(a)

Leber

Magen

Gallenblase mit
Gallensäuren

Fettaugen
auf
Nahrungs-
Suppe

Kontraktion

Lipase

Bauchspeicheldrüse

Gallensäure

(b) Triglycerid

Lipase

(c) 3-6 nm

(d)

Monoglycerid   Fettsäuren   Cholesterin

Darmschleimhaut-
zelle mit Zellkern

72

Grafik nebenstehend

Abb. 3.2: Die Fettverdauung im Detail:

(a) Der erste Schritt der Fettverdauung ist die mechanische Zerkleinerung dicker Fetttropfen zu kleineren Fettaugen, die auf der Nahrungs-
Suppe schwimmen.

(b) Im Dünndarm greift die Pankreas-Lipase, das fettspaltende Enzym,
die Fettmoleküle an und spaltet die äußeren beiden Fettsäure-Mole-
küle ab. Ein Monoglycerid und zwei freie Fettsäuren bleiben übrig.

(c) Die Bruchstücke verbinden sich mit Cholesterin und Gallensäuren
zu Mizellen, nano-kleinen Fettbläschen, die außen eine wasserlösliche Schicht durch die Glycerin- und die Gallensäure-Bestandteile
besitzen. Nun ist das Fett in Wasser gelöst (Emulgation der Fette)!

(d) Fettsäuren und Monoglyceride dringen in die Darmschleimhautzelle ein – schlürf –, die Gallensäure-Moleküle bleiben im Dünndarm liegen und wandern weiter den Darm entlang, bis zu ihrer
eigenen Wiederaufnahme weiter unten im Dünndarm (Recycling).
(Quelle: J.S. Schwegler „Der Mensch – Anatomie und Physiologie"
Abb. 7.12)

Praxisbeispiel:

Eine 76jährige Dame kam zu mir und berichtete von ihrer Gallen-operation vor 30 Jahren, wechselnden Stuhlgängen, also mal Ver-stopfung, mal „Dünnpfiff", Abneigung gegen Fett und Gewichtszu-nahme seit „geraumer Zeit", trotz „fettarmer Ernährung". Bei de-taillierter Besprechung der Nahrungsmittel, Mahlzeiten und Lieb-lingsessen zeigte sich, dass die Nahrung insgesamt doch nicht so fettarm war wie gedacht.

Zudem wies die spezielle Stuhlanalyse in der mikroskopischen Untersuchung der Essensreste noch große Mengen von Neutral-fetten und Fettsäuren auf.

Das bedeutet, dass der Darm nicht alle Fette, die in ihm „landen", auch zerlegt und in den Körper aufnimmt. Hier die drei wichtigsten Erklärungen dafür:

1. zu viel Fett in der Nahrung,
2. zu wenig fettspaltende Enzyme (Lipasen) aus der Bauch-speicheldrüse, um die Fette zu zerkleinern,
3. zu wenig Gallensaft, um die Fette löslich zu machen und aufnehmen zu können.

Die Umstellung der Nahrungsfette auf mct-Fett und der Einsatz von Bitterstoffen in pflanzenheilkundlicher Form veränderten ihre Freude am Essen: Fetthaltiges war nicht mehr eklig, die Galle floss besser und wurde durch die Einnahme der Bitterstoffe zum richtigen Zeitpunkt zum Fließen (in den Darm) gebracht, ihre Ver-dauungsleistung verbesserte sich dadurch erheblich, ihre Stuhl-ergebnisse enthielten nach drei Monaten keine Fett-Rückstände mehr, ihr Wohlbefinden verbesserte sich (kein wechselnder Stuhl mehr) und – nach vier Monaten – auch ihre Figur: 6 kg weniger auf der Waage und 8 cm weniger Bauchumfang.

3.2 Resorption (Phase 3 in Abb. 3.1)

Zunächst wird die Nahrung grob zerkleinert und eingespeichelt (siehe Phase 1 aus Abb. 3.1).
Dann erfolgt die Zerlegung in die kleinsten Einzelteile (Phase 2). Das funktioniert nur in wässriger Lösung. Letztere „Kleinst-Teilchen" werden schließlich in Phase 3 aufgesaugt. Dies ist die eigentliche Nahrungsaufnahme (Resorption). Die Aufnahme der Nahrung im engeren Sinne: Das heißt, wir als Körper nehmen die Nahrungsbestandteilchen nun erst wirklich vom Verdauungsrohr ins Körperinnere auf, dies ist also erst das eigentliche „sich einverleiben" im wörtlichen Sinne!
Achtung: Wir denken, wenn wir im Mund mit unseren Zähnen abbeißen, dann haben wir die Nahrung aufgenommen, aber weit gefehlt: Wir haben die Nahrung dann nur in unseren Darmschlauch aufgenommen, noch nicht ins eigentliche Körperinnere! Ohne Phase 3, das eigentliche Aufsaugen der Kleinteile, die sogenannte Resorption, würden wir verhungern: Denn die Nahrung würde ohne diesen letzten Schritt, wie beim Durchfall einfach durchrauschen.
Diese Phase 3 erfolgt in den oberen Dünndarmabschnitten, nicht im Magen oder im Dickdarm, wie viele denken. Und diese Resorption kann nur funktionieren, wenn genug Wasser vorhanden ist (Siehe Abb. 2.4.2)! Dieses Wasser kommt aus den Darm-Anhangsdrüsen: Speichel aus den Speicheldrüsen, Verdauungssaft aus der Bauchspeicheldrüse, Gallensaft aus der Leber und Darmschleim von den Darmschleimhautzellen und aus der Bauchspeicheldrüse.

Die Kleinteile müssen im Wasser – chemisch benannt – „in Lösung gehen können". In Lösung gehen heißt also,

➢ dass die Kleinteile darin „herumschwimmen" können, vom Wasser „getragen"/transportiert werden, umhüllt von Wasser sind (auf Fachdeutsch: mit einer Hydrathülle versehen sind). So gelöst können die Dünndarmzellen die Kleinteile aufsaugen, sprich mit ihrem eigenen wässrigen Zellkörper/-inhalt vereinen, sich so die Nahrungsteilchen einverleiben – „schlürf" –.

In der Regel sind diese Vorgänge abgeschlossen, wenn die Reste der Nahrung dann in den Dickdarm übertreten. Schäden, die hier auftreten können, sind zum Beispiel Dünndarmüberwucherungen und chronische Entzündungen oder durchlässiger Darm. Hier hilft meist keine optische Betrachtung der Verhältnisse (Darmspiegelung), aber zum Glück kann eine spezielle Stuhlanalyse (s. Kap. 6.1) Aufklärung geben. Dieses ist dann „Der schmerzlose Blick in den Darm" (Zitat Rüffer, Beckmann).

So viel zunächst zur Verdauungsleistung des Darms im engeren Sinne.

Zur Veranschaulichung:
Sie alle kennen es, wenn Sie Zucker in warmem Wasser, Tee oder Kaffee lösen: umrühren – fertig, nichts mehr zu sehen. Der Zucker ist dann im Getränk „gelöst".

Wenn Sie das gleiche mit Roggen- oder gar Vollkorn-Brot versuchen, können Sie lange warten.

In unserem Körper also müssen die *Enzyme* das Brot erst in die Kleinteile „Zucker" zerlegen, damit dann diese wiederum sich in Wasser lösen können.
Für die eigentliche Nahrungsaufnahme sind also Wasser und *Enzyme* das Wichtigste.

Erklärung *Enzym* siehe Kap. 3.1.3.

3.3 Auswahl (Selektion) und Abwehr (Stufe (II.) in Abb. 3.1)

Die zweite Hauptaufgabe unseres Darms besteht bei der Verdauurg darin, dass er für uns aus diesem Darmrohr dasjenige „herausf scht", also auswählt, welches in unser Körperinneres hinein darf und soll, damit wir überleben und zugleich dasjenige zurücklässt und vorbeirauschen lässt, welches unbrauchbar oder sogar giftig is:, also „draußen bleiben" soll.

Sie kennen bestimmt das Schild „Wir müssen draußen bleiben" für Hunde beim Bäcker oder Metzger, nicht wahr?

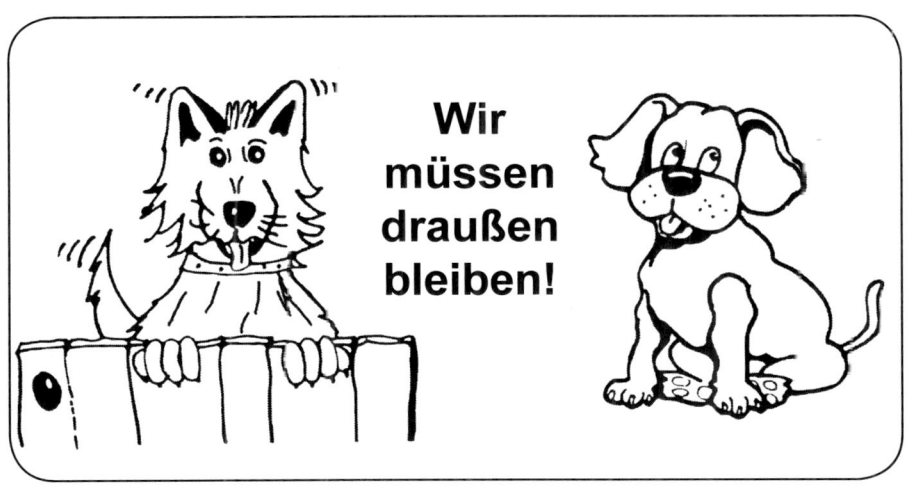

Abb. 3.3: Hygiene-Schild vor Bäcker- oder Metzgerläden

Unser Darm „stellt auch solche Schilder auf": Es ist ein wahres Wunderwerk, wie er entscheidet, „was ein dicker Hund ist", will sagen: welche Giftstoffe, Schadstoffe, Viren, Bakterien etc. auf keinen Fall die Grenze passieren dürfen, also nicht die Darmschleimhaut überqueren dürfen.

Diese Fähigkeit des Darms, seine Grenze und damit unsere Grenze zur Außenwelt aufrecht zu erhalten, nennt man auch Abgrenzungs- oder **Barriere-Funktion**, (von *barrière. frz.* Grenze). Dabei spielt die Darmschleimhaut mit ihren verschiedenen Zelltypen die entscheidende Rolle: Zellen für die Nahrungsaufnahme (Darmschleimhautzellen) und Zellen für die Abwehr (Immunzellen) sitzen nebeneinander. Nur gemeinsam und nebeneinander schaffen sie es, diese Leistung zu vollbringen. Noch sind wir bei den Verdauungsaufgaben des Darms. Für den Immun(system)anteil des Darms sei auf Kapitel 3.7 verwiesen. Und der Darm macht quasi den ganzen Tag nichts anderes für uns als zu „entscheiden", was von diesen (außen) im Darmschlauch herumschwimmenden Teilchen gut ist und in unseren Körper darf, weil wir diese Moleküle brauchen zum Leben, und was schlecht für uns ist und draußen bleiben soll. Und das auf engem Schlauchraum, aber durch Oberflächenvergrößerung mittels Falten und Fingern auf einer riesigen Oberfläche (Stichwort: Hauptkontaktfläche zur Umwelt). Dieses bestimmt nicht unser Kopf! Das macht der Darm völlig autonom, ohne, dass wir bewusst davon etwas mitbekommen. Also doch ein **Bauchhirn**? JA! Mehr dazu s. Kap. 3.5.

Die besondere Leistung unseres Darms besteht also darin, dass er von den Hunderten oder Tausenden von Molekülen, die da „im Treppenhaus rumschwimmen", wirklich nur diejenigen über die Schwelle lässt, die a) unser Körper braucht und die b) tauglich / genießbar sind. Die unbrauchbaren oder giftigen bleiben draußen. Dabei müssen wir uns das so vorstellen, dass der Darm zunächst in seiner Entwicklung für alles undurchlässig ist und erst mit der Zeit lernt, was als Nahrung gut und richtig ist, dass heißt er wird in den ersten Lebensmonaten eines Menschen gegenüber der Nahrung erst tolerant (sog. *orale Toleranz*).

Sie können sich bestimmt vorstellen, dass dabei ganz schön „etwas schief gehen" kann, wenn dieser Prozess gestört wird. Störungen können durch falsche Ernährung, Medikamente oder Impfstoffe in der entsprechenden Entwicklungsphase auftreten. Vielleicht können Sie daran schon erahnen, wie dankbar Therapien gegen Allergien und Unverträglichkeiten im entsprechenden Säuglings- und Kindesalter sind. Und alles nur Darm-bedingt. Ein sehr faszinierendes Organ.

Um Ihnen diese Gesamtleistung des Darms bei der Verdauung noch mit Hilfe eines Vergleichs aus dem Alltag vor Augen zu führen: Unser Darm macht eigentlich das Gleiche noch einmal, was wir als „gute Hausfrauen" bzw. „gute Hausmänner" vorher auch schon in der Küche mit der Mahlzeit getan haben: Angenommen es gibt Kartoffeln mit Broccoli:

HAUSMANN/-FRAU	DARM-Rohr / Verdauungskanal
Waschen = nass machen	Nass machen = einspeicheln (Mund- und Bauchspeichel)
Putzen (des Gemüses) = Grobes, Schlechtes rausschneiden und zerkleinern	Grobes zerkleinern, = Kauen im Mund Schlechtes rauslassen, vorbeischwimmen lassen = „Putzen"
Zubereiten = aufnahmebereit machen, also dünsten, kochen, braten	Zubereiten = aufnahmebereit machen = alles mit Enzymen noch weiter zerlegen
Aufnehmen = essen = in den Mund schieben	Aufnehmen (= resorbieren) also ins Körperinnere „schieben", saugen

Sie sehen: Die Vorgänge im Außen in der Küche ähneln denen, die der Darm im Innern durchführt sehr. Unterstützen Sie ihn, bitte, durch gutes Kauen und Zeit beim Essen, dann kann auch er seine Arbeit gut machen.

3.4 Die Wasser-Rückgewinnung (Stufe (III.) in Abb. 3.1), Recyling 1

Was oft – selbst in Fachkreisen – vergessen wird: Der Darm hat noch eine ganz wichtige Funktion, also nicht nur Abwehr und Verdauung (i.e.S.), sondern auch noch *Recycling:* das heißt Rückgewinnung des in dem Nahrungsbrei enthaltenen Wassers.
Ein weiteres Recycling findet sich ebenfalls: die Rückgewinnung von Gallenbestandteilen, s. Kap. 3.8.
Wer schon einmal Durchfall hatte, der weiß, <u>wie</u> wässrig der Darminhalt sein kann. Gegenüber dem normalen, wohlgeformten, „wurstartigen" Gebilde, das wir in die Toilette entlassen, sind da im Wassergehalt doch große Unterschiede vorhanden.
Wenn wir den ganzen Tag essen und trinken und alle Flüssigkeiten zusammenrechnen, die in unseren Darm körperseitig abgegeben werden, wie Speichel, Bauchspeichel, Magensaft, Galle etc., dann kommen wir auf sage und schreibe 9 Liter wässrige Flüssigkeit, die in unserem Darm landet – innerhalb von 24 Stunden.
Runden wir einmal großzügig, um wieder einen netten Alltagsvergleich zu haben, dann ist das ein normaler Putzeimer mit 10 Litern Fassungsvermögen nicht ganz voll. Von diesem doch relativ schweren Eimer Wasser verlieren wir durch das Absetzen von Stuhl, also durch „die nette braune Masse, die hinten rauskommt", gerade mal ein Probiergläschen (1 Sektglas) voll, also 0,1 Liter Wasser (Beer, Lukanov). Von knapp 10 Litern nur 100 ml Verlust!! Ein ganz toller Wirkungsgrad! (Siehe auch Abb. 2.4.2)

Die Techniker unter Ihnen wissen, wie schwierig es ist, so etwas technisch zu realisieren. Und unser Körper, hier speziell unser Darm, macht das so heimlich still und leise vor sich hin, ohne dass wir auch nur das Geringste davon merken! Stimmt nicht ganz: Wir merken sehr wohl etwas, nämlich z. B. dann, wenn der Darm zu viel Wasser wieder aus dem Darminhalt herauszieht, weil etwas "kaputt" ist oder wir zu wenig getrunken haben:
Dann haben wir nämlich Verstopfung und das ganze klebt, stopft und tut weh.

Oder im umgekehrten Fall, wie eingangs erwähnt: wenn wir Durchfall haben, dann können uns auf einmal Hunderte von Millilitern – bis zu Litern – verloren gehen, was lebensbedrohlich werden kann, vor allem bei Kindern.

Hieran erkennt man sehr gut, was der Darm, und in diesem Falle ist es der **Dickdarm**, alles leistet! Also: Wir haben es hier mit einer sehr effizienten Wasser-Rückgewinnungsanlage zu tun!

Die „Kläranlage unseres Körpers" sozusagen. Und die kann im Laufe des Lebens tatsächlich „verschlammen". In Bezug auf den Dickdarm muss man sich das so vorstellen: Fettablagerungen, Nahrungs- bzw. Zellreste, oder alles zusammen bilden Ablagerungen auf der Schleimhaut des Dickdarmes. Dies geschieht vor allem dann, wenn wir

> ➤ Ballaststoffarm essen (westliche Industrienahrung),
> ➤ zu wenig Wasser trinken,
> ➤ Fettverdauungsstörungen haben, wodurch dann Fette in den Dickdarm gelangen, die normalerweise gar nicht bis hierhin gelangen, da sie ja im Dünndarm aufgenommen werden.

Wenn diese Ablagerungen stark verkleben und eintrocknen, werden sie auch Kotsteine genannt. Die Ablagerungen können so verkleben, dass sie die Funktion der Schleimhaut oder des Dickdarmes (Wasserrückgewinnung und Ausscheidung von Resten) stark beeinträchtigen. Durch die mangelnde Atmungsfähigkeit der Schleimhaut, könnten sich Zell-Wucherungen bilden, die im schlimmsten Fall zu bösartigen Tumoren werden können.

> ➤ Daher ist es durchaus sinnvoll, wenigstens einmal in seinem Leben den Dickdarminhalt auszuspülen, sei es mit Hilfe eines Einlaufes (Kap. 5.6 und Kap. 10.3), einer Colon-Hydro-Therapie (Kap. 6.4) oder als Fasten-Einleitung (Kap. 6.11) mit Glaubersalz oder schließlich als Vorbereitung für eine Darm-Spiegelung mit medizinisch verordneten speziellen Abführmitteln. Das Ergebnis kann das Gleiche sein: Endlich werden die Ablagerungen im Dickdarm- und Mastdarm-Bereich einmal weggespült; die Schleimhaut in diesem Bereich kann aufatmen und erdlich wieder ihren Dienst richtig versehen.

Wenn die Ablagerungen lebenslang herumliegen, kann früher oder später das ganze wie eine Zeitbombe hochgehen. Manchmal erst nach 30, 40 oder 50 Jahren, manchmal aber auch schon nach 10 oder 20 Jahren. „Beim einen tickt's halt schneller, beim anderen langsamer",

> je nach **Ausgangslage** (Vererbung, Starterkultur bei Geburt) und
> **Pflege** (welche Nahrung, permanente Überforderung der Verdauungsleistung, kein Fasten, keine Ruhephasen, unerkannte Unverträglichkeiten oder allergische Reaktionen etc.).

Die wohl schon vor Christi Geburt in der Antike erkannte Weisheit „der Tod sitzt im Darm", hat demnach wohl durchaus seine Berechtigung. Doch wir sind dank guter Diagnostik und spezieller Stuhlanalysen einerseits und dank guter schulmedizinischer und naturheilkundlicher Mittel andererseits in der Lage, diesen düsteren Satz zu wandeln und unser „dunkles Reich der Mitte" in ein Zentrum der Gesundheit zu wandeln.

Daher Merke: „Die Gesundheit sitzt im Darm".
Die Darmfitness ist das Zentrum.
„Darmfit" ist der Hit.

Eine Art der „Verschlammung" sei hier kurz vorweggenommen, in Kap. 5.6 wird es genauer besprochen: Wenn zu viel unverbrauchte Masse im Dickdarm und im Enddarm liegen bleibt und / oder zu wenig Wasser im Darm vorhanden ist, dann werden bei der Wieder-Aufnahme des Nahrungswassers in den Körper im Dickdarmbereich Gift- oder Abfallstoffe wieder mit aufgenommen, die eigentlich im „Abfallrohr" in der Kläranlage verweilen sollten. Man vermutet, dass diese unnötig vielen, wieder aufgenommenen, statt ausgeschiedenen Abfallstoffe ein Auslöser für Kopfschmerzen und Migräne sind. Eine Erste-Hilfe-Maßnahme bei Kopfschmerzen wäre es also, erst einmal mindestens einen halben Liter klares Wasser ohne Kohlensäure „nach zu gießen", sprich zu trinken, und wenn das von oben her nicht zur Linderung beiträgt, dann eben von unten her. Wie von unten her? Wie geht das denn? Ja, die Erfahrung lehrt uns, dass Einläufe die Kopfschmerzen oder den Migräneanfall zum Stoppen bringen können. Weiteres erfahren Sie dann in Kap. 5.6 und Kap. 10.3.

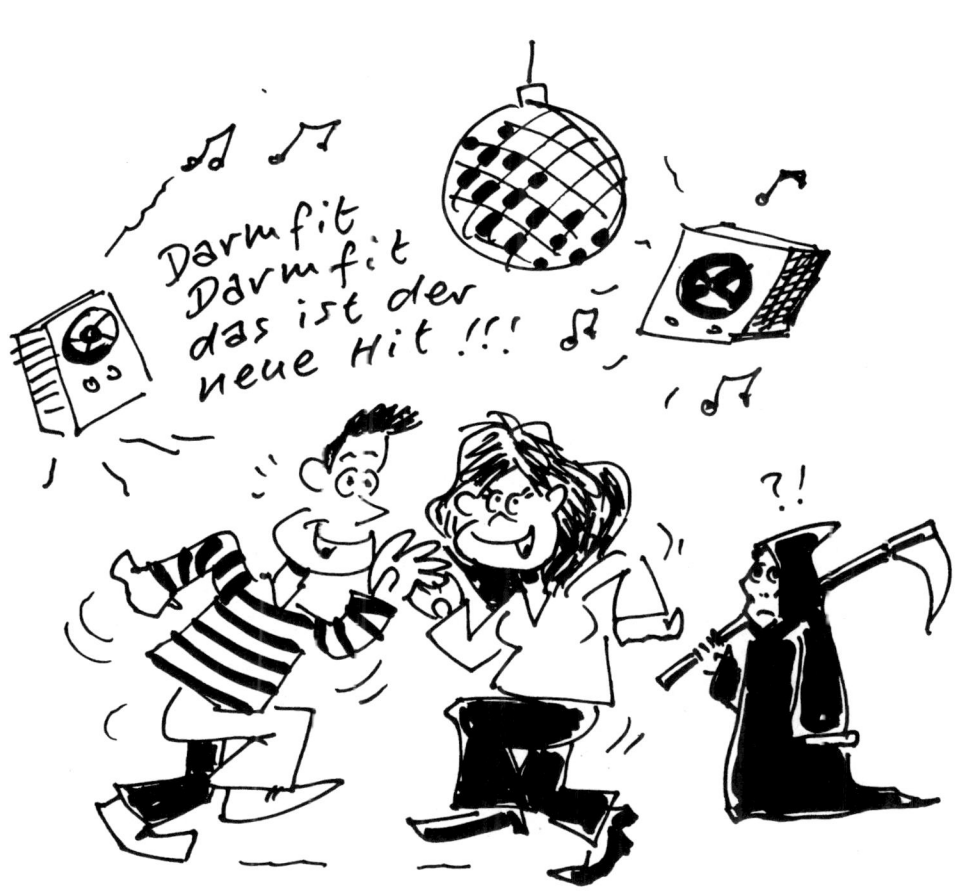

3.4.1 Biologischer Exkurs:
Warum wir so eine tolle Wasser-Rückgewinnungs-
anlage haben

Es ist erstaunlich, dass wir so ein „Wunderwerk der Technik" besitzen. Doch wie viele Wunder, lässt sich auch dieses entzaubern, wenn man bestimmte Kenntnisse besitzt. Für diejenigen, die es interessiert: Wenn man der biologischen Theorie der Entwicklung auf diesem Planeten Glauben schenkt, dann haben sich die Landlebewesen aus dem Wasser heraus entwickelt. Zunächst gab es Übergangsstadien, die im Wasser lebten und teilweise oder zeitweise an Land gehen konnten, wie es heutzutage die Amphibien, z. B. Frösche oder Lurche, vormachen. Dann kam der nächste Schritt, dass diese Lebewesen sich unabhängig vom Wasser gemacht haben. Dazu bedarf es aber ganz bestimmter Mechanismen im Körper, die es erlauben, mit dem Wasser zu haushalten. Wir als Menschen sind da gar nicht solche Meister drin, denn es gibt Vögel, die noch viel ausgeprägter mit Wasser haushalten können als wir. Und selbst wenn wir nicht an diese Entwicklungstheorie glauben: Tatsache ist, dass wir uns unabhängig vom Wasser bewegen können und auch nicht wie die Pflanzen an ein Stück Erde gebunden und darauf angewiesen sind, dass uns irgendjemand gießt.

Wir sind also erst in der Lage auf dem Trocknen zu leben, weil wir unter anderem den Dick-Darm haben, der uns das eingespeiste Wasser, was wir in den Nahrungskanal gießen auch wieder herausholt. Und tatsächlich tritt dieser Dickdarm auch erst in Funktion, wenn wir nicht mehr in Mamas Bauch, sprich der Fruchtwasserblase herumschwimmen. Dort können wir den „Müll" nämlich noch direkt ins Wasser, ins Fruchtwasser und über die Nabelschnur entlassen.

> ➢ Der Dickdarm als „Wasserdarm" ist uns also quasi hinten angehängt worden an den Dünndarm, den „Nahrungsdarm", damit wir als Landlebewesen nicht so viel Wasser verlieren und wir munter in Luft und Sonne herumspringen können.

Dieser Teil des Darms ist also kein Verdauungsanteil im engeren Sinne mehr, wie irrigerweise angenommen wird. Die Verdauung im engeren Sinne, die Resorption also, das Aufsaugen, ist in der Regel bis zum unteren Dünn-Darmabschnitt abgeschlossen (siehe auch vorige Kapitel). Und nur dieser Wasser-Rückgewinnungsanteil, der Kläranlagenteil, der Dick-Darm wird in einer sog. *Darmspiegelung* in der Regel angeschaut!

Daher mein **Tipp**: Wenn Sie etwas über Ihre Verdauungsleistung im engeren Sinne wissen möchten, sind Blutanalysen und Spiegelungen oft unzureichend, denn Informationen zu Phase 1 bis 3 kann man nicht sehen, nur biochemisch messen!

Die biochemische und mikrobiologische **spezielle Stuhlanalyse** (von mir als „SpeziSta" abgekürzt, Kap. 6.1) hingegen kann

> ➢ früh- und rechtzeitig Informationen zu Verdauungsleistungen im engeren Sinne liefern, die nicht im Blut zu messen oder bei einer Spiegelung zu sehen sind.
> ➢ Sie wird von mir „speziell" genannt, da die meisten Patienten und Therapeuten bisher nur eine allgemeine Stuhlanalyse kannten, die auf Keime schaut: auf a) Krankheitserreger (*pathogene* Keime) und / oder b) *physiologische* Keime, also auf Keime, die bei unseren normalen Lebensvorgängen natürlicherweise im Darm vorkommen mit Sinn und Funktion. **Speziell** bedeutet hier, dass viel weitläufiger untersucht werden kann:
> ➢ z. B. können direkt die Verdauungsrückstände mikroskopisch untersucht werden. Oder beispielsweise kann man indirekt über die Messung von *Alpha-1-Antitrypsin* rückschliessen, ob der Darm durchlässig ist, also ob Körperinneres nach außen in das Darmrohr tropft. Das würde bedeuten, dass der Darm nicht dicht, also durchlässig ist.
> ➢ Das allein würde sie aber noch nicht speziell machen, die weiteren Faktoren, die messbar sind und die Antworten, die uns solche Untersuchungen liefern können und die im folgenden Kapitel 3.4.2 sowie in Kapitel 6.1 genannt sind, unterscheiden sie von einer normalen, allgemeinen Analyse.

Es gibt also Hoffnung: Wir haben damit ein Instrument, um _ich: ins Dunkel zu bringen – auch wenn wir sonst nichts sehen können!

3.4.2 Trugschluss:
Darmspiegelung war o.k., heißt Darm ist o.k.

Wenn ich auf einer Messe stehe, hänge ich meist das Angebot aus: „Testen Sie Ihre Darm-Fitness". Wenn ich die Leute dann frage, ob sie wüssten, ob ihr Darm fit sei, erhalte ich oft folgende Reaktion: „Wie bitte, ob mein Darm fit ist?" – überlegt kurz – „Klar, ich war gerade bei einer Darmspiegelung. Mein Darm ist in Ordnung."
„Trugschluss" kann ich da leider nur antworten, da nur teilweise richtig! Warum?
Wenn dieser Teil, der üblicherweise gespiegelt wird, in Ordnung, also ohne Befund ist, dann weiß ich nur, dass meine Kläranlage noch funktioniert und die Rückgewinnung von Wasser problemlos funktioniert. Das bedeutet, dass die Dickdarm-Oberfläche in Ordnung ist, dort keine Risse sind, nichts akut blutet, dort keine Geschwüre sitzen, dort keine Polypen wachsen oder nichts Schlimmeres wie z. B. Darmkrebs wächst. Das ist schon einiges und gut zu wissen.

Es ist wichtig zu wissen, um Darmkrebs früh zu erkennen und kann daher lebensrettend sein, weil die meisten Darmkrebsarten in diesem zu spiegelnden Abschnitt zu finden sind. Es ist toll, dass es diese Vorsorge- und Erkennungsmethode gibt!

Doch ich kann nach einer Spiegelung allein nicht behaupten, dass mein Gesamt-Darm *fit und gesund* ist, denn der Dünndarm-Hauptanteil wird i.d.R. nicht untersucht, es wird nur ins letzte Ende hineingeschaut.

> Ich kann also sehr wohl Darm-krank sein, obwohl die Spiegelung nichts ergab, denn ich weiß danach immer noch nichts über die Verdauungsleistung des Darms, nichts über seine Immunleistung, nichts über Geschwüre, Blutungen oder Schlimmeres in den oberen Darmabschnitten, also dem Dünn-Darm und der ist bekanntlich viel, viel länger (4-5 m oder auch 6-8m beim Erwachsenen je nach Quelle) als der Dickdarm mit seinen 1-2 m. Ich kann aber bestimmte Werte messen! (Siehe unten).

Selbst wenn bei der Darmspiegelung in den Dünndarm hineingeschaut wurde, so wurden von diesem nur die letzten cm angesehen.
Und was ist mit den restlichen Metern zwischen Mund und Dünn-
darm-Ende, wo Verdauung, Resorption, Abwehr, Selektion und Barriere-Funktion stattfindet?

Selbst wenn ich einen „Schlauch geschluckt" habe, also eine Magenspiegelung mitgemacht habe und auch dort vielleicht noch durch
den Magenpförtner in den Dünndarm gesehen wurde, dann sird dies
auch nur die ersten paar Zentimeter des Dünndarms bzw. Zwölffin-
gerdarms.
Was ist mit den restlichen Metern zwischen Dünndarmanfang und
Dünndarmende, dem Jejunum und dem Ileum? (s. Abb. 2.1 u. 2.3.2)

Auch wenn ich die teure Kamera geschluckt habe, kann ich auch nur
sehen, ob ich Geschwüre im Dünndarm habe, ob Risse vorhanden
sind oder ob die Schleimhaut des Dünndarms degeneriert ist, also
keine Falten (wie in Kap. 1 gezeigt) mehr vorhanden sind. Falls letzteres der Fall ist, dann weiß ich, dass ich an einer chronisch entzündlichen Darmkrankheit leide. Das ist sinnvoll, um diese Erkrankung
festzustellen.
Doch ich weiß immer noch nichts über den Immunstatus des Darms,
seine Verdauungsleistungen (Fettverdauung, Gallefluss, Bauchspei-
chelfluss, Enzymausstattung) oder seine Abwehrfähigkeit, also seine
Darm-Fitness.

Diesen Status bekomme ich nur dann heraus, – und dabei kosten-
günstig, schmerzfrei und komplikationslos – wenn ich meine Stuhlprobe so untersuchen lasse, dass sie mir folgende Fragen beantwortet:

> ➢ Kann mein Darm Fette vollständig zerlegen oder bleiben sie lie-
> gen? Klebt deshalb der Stuhl öfter an der Toilettenkeramik fest?
> ➢ Hat meine Dünndarmschleimhaut noch genügend „Schutzan-
> strich", um nicht zu verkleben? Kann ich dadurch das Risiko für
> einen Darmverschluß (*Ileus*) mindern?
> ➢ Ist mein Darm durchlässig oder weist er eine gesunde „Poren-
> größe" auf?

> Bildet meine Bauchspeicheldrüse genug von bestimmten *Enzymen*, damit ich alle Nahrungsbestandteile auch zerlegen kann?

Die Antworten auf diese Fragen liefern mir nur diese speziellen Untersuchungen aus dem Stuhlgang, keine Spiegelung.

> **Wichtig: Dies ist kein Abraten von einer Spiegelung! Bitte nicht missverstehen!**

Es bedeutet nur, dass es zur Abklärung von Darm-Problemen und zur Überwindung der Angst vor einer Spiegelung noch anderes gibt, was ich vorher machen kann: Dadurch könnte man die Früh-Erkennung von Darmkrebs noch verbessern, wenn es jeder wüsste und manche Ursachen für die Entstehung von Darmkrebs ließen sich vorher vermeiden oder beheben, so dass es gar nicht erst dazu kommt. Also:

> Ich sollte wissen, dass sehr viele Dinge sich im Vorfeld und oft schon viel früher und schmerzfreier mit speziellen Untersuchungen aus meinem Stuhlgang abklären lassen!
> Wenn ich Angst vor einer Spiegelung habe, entweder weil ich das Ergebnis oder die Prozedur fürchte, kann ich dennoch etwas unternehmen. Viele scheuen die Prozedur, denn das „Leermachen" des Darms ist vielen zum Teil unangenehm. Und wer nimmt sich heute dafür noch gerne 1 - 2 Tage Zeit?
> Bevor ich also die Spiegelung vor mir herschiebe, kann ich kurz, schmerzlos und kostenarm eine Analyse durchführen lassen. Dadurch gewinne ich wertvolle Zeit, die ich noch in eine ganzheitliche Therapie oder in echte Vorsorge stecken könnte, falls die Werte entsprechend ausfallen. Wie die Werte zu beurteilen sind, das weiß dann nur der Arzt oder Heilpraktiker, der sich damit gut auskennt. Bitte keine Selbst-Einschätzung.

Merke: Bei Fragen zum Darm, ungutem Gefühl im Bauch: nicht warten, nicht aufschieben, sondern messen lassen per spezieller Stuhlanalyse, s. Kap. 6.1.

Was kann ich denn messen?

Was sollte ich so <u>speziell</u> messen?

A) Nachweis von Blut im Stuhl
Bisher waren, sogenannte „Briefchen"-Tests geb䳊uch-lich, um Blut im Stuhl nachzuweisen. Bei diesen wurde an drei Tagen hintereinander Stuhl genommen und auf Blut untersucht. Bei diesen erhalte ich ein positives Testergeb-nis, dass Blut im Stuhl vorhanden ist, leider erst, wenn das Blut in relativ großen Mengen vorhanden ist, die Blutungs-stelle sich nahe am Enddarm befindet und so weiter...
Die schlechte Nachricht: dieser Test hat Nachteile, ist sehr grob und weist erst dann etwas nach, wenn nur noch operiert oder weggeschnitten werden kann. Er hat auch viele Fehler-quellen, aber man hatte lange nichts anderes. Das bedeutet aber auch, dass bei dieser Art Test Blutungsquellen, die weiter oben im Darm sitzen, nicht oder viel zu spät erkannt werden.
Die gute Nachricht: Die neueren Tests nutzen den Faktor *Hämo-/ Haptoglobin-Komplex*, ein Gebilde, das ich im Stuhl nachweisen kann und welches nur aus menschlichem Blut stammen kann – also körpereigenem, wenn ich es in meinem Stuhl untersuchen lasse. Dieser Komplex weist also verstecktes Blut nach und der entsprechende Test ist viel spezieller, feiner, schlägt viel früher an und weist Blut in viel geringeren Mengen – also zu Beginn einer Veränderung – nach! Selbst dann, wenn das Blut bereits geronnen ist, also aus oberen Darmabschnitten stammt. Auch ist dieser Test nicht so anfällig gegenüber Stö-rungen durch blutiges Fleisch bzw. durch eisenhaltige Getränke oder Nahrung, die vorher zu sich genommen wurde. Ich gewin-ne also Zeit und Sicherheit.

Merke: Lieber nachfragen, als Sorge im Magen!
Also lieber „SpeziSta" als Briefchentest!

B) Darmkrebs-Vorsorge

Die größte Sicherheit, dass die Aussage meines Tests auch stimmt, wenn ich nach Tumoren und Darmkrebs sehen will, erhalte ich aber nur, wenn ich drei Faktoren zugleich aus ein und derselben Probe messe:

Hämo-/ Haptoglobin-Komplex plus
Serum-Albumin plus
M2PK zugleich!

(Hämo-/ Haptoglobin-Komplex ist unter A erklärt.)

Serum-Albumin ist ein Eiweiß aus dem körpereigenen Blut, welches nur dann im Stuhlgang auftreten kann, wenn „etwas suppt", also eine Wunde in der Schleimhaut vorhanden ist, aus der Wundwasser mit diesem Eiweiß austreten und in den Darminhalt gelangen kann.

Tumor M2PK ist ein Faktor, welcher aus sich schnell teilenden Zellen frei gesetzt wird, wobei Tumor nicht gleich Krebs bedeutet, sondern zunächst erstmal nur Zellhaufen bedeutet und es gibt auch gutartige Tumoren. Er weist also nach, dass dort etwas wächst, das sich schnell teilt: z. B. ein *Polyp* würde auch diesen Faktor produzieren können.

Polypen sind gutartige Gewächse, gestielt oder ungestielt, die auf der Darmschleimhaut sich bilden können. Sie können aber durch dauerhafte Reizung von der vorbeiziehenden Nahrung oder Säuren im Stuhlgang abreißen und „suppen". Sie stellen dann eine potentielle Gefahr dar. Sie können dann zu einem bösartigen Tumor, z. B. Darmkrebs werden, warum man sie auch als *Präkanzerose* (Vorstufe zum Krebs) bezeichnet.

Auch bei den neueren Darmkrebs-Vorsorge-Messungen, bei denen nur der Tumormarker M2PK gemessen wird, ist die Aussagekraft nicht so groß, wenn er alleine gemessen wird, denn es gibt viele Darmkrebs-Arten, bei denen M2PK gar nicht beteiligt ist. Die Wahrscheinlichkeit dass ein solches Ergebnis also mein

Darmkrebsrisiko richtig einschätzt ist somit gering.

Noch einmal: Eine SpeziSta nutzt zur Darmkrebs-Vorsorge <u>drei</u> Faktoren gleichzeitig: M2PK und Serum-Albumin sowie Hämo-/Haptoglobin-Komplex. Durch diese Kombination ist die Aussagekraft sehr viel größer als bei den anderen oben erwähnten Tests. Die Wahrscheinlichkeit, dass die Aussage dieser Dreier-Kombination stimmt, liegt bei mehr als 95 %! Das ist enorm. Und es gibt keinen Test, der 100 %ig ist.

C) Verdauung und Immunsystem

Wenn es um **Verdauung** und **Immunsystem**, sprich den allergischen Formenkreis wie Neurodermitis, allergische Schnupfenformen bei Hausstaub und Pollen oder um Unverträglichkeiten etc. geht, dann sagt mir die erweiterte Stuhlanalyse mehr und früher etwas, als eine Spiegelung! Denn die Verdauungs- oder Immunleistung des Darms kann man auch in einer Spiegelung <u>nicht</u> sehen, aber man kann es im Stuhl messen!

D) Abklärung von Darmkrebs oder Polypen

Wenn es um die Abklärung von **Darmkrebs oder Polypen** geht, dann kann diese Form der Stuhlanalyse im <u>Vorfeld</u> schon <u>Risikofaktoren</u> erkennen, bevor es überhaupt zu sichtbaren* Veränderungen an der Schleimhaut kommt. Das ist den meisten Menschen, die ich treffe unbekannt.

*) sichtbar während der Spiegelung.

Das heißt, aus Angst braucht niemand mehr die Spiegelung hinaus zu zögern, sondern jede(r) kann schmerzfrei, rasch und frühzeitig sein Risiko zunächst durch eine solch spezielle Analyse abschätzen lassen. Einfach und schnell. Sollten dann die Ergebnisse dieser Risikofaktoren medizinisch positiv sein, also für den Patienten nicht in Ordnung, dann habe ich als Patient aber durch die Frühzeitigkeit andere Zeit- und Handlungsspielräume:

➢ Bei grenzwertiger Erhöhung habe ich noch Zeit für eine (ganz-heitliche) Therapie und kann deren Ergebnis durch eine Wieder-holung dieser Art sogar noch überprüfen lassen.

➢ Bei normaler und starker Erhöhung dieser schmerzfrei gemes-senen Risikofaktoren sollte ich dann die Darmspiegelung auf jeden Fall durchführen lassen (weil dann auch gleich eventuel-le Polypen entfernt, Proben entnommen und geprüft werden). Dann bin ich als Patient aber auch ganz anders motiviert, weil ich einen konkreten Hinweis und keine diffuse Angst habe. Ein-sicht und wertvolle Zeit sind gewonnen!

Wer will da noch länger zögern und alles vor sich herschieben? Angst bearbeiten durch Fakten: frühzeitig und schmerzfrei messen lassen, um dann eine große Chance auf eine gute, ganzheitliche oder weni-ger schädliche Therapie zu haben!

➢ **Wichtig: Es geht nicht um eine Abwertung der Darmspiege-lung, sondern darum, dass diese nur einen Teil abdeckt und wenn man Zeit gewinnen will oder Angst vor dieser hat, dann ist eine erweiterte spezielle Analyse der Schritt, der unbe-dingt vor- oder parallel-geschaltet werden sollte: Schmerz-freier und vorzeitiger Blick in den Darm zu den Funktionen des Darms, nicht nur zur Optik. Eine Abklärung zur Sicher-heit (z. B. in Richtung Darmbluten oder Krebs) bieten dann nur beide Untersuchungsmöglichkeiten zugleich: die Spie-gelung und die SpeziSta wie in Kap. 6.1 beschrieben.**

Praxisbeispiel:
Ein junger Mann kam mit unspezifischen Symptomen und der Sorge um Darmkrebs zu mir, da sich diese Erkrankung familiär häufte. Die Spiegelung wurde ihm aus Kassensicht erst ab 40 empfohlen und bezahlt. Durch meinen Vortrag erfuhr er von der SpeziSta und nutzte diese Chance. Das Ergebnis war grenzwertig, doch er wollte erst meine „alternative" Therapie nutzen, bevor er „sich das anschaut" (sprich die Spiegelung machen lässt). Nach vier Wochen naturheilkundlicher Behandlung erfolgte die zweite Stuhlanalyse nachdem seine Symptome fast verschwunden waren.
Die jetzigen Faktoren waren nun vollkommen unauffällig / unbedenklich. Er führte die Behandlung noch einige Zeit fort, weil er „ein gutes Gefühl dabei hatte". Ein Jahr später traf ich ihn zufällig auf der Straße und er jubelte mir zu: „durch die positiven Ergebnisse der zweiten Stuhlanalyse habe ich so viel Mut zusammen bekommen, dass ich neulich doch noch zur Spiegelung ging. Es war nicht die leiseste Spur von einer Veränderung in der Spiegelung gefunden worden."

Nun haben Sie schon viele Aufgaben und Funktionen des Darms gelesen, so dass Sie vielleicht einen Überblick gewinnen möchten. Zehn verschiedene Aufgaben bzw. Funktionen des Darms werden behandelt und wir kommen jetzt zur Mitte des Kapitels, daher soll die folgende Abbildung Ihnen einen Überblick verschaffen: Abb. 3.4 zeigt eine Übersicht der Darmfunktionen und weist die passende Kapitelnummer aus.

Ausscheidung
[Kap. 3.10]:
Reste der Nahrung, alte
Darmzellen hinausbefördern
=> WC

Entgiftung
[Kap. 3.9]:
Abfall zerlegen &
Histamin zerlegen => DAO
Fette / Eiweiße =>
Lipo-Proteine => ♥

Rückgewinnung
von Gallensäuren
[Kap. 3.8]:
(Recycling 2)

Barriere-Funktion
[Kap. 3.7]:
Abwehr,
80 % des Immunsystems;
Immuntraining =
Darmbakterien

Kommunikation
über Botenstoffe
[Kap. 3.6]:
der Darm bildet
Glückshormon (Serotonin)

Aufgaben des Darms

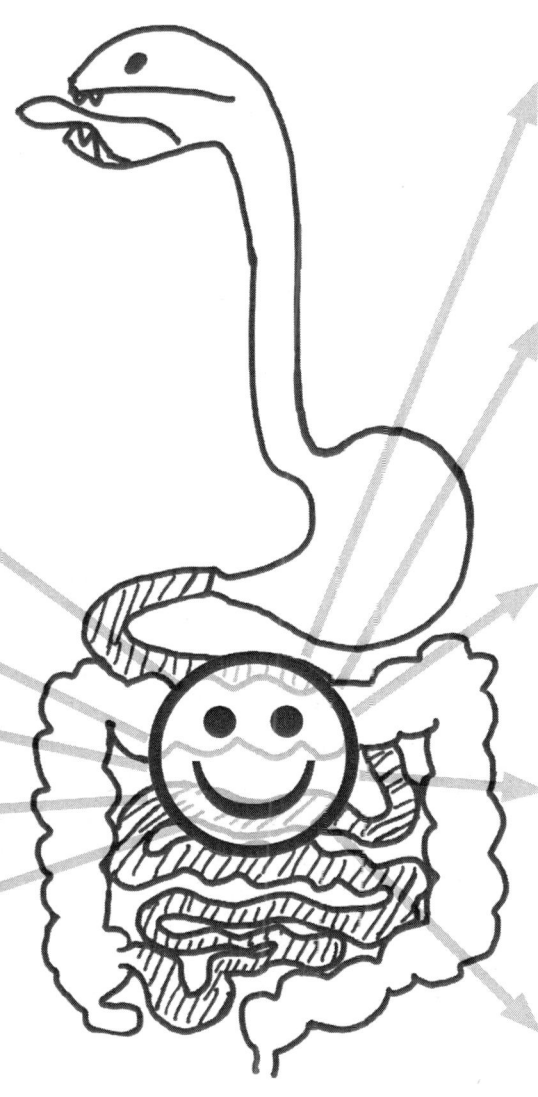

Verdauung [Kap. 3.1]: Zerlegen der Nahrung

Resorption [Kap. 3.2]: Aufsaugen der Stoffe in den Körper

Auswahl (Selektion) und Abwehr [Kap. 3.3]: gut / böse unterscheiden

Wasser-Rückgewinnung [Kap. 3.4]: (Recycling 1)

Kommunikation über Nerven [Kap. 3.5]: der Darm „spricht" mit uns Bauchhirn => Kopfhirn

Abb. 3.4: Aufgaben des Darms: zehn Funktionen mit der Angabe zu den Kapiteln
Quelle: Labor L+S, Dr. Rüffer, verändert

3.5 Kommunikation des Darms über Nerven. Das Bauchhirn oder: Der Darm „spricht zu uns"

Wir Menschen meinen ja immer, wir seien mit unserem Gehirn die Krönung der Schöpfung. Wir haben zwar einen ganz tollen Computer oben im Kopf, haben also Nervenzellen ohne Ende. Stimmt ja! Doch wenn man sich mal die Anzahl der Nervenzellen anschaut, die sich im Kopf befindet und die Anzahl von Nervenzellen, die den Darm umgeben und steuern, dann stellt man auf einmal fest, dass wir mehr Nervenzellen im Bauch haben als im Kopf! – uups! –

Es gibt also tatsächlich ein Bauch-Hirn und das soll auch noch mehr Nervenzellen als unser Kopf-Hirn haben?! Erstaunlich, gell? Selbst wenn sich da einer verzählt hat: Nicht umsonst heißt es im Volksmund so schön:

„Wir sollten das aus dem Bauch heraus entscheiden" und in der Tat hat man festgestellt, dass selbst Führungspersonen der Wirtschaft die Dinge eher aus dem Bauch heraus (gut) für ihr Unternehmen entscheiden, als aus dem Kopf. Bauchhirn, Bauchgefühl, Körpergedächtnis, es lohnt sich über die Begriffe nachzudenken und sie mal ganz wörtlich zu nehmen.

Betrachten Sie einmal die folgende Abbildung Nr. 3.5: Sie sehen, dass ein dicker Pfeil vom Bauch zum Hirn geht und ein dünner, schmaler vom Hirn zum Bauch. Das bedeutet, dass die Darmnervenzellen permanent Informationen an unser Kopfhirn senden. Dies bleibt aber in den unbewussten Abschnitten unseres Gehirns und wird dort verarbeitet.

Ein Forscher hat das Bild in Abb. 3.5 einmal in folgende Worte gefasst: „Der Bauch erzählt dem Kopf den ganzen Tag Geschichten" – nur unser Bewusstsein hört diese Geschichten gar nicht. Das bedeutet, dass sehr viele Informationen vom Darm und Bauchhirn zum Kopfhirn gelangen, da es sich aber um das vegetative Nervensystem (*Vegetativum*) handelt, nehmen wir diese Informationen nicht bewusst wahr. Unbewusst werden die Informationen sehr wohl in unserem Kopfhirn verarbeitet. Hierher kann – neben der rein stofflichen Reaktion bei Unverträglichkeiten – auch eine starke Müdigkeit nach dem Essen herrühren, wenn die geballte Information nach der Nahrungsaufnahme

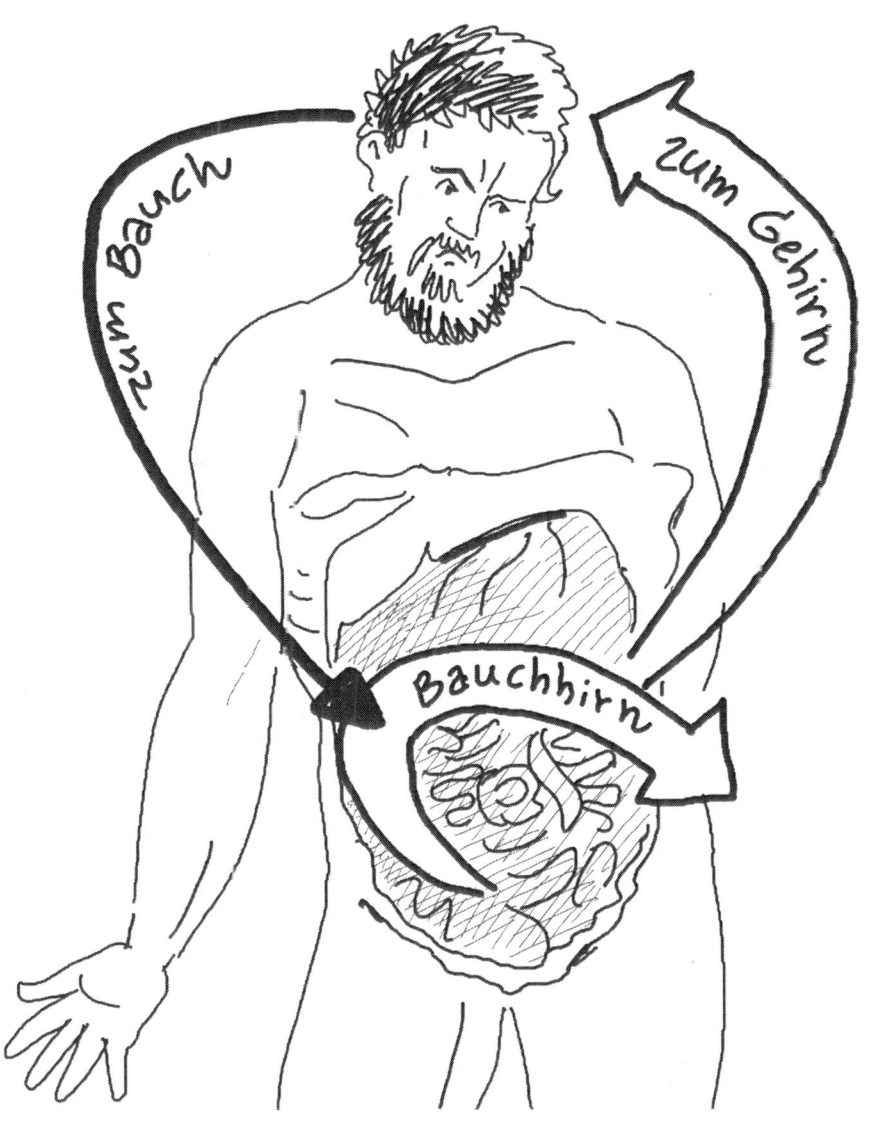

Abb. 3.5: Das Bauchhirn: Es gehen mehr Informationen vom Bauchhirn zum Gehirn, als umgekehrt. Nur in Notfällen, schmaler Pfeil vom Kopf zum Bauch, kann das Gehirn das Bauchhirn beeinflussen. Quelle: GEO-Magazin Nr. 11 / November 2000, S.146/147

aus dem Darm unbewusst im Gehirn verarbeitet wird. Die Verarbeitung im Gehirn bedeutet Nervenarbeit. Nervenarbeit entspricht „Stromfluss", was wiederum Energieverbrauch entspricht. Verbrauch von Energie bedeutet Ermüdung.

Nur ganz selten oder wenig erzählt der Kopf auch dem Bauch mal etwas, z. B. in Notsituationen, also folgt: Das Gehirn sendet nur wenig Information an die Gedärme, ansonsten arbeitet der Darm völlig autonom.

Autonomer Säugerdarm:

Wie autonom ein Säuger-Darm reagieren kann, hat man am Beispiel von Meerschweinchen festgestellt: Meerschweinchendarm ist dem Menschendarm relativ ähnlich. Ein unschönes Beispiel aus dem Reich der Tierversuche: Sobald das Meerschweinchen nicht mehr lebte, hat man seinen Darm herausgenommen und in eine Nährlösung gepackt: Man konnte beobachten, dass der Darm munter weiter arbeitete und die für Meerschweinchen typischen Köttel in die Schale, in der der Darm lag, beförderte.

Das heißt der Säugerdarm versieht seinen Dienst ganz normal weiter, sobald oder solange er von innen her angeregt wird. Er macht seine Arbeit, egal was oben im Hirn gedacht wird, oder was der Körper tut, selbst wenn Hirn oder Körper fehlen. Krass, oder? Was bedeutet das für einen Säugetierdarm?

1. Er arbeitet unabhängig vom Kopfhirn.
2. Auch wenn das Säugetier klinisch oder auch körperlich tot ist, tut das der Leistung des Darmes keinen Abbruch.
3. Das sogenannte Bauchhirn reicht aus, um die Leistung des Darmes zu erbringen. Er tut seinen Dienst ganz regelgerecht, solange wir ihn nicht dauernd durch bestimmte sich wiederholende Prozesse irritieren.

Woher kommt es, dass die schmale Verbindung aus Abb. 3.5 zum Tragen kommt? Dies stammt noch aus der Zeit, da wir als Urmenschen in der Gegend herumrannten und Tiere jagten oder Beeren sammelten: Wenn wir dem Mammut oder Säbelzahntiger begegneten, hatten wir die Wahl a) Angriff oder b) Flucht: Das ist unser natürliches Erbe, so reagiert unser Körper natürlicherweise. Dies ist die natürliche Stress-Reaktion, die bei Gefahr in uns ausgelöst wird, d.h. Adrenalin steigt, um uns schneller, angriffslustiger und schmerzfreier zu machen.

Merke: Bei Leistung schaltet Schmerz ab.

Bei der Lösung Flucht, also b), hat dann das Gehirn tatsächlich mal die Oberhand über das Bauchhirn. Das heißt: klassischerweise wurde eine Sturzentleerung des Darms ausgelöst und – schwupps – war der Körper 2 - 3 Kilogramm leichter und der Flüchtende konnte schneller und länger laufen. Hier in dieser archaischen Notsituation hat der Kopf die Oberhand, in allen anderen Situationen hat der Darm aber die Kontrolle selbst. Wenn die Angst also sehr groß ist, löst dieser starke Reiz (gefährliches Tier) neben dem hormonellen Schub auch eine nervliche Reaktion aus. Das Gehirn mit seinem Angstzentrum leitet einen Nerven-Impuls ans Bauchhirn, der zur sofortigen Entleerung des Darmes führt.
Viele von Ihnen kennen das, wenn man buchstäblich „Schiss bekommt". Wer massive Angst hat, Angst um sein Leben, der hat diesen alten Körpermechanismus aktiviert. Und wer schlau ist, der läuft dann auch so lange bis er nicht mehr kann. Denn durch diese archaische Reaktion steht der Körper so unter Adrenalin, das dieses am besten über körperliche Bewegung abgebaut wird.

Sie tun sich also keinen Gefallen, wenn Sie vor Angst schlottern, sei es wegen des Vorstellungsgespräches, wegen der schwierigen Verhandlung mit einem Geschäftspartner oder sei es wegen finanzieller Schwierigkeiten. Das Schlimmste für den Darm und den ganzen Körper ist dann, auf dem Stuhl hocken zu bleiben. Bewegung tut Not, spätestens dann, wenn Sie mit dem "Gegner" fertig sind. Vielleicht ist es auch der Grund warum wir laut „Sch..." schreien, wenn uns etwas besonders Angst und Schrecken einjagt.

Der Urmensch rannte dann anschließend weg, flüchtete auf einen Baum. Und wir?

Wenn wir zivilisierten Industriemenschen aber nicht mehr nach der Angstsituation laufen gehen, wir den Stress also nicht abbauen und somit das Adrenalin und die Angst nicht abbauen, dann „überstressen" wir unser Nervensystem, dann *somatisieren,* wörtlich verkörpern wir schließlich die Angst oder den Stress. Dann reagiert unser Darm irgendwann auch auf Reize, die nicht so schlimm sind wie ein Säbelzahntiger, mit der Entleerung. Das heißt, wir bekommen Durchfall schon bei leichtem Stress, Kulturstress, wie zum Beispiel Klassenarbeiten, Vortrag halten etc. Das bedeutet: diese Aktion des Körpers ist ganz normal und natürlich, weil uns halt die Klassenarbeit so viel Angst einjagt wie früher der Säbelzahntiger. Doch unsere Re-Aktion auf diesen Stress ist nicht normal / natürlich / angemessen, denn wir rennen nicht mehr weg oder greifen nicht mehr körperlich an. Was dabei leidet, ist unser Nervensystem und zwar das unwillkürliche, also der Anteil, den wir nicht bewusst selbst steuern können, denn hier wird der „Druck nicht mehr rausgenommen". Dabei können dann **psycho-somatische Störungen** und / oder nervliche Probleme, wie das sog. **Reizdarm-Syndrom** oder auch **Verstopfung** entstehen. Geistig-seelisch können Darmprobleme mit den Themen „Loslassen" und „Macht / Ohnmacht" verknüpft, buchstäblich nervlich verknüpft sein. Dieser ganze Stress, den wir immer wieder in unterschiedlichen Stärken empfinden, gefährdet nicht nur unser Herz und unsere Gefäße, sondern kann auch nachhaltig unseren Darm schädigen. Dann nämlich, wenn wir diese Reaktion oft wegdrücken, auf unserem Gesäß sitzen bleiben (müssen), dafür empfänglich sind und / oder nicht nach der jeweiligen Aufregung per Sport die Hormone abbauen.

> **Fazit:** Körperliche Bewegung ist nicht nur sinnvoll, um sich zu trainieren oder um toll auszusehen, sondern vor allem biologisch sinnvoll und notwendig, um Stress abzubauen und die Nerven wieder zu beruhigen. Damit kehrt Ruhe ein.

Merke: Ist im Darm Ruh', ist auch im Kopf bzw. in den Nerven Ruh'!

Die gute Nachricht: Auch diese Fehlprogrammierung unserer Darmnerven, lässt sich umtrainieren. Selbst wenn andere Methoden schlecht anschlugen, hat z. B. die Spagyrik nach Dr. Zimpel mit ihren Mischungen schon oft Erfolge gezeigt. Es gibt also Hoffnung und weitere Methoden um gestresste Menschen und Därme wieder zu entspannen, auch wenn man meint, es sei alles schon probiert worden!

Mein Tipp zur Darmpflege und Psychohygiene: Gehen Sie dem Stuhldrang bei der ersten Gelegenheit, das heißt beim ersten Melden nach! Wenn dem Darm immer verwehrt wird, was er eigentlich möchte, wird er irgendwann „bockig", das heißt träge und schlapp. Bewegen Sie sich, egal wie. Anregungen siehe auch Kapitel 5.7.

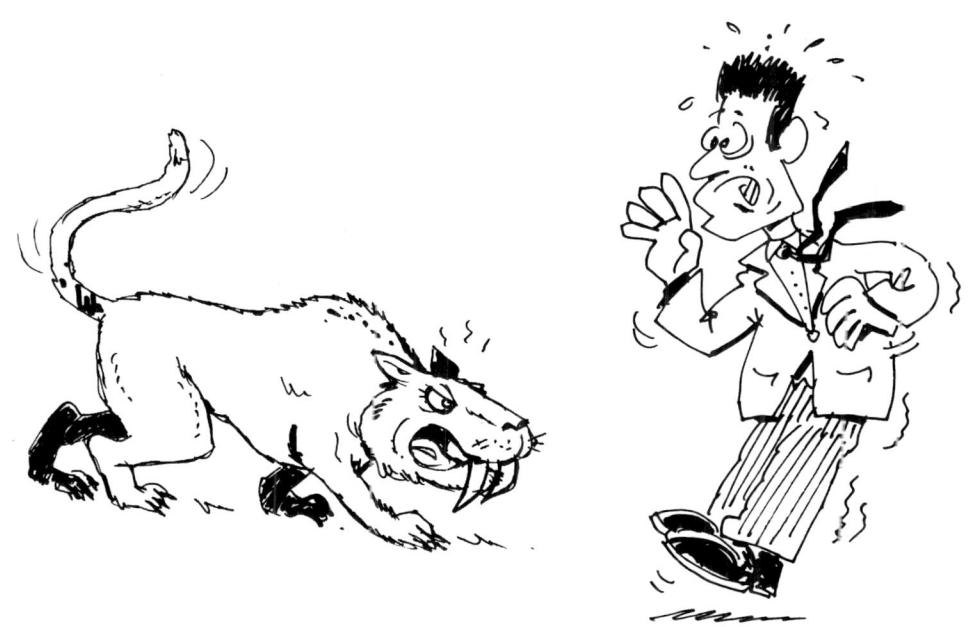

3.6 Kommunikation des Darms über Botenstoffe: Glückshormon Serotonin und seine Bedeutung für Depressionen

Zunächst einmal ist es wichtig zu wissen, dass auch der Darm sehr stark auf Signal- oder Botenstoffe reagiert. Diese Botenstoffe werden in unserem Körper z. B. in der Nebennierenrinde gebildet und schwimmen dann im Blut herum. Solche Signalmoleküle können Stresshormone, Geschlechtshormone oder andere Stoffe sein, die quasi als E-Mail zwischen den Organen hin und her geschickt werden. Beispielsweise gibt es Botenstoffe, die vom Dünndarm zum Magen gehen und melden, wann Nachschub kommen kann, oder dass er mehr Säure bilden soll.

Ein anderes Beispiel ist die Darmleistung während der veränderten Hormonlage der Frau in der Schwangerschaft. Viele berichten, dass sie während der Schwangerschaft einen tollen Stuhlgang hatten im Vergleich zu nicht schwanger oder umgekehrt dauernd verstopft waren, was sie nicht schwanger gar nicht kannten.

Dies ist Ausdruck der Reaktionen des Darms auf die Hormonlage im Blut. Zum Beispiel hat die Einnahme der Pille über viele Jahre auch Auswirkungen auf den Darm, da ja damit permanent eine Schwangerschaft vorgegaukelt wird. Es ist also zu überdenken, ob man jahrelang die Pille nehmen will, wenn man Darmprobleme hat.
Dies zur allgemeinen Botenstofflage des Darms. Hier geht es jetzt noch um einen ganz besonderen Zusammenhang, der gerade in unserer modernen Welt mit unserer „westlichen Ernährung" ganz besonders wichtig ist. Nehmen deshalb vielleicht bei uns Formen der Depression zu?

Betrachten Sie Abb. 3.6 bitte einmal genauer:
Sie erkennen einen *Bolus*, also Bissen, Happen, Stück Nahrungsbrei, der von oben nach unten durch unseren Darm geschoben wird. Sie sehen eine Schicht Ringmuskulatur und eine Schicht Längsmuskulatur. Dann sind noch zwei Schichten Nervenstränge zu erkennen. Die runden Flecken sind

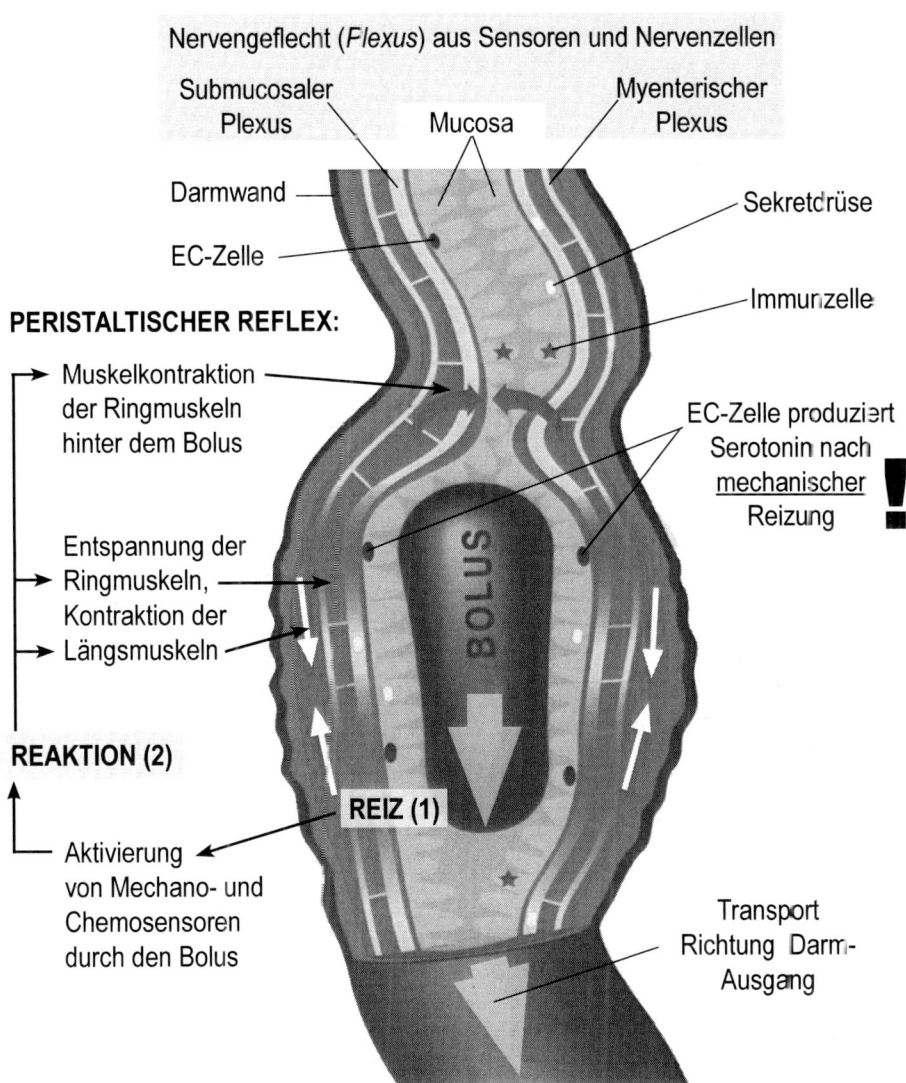

Abb. 3.6: Längsschnitt des Dünndarms mit einem Bissen (griech. *Bolus*), welcher die Schleimhaut (*Mucosa*), so reizt, dass Serotonin in der EC-Zellen gebildet wird. Die eigenständigen Nervengeflechte (*myenterischer* und *submucosaler Plexus*) spielen die Hauptrolle beim Vorwärtstreiben des Darminhaltes (*Peristaltik*). Erläuterungen im Text vorher.
(Quelle: GEO-Magazin Nr. 11 / November 2000, S.146)

- sog. **EC-Zellen**. Dies hat nichts mit ec-Geldautomaten zu tun, sondern das sind die Zellen, die im Darm, lat. *entero*, abgekürzt E, anfärbbar sind, lat. *chromaffin*, Abkürzung C. Diese EC-Zellen spucken kein Geld aus, sondern *Serotonin*. Sie produzieren demnach einen Botenstoff, ein Glückshormon, welches auf die darmeigenen Nervenstränge so wirkt, dass die Längsmuskulatur auf Höhe des Bissens und die Ringmuskulatur hinter dem Bissen anspannt, wodurch der Bissen weiter geschoben wird in Richtung Darmausgang.
- Diese Vorwärtsbewegung im Darm nennt man auch **Peristaltik.** Dieser peristaltische *Reflex*, also der Reflex zur Darmfortbewegung wird aber nur durch mechanische Reizung ausgelöst.
- **Mechanische Reizung** bedeutet im Gegensatz zur chemischen, dass es festes, nicht zerlegtes Material braucht, das nicht zusammenzupressen ist, wie z. B. Ballaststoffe.
- Diese Ballaststoffe bewirken eine bestimmte Festigkeit gegen die die Muskeln pressen können. Das bedeutet, dass der Bissen, der vorbeikommt, Ballaststoffe besitzen muss, um mechanisch zu reizen, also quasi um die EC-Zelle zu „kitzeln", damit sie auch etwas Serotonin ausspuckt. Für uns Menschen bedeutet dies, dass wir möglichst (viel) Ballaststoffe in unserem Essen haben sollten, um nicht Gefahr zu laufen, Serotoninarm und damit depressiv zu werden. Da viele Därme aber nicht mehr an gute, ballaststoffreiche Nahrung gewöhnt sind, sollte man langsam und vorsichtig die Zufuhr der Ballaststoffe in der Nahrung oder in Form von Präparaten steigern. Siehe auch Kap. 5.2 und weiter unten in diesem Kapitel.
- Der **Peristaltische Reflex,** die *Peristaltik,* ist in Abb. 3.6. noch ausführlicher dargestellt: Die Vorwärts- und Verdauungsbewegung des Dünndarms kommt nur durch das Zusammenspiel von Längs- und Ringmuskulatur zustande: sie wird mechanisch und chemisch aus dem Darminneren ausgelöst: Ein **REIZ(1)**, hier der Bissen, löst eine Reaktion an den entsprechenden *Rezeptoren* (Andockstellen) aus und führt über die Nervengeflechte zum *Reflex*, also einer unwillkürlichen, vom Gehirn unabhängigen regelhaft ablaufenden **REAKTION(2)**.

Noch mal zurück zum Glückshormon Serotonin:

➤ Wichtig: Gebildet wird das Glückshormon im <u>Darm</u>.
➤ Es entfaltet seine Wirkung aber auf <u>Nerven:</u> im Darm und nicht nur dort.
➤ Damit wirkt es letztlich auch auf das <u>Gehirn</u> (!) – wenn nämlich genügend Serotonin im Darm gebildet wird, dass es auch im Blut ankommt und nicht nur im Darm-Nervensystem verbraucht wird.
➤ Dann ist auch genügend Serotonin im Blutkreislauf vorhanden und es kann positiv, also antidepressiv auf das Gehirn und damit auch auf unsere Psyche wirken.

Wichtig ist ebenfalls:

➤ Serotonin wird aus drei Aminosäuren (AS) gebildet. Wir erhalten die einzelnen AS aus der Eiweiß-Zerlegung. Wenn aber jemand jetzt mit der Eiweiß-Verdauung im Darm Probleme hat (siehe Stuhlanalyse), dann bekommt dieser Mensch vielleicht gar nicht die Bausteine ins Blut und in den Körper, die für die Bildung des Serotonins benötigt werden. So kann also eine Verdauungs- schwäche auch weitreichende Folgen auf Hormone und Psyche haben.
➤ Wenn Operationen im Darm-Bereich vorlagen, also z. B. die Entnahme eines Dünndarm-Abschnitts, dann kann auch das Fehlen dieses Abschnitts, bzw. seiner EC-Zellen eine Ursache für den Glückshormon-Mangel sein. Das würde bedeuten, dass der Darm <u>mit</u>verantwortlich – nicht alleinverantwortlich – ist für Stimmungslagen, psychische Verfassung, wie z. B. depressive Verstimmungen.

Zu den Hormonen allgemein:
Um Stimmungen zu erzeugen, braucht es immer mehrere Hormone <u>gleichzeitig</u> in bestimmten absoluten Mengen sowie im Verhältnis zu- einander. Das heißt es gibt Gleichgewichtszustände zwischen den jeweiligen Hormonen. Und da sie überall im Blut herumschwimmen, haben sie Einfluss auf die Psyche.

Ebenso gibt es positive oder negative Rückkoppelungen zwischen Hormonen: sie können sich gegenseitig in ihrer Produktion fördern oder stoppen. Daher ist die Stimmung, die Psyche oder auch die Erkrankung an Depressionen nicht nur von der Produktion des Serotonins im Darm allein abhängig. Doch ohne die Darmproduktion haben wir viel weniger von diesem Hormon und damit eine geringere Chance auf eine gute, positive Stimmungslage.

Beispiel aus dem Leben: Wenn ich morgens bloß Toast mit Nuss-Nougat-Creme (Nu..ll. oder Ähnliches) esse, dann habe ich spätestens nach der Abteilung Magen nur noch Zuckerlösung im Darm. Denn der Toast zersetzt sich bereits im Mund: aus der Stärke im Weißmehl wird Zucker und die Nuss-Nougat-Creme besteht zum Großteil auch nur aus Zucker. Fett und Eiweiß, welche auch in der braunen Nuss-Nougat-Creme enthalten sind, bleiben länger im Magen. Das bedeutet: im Darm kommt eigentlich nur Zuckerlösung an. Wo und wie soll denn da bitteschön eine EC-Zelle noch mechanisch gereizt, sprich gekitzelt werden?
Also, das Ergebnis von zu oft und regelmäßig Toast + Nuss-Nougat-Creme:

Merke: Nix mechanische Reizung – nix Serotonin

Siehe Abbildungs-Zitat Abb. 3.6: EC-Zelle produziert Serotonin nach mechanischer Reizung! Das heißt ohne Ballaststoffe hat der Darm nichts zu tun, ist arbeitslos und sieht aus wie ein schlapper Socken:

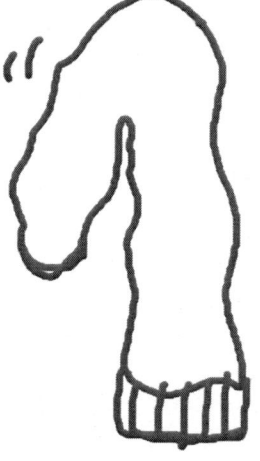

Abb. 3.7: Skizze eines Strumpfes als Analogie
Teil 1:   für einen Darm ohne mechanische Reizung, sprich ohne Ballaststoffe: schlapp, kraftlos, ohne Füllung

106

Wenn wir also über lange Zeiten so wie oben beschrieben frühstücken, wird unser Darm schlapp, arbeitslos, hängt in der Gegend rum, ist lustlos … Dann geht es auf Dauer dem Darm so wie uns Menschen: Wir haben wirklich irgendwann keine Lust mehr, stellen unsere Leistung ein, werden womöglich depressiv.

Und genau das passiert mit Ihrem Darm auch, wenn Sie ihm nicht etwas Ordentliches zu „beißen" geben. Sie wissen bereits aus Kap. 2: Der Darm hat keine Zähne. „Was Ordentliches zu beißen" bedeutet also: Bissen, also Nahrungshappen, welche Füllung, Quellmaterial haben, und somit aufquellen können, also sowohl Wasser als auch Ballaststoffe enthalten, damit sie den Darm mechanisch dehnen und die EC-Zelle mechanisch reizen. Also: Der Ballaststoffanteil in der Nahrung ist das Anti-Depressivum für den Darm.

Merke: Wasser und Quellstoffe sind für Darm und Glück das Wichtigste!

Das bedeutet aber nicht: gleich von heute auf morgen auf die Weißmehlsachen verzichten und nur noch Vollkornmüsli futtern. Das macht kein schlapper, untrainierter Darm mit!

Für Sie, liebe Leser/innen, gilt: vorsichtig und kontinuierlich den Ballaststoffanteil erhöhen, zum Beispiel durch Erhöhung des Anteils an Gemüse. Denn in **Gemüse** vor allem, weniger auch in Obst sind genügend Ballaststoffe enthalten, vor allem wenn ich sie nicht schälen muss! Denn in den Schalen, z. B. bei Kartoffeln, sind Ballaststoffe enthalten, in der Stärkeknolle weniger. Oder wenn ich z. B. eine Rote Beete frisch und jung, also ohne Holz, roh wie einen Apfel essen kann, also mit Schale, nur gewaschen, dann habe ich noch mehr und andere Ballaststoffe, als wenn ich sie schäle.

Da an den Schalen aber oft noch Spritzmittelreste hängen und wir im Supermarkt oft nur dicke, schon ältere, holzige Knollen bekommen, haben viele sich angewöhnt das Gemüse zu schälen. Damit entgeht dem Darm und Ihrer Gesundheit dann aber viel Gutes. Vielleicht wäre es ein Argument für den Kauf von biologisch angebautem Gemüse aus der Region, z. B. auf dem Markt mit lokalen Beschickern oder auf dem nächsten Biohof Ihrer Umgebung?

Eine andere Möglichkeit den Ballaststoffanteil in der Nahrung zu erhöhen: Durch vorsichtiges Zumischen von **Vollkornmehl** zu dem normalen, weißen Auszugsmehl erreiche ich einen guten Darm-Effekt, also: nach und nach Anteil erhöhen. Wenn's zu schnell geht, dann kommt der Darm nicht mit.

Zudem kann ich andere Vollkornprodukte hinzunehmen, wie zum Beispiel Vollkornnudeln, Vollkornreis oder Wildreis. Oder wenn das aus Allergie-Gründen nicht geht, durch Zumischen von speziellen, wasserlöslichen Ballaststoffen zur Nahrung, wie z. B. Inulin (im Reformhaus erhältlich). Hier gibt es im naturheilkundlichen Bereich auch viele gut wirksame Naturprodukte wie z. B. Heilpilze, Nahrungsergänzungsmittel, wie z. B. Zellamare Darm® oder Inulin.

Abb. 3.7 soll Ihnen noch mal anders vor Augen führen, wie die Verhältnisse in einem schlappen Darm, sprich Strumpf sind. Wie sich ein schlapper Socken anfühlt, das kennen Sie. Nun stellen Sie sich den gleichen Strumpf mit Zeitungspapier prall gefüllt vor. – Wie sieht dieser aus?

Richtig, wie ein Darmrohr, das gut gefüllt ist, welches eine Form besitzt, die prall ist. Wenn Sie sich vorstellen, Sie fassen diesen mit Papier gefüllten Strumpf jetzt an, wie fühlt der sich an? Was macht der für ein Geräusch mit der Zeitung drin? JA, er fühlt sich an „wie das pralle Leben", beweglich, flexibel, wie ein gefüllter Schlauch und er knistert und knirscht, wie als wenn gearbeitet wird.

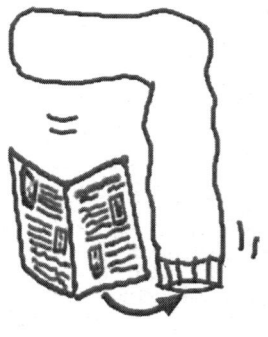

Abb. 3.7:   Skizze eines Strumpfes prall gefüllt mit Zeitung
Teil 2:   als Analogie für einen Darm mit Ballaststoffen:
                mechanische Reizung kann ausgelöst werden.

Das klingt nach Ballaststoffen, in diesem Falle nach Zeitung. Diese ist aus Holzstämmen hergestellt, bestehend aus Cellulose, einem Ballaststoff aus Bäumen, der aber auch in der Karotte oder Rübe vorhanden ist. Cellulose ist der Stoff, warum Rüben so schwer zu beißen sind. Das was so lecker knackt, wenn Sie roh reinbeißen, das, was zu Kauen gibt.

Wenn Sie solche Füllung im Darm haben, findet dann mechanische Reizung statt? JA! Und was wird dann gebildet? Serotonin! D.h. der Darm merkt auf: „Oh, da ist ja Füllung drin, da muss ich ja mal was tun!" und dann bewegt er die Längsmuskeln in die Längsrichtung und die Ringmuskeln zum Abschnüren und – schwupps – funktioniert der Darm putzmunter und bildet am laufenden Band, also quasi „im laufenden Schlauch" Serotonin. Darauf reagieren seine eigenen Nerven sehr gut und wenn genügend Serotonin gebildet wird, kommt selbst im Gehirn genug an. Und vor lauter Glückshormon Serotonin können Sie gar nicht mehr lustlos, antriebslos oder depressiv werden.

Damit will ich nicht sagen, dass Depressionen nicht auch andere Ursachen haben, z. B. spielen Erbanlagen oder seelische Verarbeitungsprozesse eine Rolle, doch der Darm hat einen großen Anteil daran. Denn fehlt dieses Hormon, muss ich mir letztlich Medikamente verschreiben lassen, die den Mangel ausgleichen.

Eine Gruppe von Medikamenten, die bei Depressionen eingesetzt wird, heißt nicht umsonst Serotonin-Wiederaufnahme-Hemmer. Durch diese Medikamente wird erreicht, dass an den Nervenenden das ausgeschüttete Serotonin nicht gleich wieder in die Nervenzellen aufgenommen wird, sondern länger im Spalt zwischen den Nervenzellen bleibt und damit länger seine glückartige Wirkung entfaltet.

Manche von Ihnen kennen vielleicht das Gefühl, wenn sich im Darm „nichts mehr tut", sprich bewegt: die Darmträgheit oder Stillstand. Meine Patienten haben mir immer wieder berichtet, dass sie sich fühlen wie tot. „Der Tod sitzt im Darm". Dieser Satz hat nach wie vor seine Berechtigung. Sie wissen jetzt, was Sie machen können, um zu sagen:

Merke: Die Gesundheit, die Fitness sitzt im Darm!

Mein Tipp: Ballaststoffe langsam „rauffahren", Zuckerzufuhr „runterfahren" – und Ihr Darm wird weder arbeitslos noch erleiden Sie Mangel an Glückshormon Serotonin. Trinken Sie – auch jetzt beim Lesen – noch ein Glas Wasser und essen Sie viel Gemüse und Obst, möglichst naturnah, also frisch und nicht verarbeitet, wo die Industrie Ihnen das Kochen abgenommen hat, und meiden Sie Zucker. Meiden heißt nicht ganz verzichten! In Maßen dürfen Sie ihn genießen, nur eben nicht in Massen! In geringen Mengen ist Zucker noch möglich, ohne Sie oder Ihren Darm schlapp zu machen, (Obst z. B. ist erlaubt).

Apropos Zucker: Schokolade gegen Frust?
Schokoladen-Genuss wird gerne gegen depressive Lagen oder bei Serotoninmangel empfohlen. Das kann aber auch in einen Teufelskreis führen:
Schokolade liefert (Vorstufen zum) Serotonin und hebt die Stimmung, enthält aber keine Ballaststoffe und viel Zucker. Wenn wir aber zu viel und zu oft davon essen, und haben nicht zugleich über die andere Nahrung genügend Ballaststoffe, dann bilden wir selbst immer weniger Serotonin und werden – übertrieben ausgedrückt – abhängig von der Schokolade, bzw. von deren Serotonin-Lieferung.
Viele *Schokophile* (Liebhaber von Schokolade) kennen diesen Kreislauf, daher ist es sinnvoll, die Schokolade immer nur nach dem Verzehr von ballaststoffhaltigem Essen zu genießen und ihre Menge gering zu halten. Zugleich verhindert man damit, dass Hefepilze in unserem Darm zu schnell hochwachsen können. Diese Mikroben wachsen durch Zucker rascher als wir oder unsere Darmbakterien und sie bilden auch Stoffe, die unseren Hormonen ähneln und uns dann irritieren, unsere Gelüste verändern und die Giftstoffe, die sie in den Darm abgeben, belasten unsere Leber.

Also: Wenn schon serotoninhaltige Schoko-Genussmittel, dann vorher oder zugleich ballaststoffhaltige Lebensmittel verzehren, siehe auch Kapitel 5.2. Oder Sie probieren den Leinölquark aus Kapitel 10.6 aus, mit reinem Kakaopulver (wie zum Backen: entölt, ohne Zucker!) vermischt. Das hat schon so manchen Schokophilen vor (zu viel) Schokolade gerettet.

Kleiner Tipp: Vielen hilft schon Rote Beete zu essen statt Schokolade, denn Rote Beete enthält zwar kein Serotonin, aber Eisen, Folsäure und Pantothensäure, deren Mangel auch oft bewirkt, dass wir zur Schokolade greifen. Viel Erfolg!

3.7 Barriere-Funktion des Darms und Immuntraining durch die ortsansässigen Darmbakterien

Die Barriere-Funktion des Darms wird erst dadurch möglich, dass die Darmschleimhaut eine durchgehende Grenzschicht (frz. *Barriere*) bildet, durch welche nur gezielt aufgesogen wird – schlürf. Für jedes „Stöffchen" gibt es an der Darmschleimhaut die passende entsprechende Andockstelle. Diese gibt es nur bei den Darmschleimhautzellen, welche die Nahrung aufsaugen – nennen wir sie mal Nährzellen. Bei der Ernährung unseres Körpers ist das wichtig, um die guten nährstoffreichen und gesunden Dinge aus der vorbeischwimmenden Masse herauszuholen.

Manchmal ahmen Fremdstoffe aber auch diese guten Stoffe nach oder verbinden sich mit ihnen, so dass der Darm sie nicht erkennen kann. Er wird quasi arglistig getäuscht oder überlistet und dann kommt das Gift doch in den Körper hinein. Stellen Sie sich nur mal vor, das ganze Ungebräuchliche würde sich wie auf einer Müllkippe ansammeln und wir würden das lebenslang mit uns herumtragen. Zum Glück gibt es Entgiftungsmechanismen und der Darm trägt einen Großteil dazu bei (Kap. 3.9).

Gleichzeitig sitzen in der gleichen Fläche, in der die Nährzellen sitzen in regelmäßigem Abstand Immunzellen, sog. M-Zellen, die lernen und unterscheiden können, was körpereigen und was fremd ist. Diese Gebilde wurden von einem Herrn Peyer anatomisch entdeckt und treten, optisch betrachtet, in Flecken (frz. *Plaques*) auf, so dass man diese Strukturen *Peyer-Plaques* nennt. Diese Gebilde sind vor allem in den Regionen des Darms gefragt, in denen die Nahrung aufgenommen wird, also im Dünndarm. Da hier im Darm so enorm viel an Außenmaterial anfällt (aus der Nahrung, den Getränken, aus der Luft, über die Nasenschleimhäute, deren Schleim wir nachts dann wieder abschlucken und der dann auch im Darm landet), konzentriert sich hier auch die Hauptmasse an Immunzellen. So weiß man, dass 70 - 80 % der Immunzellen des Körpers permanent im Darm sitzen und nur 20 - 30 % im Körper unterwegs sind in Blut und Lymphflüssigkeit.

Nun sitzen da nicht immer dieselben Immunzellen und bewegen sich nicht, sondern sie lernen etwas im Darm, wandern dann wieder im Körper herum und kommen wieder zurück in den Darm. Wie das genau funktioniert, steht im nächsten Unterkapitel (Kap. 3.7.1). Doch was hier ganz wichtig ist zu erwähnen, ist die Tatsache, dass unser Immunsystem nur deswegen lernen kann und so gut funktioniert, weil wir gute „hauseigene Untermieter", unsere guten Darmbakterien haben! Je besser wir also mit den richtigen Darmbakterien versorgt sind, desto besser geht es uns, da im günstigen Fall unser Immunsystem „lebenslang die Schulbank drückt", also dauerhaft trainiert wird und wir somit fit bleiben. Dieser Zusammenhang ist in Abb. 3.9 dargestellt.

Merke: Unsere Darmbakterien sind unsere Immuntrainer!

Ohne diese guten Darmbakterien würden wir sehr schnell sterben, wie in Kapitel 1 bereits erwähnt und wie man an sog. *Gnotobioten* herausgefunden hat. Gnotobioten sind Lebewesen (Säugetiere) mit sterilem Darm.

So unwahrscheinlich und für manche Ohren lächerlich es klingt: Wir sind als Menschen von unseren Darmbakterien abhängig! Wenn letztere gute Immuntrainer sind, das heißt, wenn die richtigen Bakterien zur richtigen Entwicklungszeit und dann lebenslang in der für uns wichtigen Anzahl vorhanden sind, dann lernen unsere Immunzellen wie sie „böse" Viren, Bakterien, Pilze, Parasiten abwehren, egal auf welcher Oberfläche unseres Körpers diese ankommen. Dies sehen Sie in Kap. 3.7.1.

Wenn die guten, wichtigen Bakterien phasenweise oder ganz in unserem Darm oder in unserem Leben fehlen, dann liegen die Immunzellen „quasi auf der faulen Haut, tun nix, langweilen sich, wissen nix, haben keine Ahnung, was sie machen sollen". Wenn dann etwas zum Abwehren vorbeikommt, können wir uns wegen mangelnder Immunzellen nicht richtig wehren und wir werden krank.

Es ist also tatsächlich vergleichbar mit unserer körperlichen, sportlichen Fitness. Daher auch der für manche auf den ersten Blick etwas vermessen klingende Buchtitel „Darm-Fitness". Und daher auch wirklich mit Fug und Recht die Behauptung, dass wir ohne einen funktionstüchtigen Darm, ohne unsere Bakterien, krank werden und er das Zentrum unserer Gesundheit ist, die Wurzel unseres gesunden Lebens.

Die Auswahl- und Abwehrfähigkeit unseres Darms bestimmt also langfristig darüber ob und wie gut wir leben. Und wie viele Lebensqualitäts-Einschränkungen es gibt, wissen Sie selbst oder sehen Sie in Kapitel 4, die alle über kurz oder lang mit dem Darm zusammenhängen. Das Wissen darum ist leider noch nicht sehr weit verbreitet und viele Menschen leiden lange bis Sie auf den Zusammenhang zum Darm kommen. Das war Motivation genug, dieses Buch auch neben der Praxistätigkeit und allen Widrigkeiten zum Trotz zu schreiben und herauszubringen.

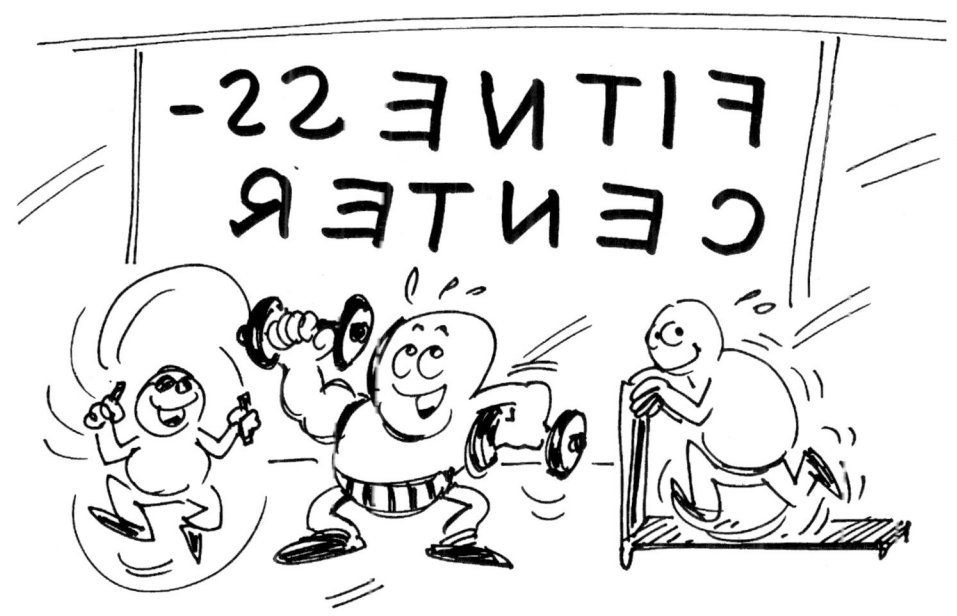

3.7.1 Wie die Schleimhäute zusammenhängen

Um die genauen Verhältnisse an der Darmschleimhaut und an den mit ihr zusammenhängenden Schleimhäuten klar zu machen, zeige ich Ihnen folgende Abbildung. Menschen aus meinem Darm-Vortrag erinnern sich bestimmt an <u>die</u> grüne Folie. Sie ist leichter zu verstehen als man auf den ersten Blick denkt:

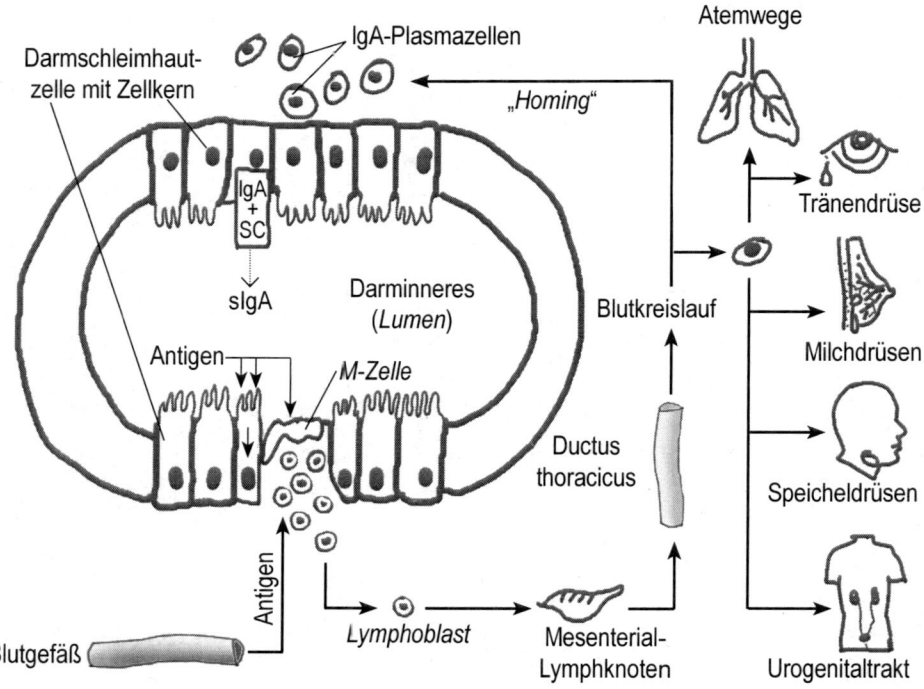

Abb. 3.8: Immunologische Vernetzung der Schleimhäute: Erklärungen im Text („die grüne Folie" im Vortrag);
(Quelle: Beckmann, Rüffer „Mikroökologie des Darms")

Im oberen linken Teil der Abbildung sehen Sie unser Darmrohr als ein quer geschnittenes ovales Gebilde schematisch dargestellt. Die Darmschleimhaut, also die Zellschicht, welche die Nahrung aus dem Darminneren aufsaugt, – schlürf – kennen Sie schon aus Kapitel 1.

Im „Rohr", im Darminneren (*Lumen*), befindet sich wiederum unser Gemisch aus guten Heimbewohnern, Untermietern (nützlichen Bakterien), Nahrungsbrei (nützliche Energie, sprich Nahrung) und Bösewichtern („böse" Bakterien, „böse" Pilze etc.).

Aus diesem Gemisch heraus müssen jetzt unsere Immunzellen, die sog. *M-Zellen* die *Antigene* herausfinden, die für uns schlecht sind, welche also abgewehrt, eliminiert werden müssen. Das heißt, diese M-Zelle muss unterscheiden:
Was ist gut? Was ist böse? Was wird toleriert, soll geduldet werden, was gehört eliminiert, soll zerstört werden? Das machen diese M-Zellen den lieben langen Tag, alle 24 Stunden, auch jetzt gerade, wo Sie lesen; und das machen 80 % Ihrer Immun-Zellen im Darm den ganzen Tag.

Mit den Informationen, welche die M-Zelle aufgenommen hat, entsteht ein Programm, welches lautet: „Wie reagiere ich auf etwas?"
Also: Wie reagiere ich als M-Zelle und damit als Immunsystem, als Körper, als Mensch auf Fremdes, wie auf Eigenes, wie auf Nahrung, Pollen, Pilze, Bakterien etc.? Ich nenne es mal „Abwehrprogramm". Dieses Programm wird jetzt kopiert – wie früher auf eine Diskette, CD, DVD, heute eher auf einen USB-Stick – und wird von den auswandernden Immunzellen im ganzen Körper verteilt. Die Immunzellen (*Lymphoblasten*), die sich gerade in der Peripherie, also nicht im Darm, sondern in irgendwelchen anderen Organen und Strukturen befinden, machen die restlichen 20 % der Gesamtmenge der Immun-/Lymphzellen aus. Dieses Ausschwärmen, wie bei einem Ameisenhaufen, geschieht über die Lymphkanäle. Diese Immunzellen wandern über die Lymphe aus, informieren die Lymphknoten und Lymphorgane, wie z. B. die Milz. Sie gelangen über einen großen Lymphkanal, den *Ductus thoracicus* (Milchbrustgang) schließlich im linken Venenwinkel ins Blut und von dort aus überall hin, durch den ganzen Körper.

Dieses im Darm „trainierte" Abwehrprogramm wird nun per USB-Stick, also per Lymph-Immunzellen, weitergetragen auf andere Rechner-Außen-Stationen, sprich Haut und Schleimhaut; und zwar auf jede Schleimhaut, siehe rechter Abbildungsteil in Abb. 3.8:

- Atemwege, Bronchien,
- Tränendrüse,
- Hals- / Rachenraum,
- Speicheldrüsen,
- Urogenitaltrakt (Blase, Scheide etc.),
- Haut (nicht in der Abbildung enthalten, aber für die Zusammenhänge zwischen dem Darm und Hauterscheinungen, wie Ekzeme, Neurodermitis oder Psoriasis gut zu wissen).

Das bedeutet: Die Abwehrfähigkeit oder Immunreaktion wird

> im Darm trainiert, aber auf den Bronchien bzw. auf deren Schleimhaut als Programm ausgeführt.
> Oder im Harntrakt wird vom Programm ein „Bösewicht" erkannt, da heißt es dann: „Gefährlicher Eindringling", „sofort Antikörper ausschütten und eliminieren!" und später wird diese Reaktion an den Darm rückgemeldet: Siehe Pfeil mit „Homing" in der Abbildung 3.8, was soviel heißt wie: die Immunzellen kommen „nach Hause" in den Darm und berichten von der „Front", also von ihrem Wirkungsort außerhalb des Darms. (IgA bedeutet Immunglobulin der Gruppe A und sc steht für engl. secretory chain, was so viel bedeutet, dass eine Sicherheitskette das IgA vor Verdauung schützt.)

Wenn das Programm so gut ist, dass dieser Abwehrprozess reibungslos gut funktioniert, dann werden Sie nicht krank. Die Abwehr ist in Ordnung, Ihr Immunsystem funktioniert einwandfrei, Ihre Fitness ist gut: Ihre Darmfitness ist gut trainiert.

Merke: Darm-Fitness top => Gesamt-Fitness top
Oder: Darmfit ist der Hit

Wer aber beispielsweise mit allergischem Asthma (Bezug zu Abb. 3.8: das Lungensymbol) zu kämpfen hat, dessen Abwehrprogramm ist überschießend:
Das heißt, es wird permanent etwas abgewehrt, was ansich harmlos ist.

Die Ursache dafür liegt im Darm – auch wenn es noch so unwahrscheinlich klingt: Im Darm wurde ein falsches Training absolviert. Dadurch wurden Staubpartikel als feindlich eingestuft, ein Programm „Staubpartikel bekämpfen" wurde geschaffen und – schwupps – tobt auf der Bronchialschleimhaut der Abwehrkampf gegen Staubpartikel.

Genau das gleiche geschieht bei den Augen (siehe Augensymbol in Abb. 3.8):
Wenn jemand ein Programm in der Tränenflüssigkeit laufen hat, das lautet: „Birkenpollen abwehren", dann juckt er sich in den Augen und reibt diese, sobald Birkenpollen in die Tränenflüssigkeit geraten, also z. B. im Frühjahr. Das heißt, laut Programm werden auf einmal mehr Antikörper gebildet als eigentlich notwendig sind.

> Das Schöne an einer bestimmten Darmtherapie mit Mitteln wie Immunstöffchen, guten Bakterien, bestimmten Nahrungs- oder Bakterienextrakten ist, dass ich diese überschießende Immunantwort wieder dämpfen und die Toleranz gegenüber harmlosen Sachen wieder herstellen kann.

In der Folge reagiert der Betroffene dann in den Bronchien oder an der Tränendrüse nicht mehr über, sondern gemäßigt, angepasst, entsprechend normal. Das Ganze ist also ein Kreislauf, denn von den „Computer-Außenstellen" Lunge, Auge, Harntrakt, Vaginaltrakt werden auch immer wieder Zellen mit Programmkopien zurück in den Darm geschickt, um sich neu trainieren zu lassen. Diese Rückkehr der Immunzellen nach Hause in den Darm heißt *Homing*, siehe Abb. 3.8.

Nach einer angenommenen Regenerationszeit der Darmzellen von 100 Tagen wären dann – statistisch gesehen – alle Darmzellen einmal ausgetauscht worden. Dann wären während der so lange andauernden oralen Therapie die Verhältnisse im Darm neu, anders. Das heißt: Das Trainingsprogramm, welches nun gelehrt wird, hat sich gewandelt, die Darmfitness ist verbessert und die Reaktion auf den Schleimhäuten ist nicht mehr überschießend. Wir können uns die Immunzellen, die ausschwärmen also wirklich wie Schüler vorstellen, welche die Schulbank drücken, siehe Abb. 3.9:

Die Lehrer (unsere guten Hausbewohner-Bakterien) befinden sich im Darm (im Darmklassenzimmer, s. Teil 1 der Abb. 3.9) und bringen ihren Schülern (Immunzellen) etwas bei. Dabei verhalten sie sich wie Trainer, da das Gelernte später praktisch umgesetzt wird und die Schüler, die Immunzellen, ja auch körperlich mit ihrem Zellkörper reagieren. Wenn die Lektion beendet ist, stürmen die Schüler aus dem Gebäude der Darmschule (Teil 2 der Abb. 3.9), d.h. die Immunzellen schwärmen aus in andere Organe, vor allem auf Organ-/Körper-Oberflächen wie Haut und Schleimhaut. Sie haben alle ihr Programm auf CD dabei, spielen es dann aber erst ab, wenn es auch gefragt ist, z. B. zur Abwehr eines Pilzes auf der Haut (hier nicht gezeichnet).

Das Wort **Fitness** ist in diesem Fall wirklich ganz gut, denn der Trainingszustand des Immunsystems kann verschiedene Stufen annehmen, so wie auch die körperliche Fitness von „Couch-Potato" bzw. „fauler Sack" bis Marathonläufer oder Body-Builder reicht und es diverse Zwischenstufen gibt, so kann auch Ihr Immunsystem verschiedene Stufen an Abwehrfähigkeit oder an überschießendem Potential besitzen.

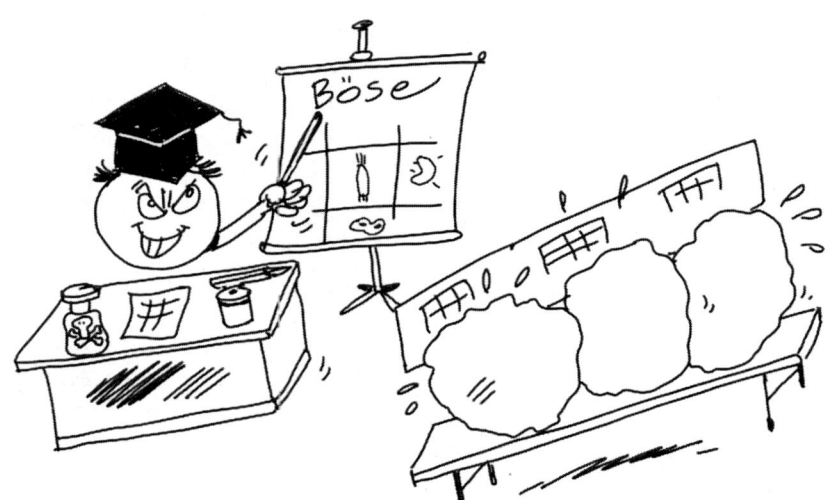

Abb. 3.9: Training der Abwehrzellen in der Darmschule:
Teil 1: Die Schüler / Immunzellen werden zuhause im Darm durch die Bakterien (Trainer, Lehrer) trainiert: Die Immunzellen drücken die Schulbank

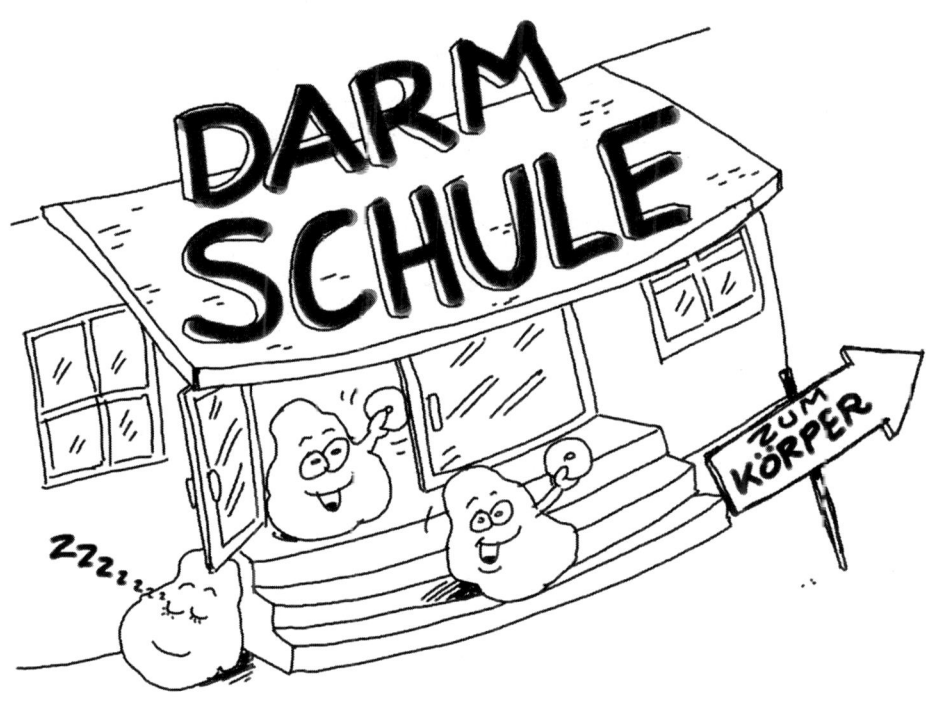

Abb. 3.9: Training der Abwehrzellen in der Darmschule:
Teil 2: Ausschwärmen der Schüler / Immunzellen aus dem Darm in den Körper
(Skizzen: D. Wittenschläger)

Der umgekehrte Fall liegt vor, d.h. mein Immunsystem ist zu wenig fit, wenn ich z. B. dauernd mit grippalen Infekten, Blasenentzündungen, Nasen-Nebenhöhlen- oder Mandelentzündungen bzw. Scheiden-infektionen zu tun habe. Das ganze Geschehen spielt sich an den Schleimhäuten ab und stellt meist eine Entzündungsreaktion dar. Diese ganzen Schleimhäute bekommen ihre Informationen nicht einfach aus der Luft, sondern übers Blut, von diesen tollen „Programmzellen" (Lymphoblasten aus Abb. 3.8), die im Darm trainiert wurden und über Lymphe und Blut ausgewandert sind und an der entsprechenden Schleimhaut eine Bleibe gefunden haben.

> **Fazit**: Permanente Entzündungen – egal wo, ob auf Haut oder Schleimhaut – bedeuten: „Ich sollte meine Darmfitness verbessern", um die Entzündungsneigung zu lindern. Hier beziehe ich alle Geschehnisse an der Haut ganz bewusst mit ein.

Mancher Patient ist sehr erstaunt, wenn er mit Ausschlag auf der Haut zu tun hat oder mit Nasenproblemen und ich sage: „Ja, da sollten wir mal eine Stuhlanalyse und eine entsprechende Darm-Kur machen." „Nee, meine Verdauung klappt gut und mit dem Darm ist alles in Ordnung." Das würden Sie jetzt <u>nicht</u> mehr antworten, oder?

Merke: Der Darm ist nicht nur Verdauungsorgan, sondern vor allem auch Immunorgan.

Und wie Sie bestimmt schon richtig erraten haben, gibt es bestimmte Immunparameter, die ich aus dem Stuhl heraus messen / untersuchen kann, die mir Auskunft über die Darmfitness und das sog. *Darm-assoziierte Immunsystem* geben (von mir mal *Dassi* genannt, engl. GALT: *gut associated lymphoid tissue*, von *gut* engl. Darm).
Ich denke, ich brauche mich nicht zu wiederholen, wenn Sie vorne angefangen haben zu lesen und nicht hier hinein gesprungen sind, falls doch nötig: die Stuhlanalyse (s. Kap. 6.1) bringt Klärung woran es liegt, dass Ihr Immunsystem so oder so reagiert.

Zum Abschluss dieses zentralen Kapitels seien noch drei Phänomene besprochen, die Bezug zum Zusammenspiel von Darm und Immunsystem haben:

A) Wenn jemand unter ständigen Räuspern oder Hüsteln leidet, wird überschießend zu viel Schleim an der Schleimhaut der Mandeln, einem Immun- und Lymphorgan, und des Rachens produziert. Dies ist wiederum eine Schleimhaut... Sie könnten jetzt auf eine Idee kommen: Hängt diese Schleimhaut auch mit dem Darm zusammen? Jawohl! Diese Hüstelei und Räusperei kann ein Hinweis auf eine Fehlfunktion des Immunsystems bzw. auf einen schlechten Trainingszustand der Darm-Immunzellen und somit auch der Darmschleimhaut sein. Die Praxiserfahrung zeigt: mit Hilfe einer an den Stuhlbefund angepassten, entsprechenden Darm-Aufbaukur oder auch einer Immun-Behandlung verschwindet auf einmal der überflüssige Schleim! So mancher Konzertbesucher hat sich schon gefreut über diese wundersame Wandlung.

B) Wir haben oben von den Immun-Abwehr-Programmen gesprochen, die aus einem „Rundlauf" von Immunzellen zwischen Darm und (Schleim-)Hautoberflächen des Körpers resultieren. Sie sehen in Abb. 3.8 im rechten Teil auch das Milchdrüsensymbol. Dies soll anzeigen, dass diese Immuninformationen auch per Immunstöffchen über die Brust der Mutter, also vor allem beim Stillen an das Kind weitergegeben werden! Die Weitergabe solcher Immun-Abwehr-Programme über die Muttermilch ans Kind ist schon bekannt, deshalb ist Stillen fürs Kind ja so gesund. Aber dass <u>über</u> die Mutter auch das Kind hinreichend therapiert werden kann, wenn es Muttermilch bekommt, und dadurch z. B. eine Allergieneigung stark gesenkt werden kann, das ist noch nicht hinreichend bekannt. Wir haben in der Praxis aber schon gute Erfahrungen damit gesammelt, dass wir die Mutter über den Darm und die Nahrung behandeln und das Kind profitiert davon, indem es beispielsweise weniger allergisch reagiert oder weniger Verstopfung oder Durchfall hat.

C) Auch Drei-Monats-Koliken lassen sich sehr gut auf diese Weise positiv beeinflussen. Ebenso ist die Erstmilch, die alle Schutzstoffe fürs Neugeborene enthält, gereinigt und aufbereitet in Apotheken als Serum oder Kapseln erhältlich. Diese Präparate heißen meist Colostrum. Somit kann man Neugeborene, die nicht gestillt werden konnten oder, die keine Erstmilch aus anderen Gründen erhielten, mit diesen Präparaten schützen. Auch bei Kleinkindern und Erwachsenen sind sie zur Abwehr von viralen Infekten ein sehr probates Mittel.

Doch hier sei auf entsprechende Vorträge oder evtl. ein weiteres Buch verwiesen.

3.7.2 Darmschleimhautgeschehen, Darmquerschnitt, kleine Haie

Sie sehen hier einen Querschnitt durch unseren Darm, der sehr plakativ gehalten ist:

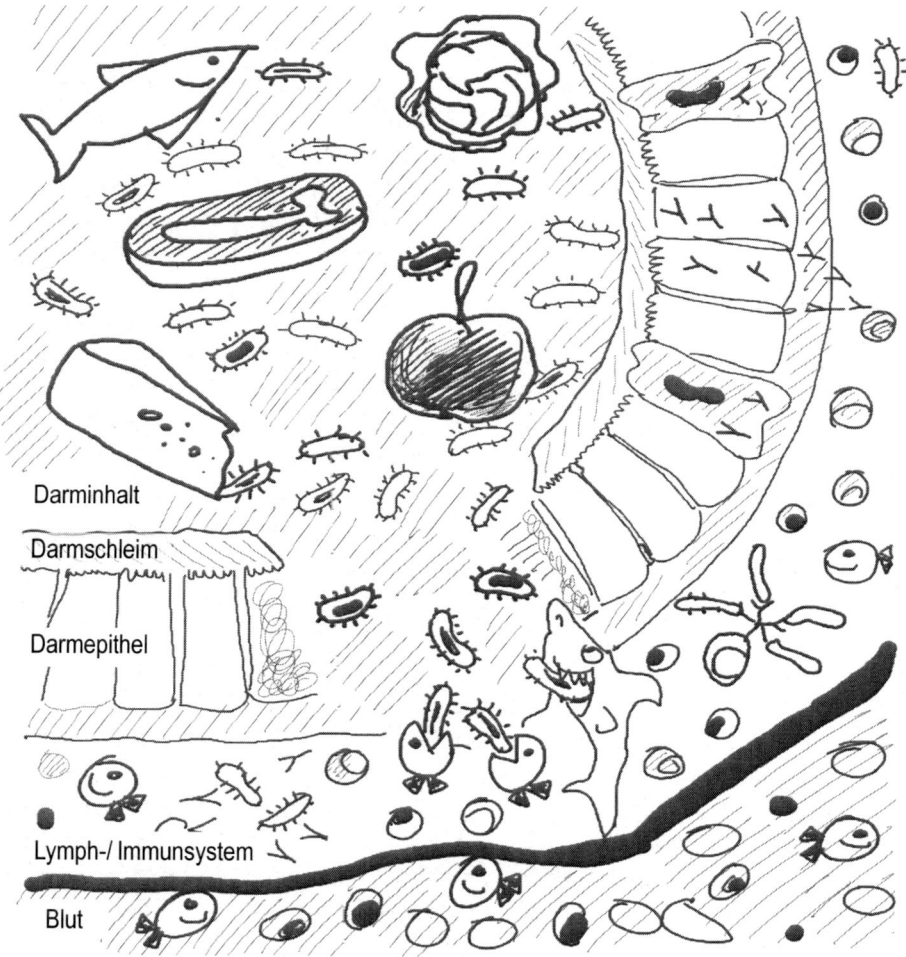

Abb. 3.10: Was passiert beim Durchbrechen der Darmschleimhaut, z. B. bei chronischen Entzündungen, die sich „durchfressen" durch die Darmwand? (Quelle: Labor Vitalan)

Von innen nach außen betrachtet:

Der **Darminhalt** (siehe entsprechenden Bereich der Abb. 3.10) enthält hier die Nahrung und Bakterien, unsere Heimbewohner und Fremde. Die Nahrung sieht in diesem Darmabschnitt natürlich nicht mehr so schön appetitlich wie gezeichnet aus, denn Sie haben ja bereits gekaut, eingespeichelt und geschluckt und im Magen fand bereits die Eiweißfällung statt. Es ist in Wirklichkeit Nahrungsbrei. Es sind zwei Sorten von **Bakterien** gezeichnet, die exemplarisch für verschiedene Sorten stehen, da wir Farben im Schwarz-Weiß-Druck nicht erkennen können:

bohnenförmige Gebilde mit kleinen senkrecht abstehenden Strichlein, welche

a) weiter nichts enthalten und
b) ein kleines, bohnenförmiges, dunkles Gebilde enthalten.

Zur Orientierung, wo sich welche Stoffe und Zellen aufhalten, st die Zeichnung jedoch ganz gut geeignet und Sie können die verschiedenen Schichten erkennen:

Ganz innen der **Darminhalt**, an welchen sich eine als **Darmschleim** bezeichnete Schicht anschließt, welche wiederum auf Zellen mit Fingerchen aufliegt. Dies sollen die Darmschleimhautzellen sein, welche eine Schicht bilden, die hier als **Darmepithel**, also Darmschleimhaut bezeichnet ist. Die Fingerchen an den Darmschleimhautzellen sind die **fingerförmigen Fortsätze**, die *Mikrovilli*, an denen das Aufsaugen der Nahrung in flüssiger Form stattfindet – „schlürf". Sie kennen Sie aus Kap. 1.2.3 und Abb. 1.8. Sie gehören zu den Nährzellen.

Zu jenen guten **Darmschleimhautzellen**, welche die Nahrung über diese Barriere aus dem Darminneren aufsaugen und ins Blut oder die Lymphe weiterleiten. Die **Lymphe** ist die anschließend gezeichnete Schicht und ist hier hell farblos mit einigen darin befindlichen (Lymph-) Zellen abgebildet. Anschließend ist das **Blut** hier rechts schraffiert gezeichnet. Die rundlichen Gebilde stehen für unterschiedliche Formen und Arten von (roten) Blutzellen, welche durch eine dicke schwarze Linie, die Aderwand, von der hellen Lymphe abgetrennt ist. Erst wenn die Nahrungsbestandteile hier im Blut angekommen sind, sind sie unser Eigentum und wir können uns damit versorgen, Neues aufbauen oder Defektes reparieren.

Innerhalb der Schicht der Darmepithelzellen sehen Sie alle paar Zellen eine dunkler gefärbte nicht so eckige Zelle mit Y-förmigen und bohnenförmigem Gebilde, allerdings ohne Fingerchen zum Darminhalt hin: Das ist unser Immunzellen-Sammelpunkt, die **M-Zelle** (s. auch Abb. 3.8). Diese haben wir alle paar Millimeter in unserem Dünndarm-Schlauch, also über gut 6 m haben wir Millionen von immunkompetenten Zellen, also Zellen, die für unser **Immunsystem im Darm** verantwortlich sind. Sie stehen oft zusammen und sehen anatomisch betrachtet aus wie Placken, wie Plaques bzw. *Peyer-Plaques* genannt.

Sie sehen in diesen Zellen Y-förmige Gebilde. Diese Ypsilons sind bestimmte **Antikörper**, die in dieser Form nur im Darm gebildet werden. Sie heißen *sekretorisches Immunglobulin A*, kurz *sIgA*. Diese Antikörper halten sich im Schleim und im Darmrohr auf. Dieses sIgA ist z. B. ein Faktor, den ich aus dem Stuhl heraus messen kann. Zum besseren Merken: einfach Ypsilons.
Diese Ypsilons stellen einen **Immunschutz** in unserem Darm dar, der wie ein Schutzanstrich funktioniert. Sie helfen uns beispielsweise zu erkennen, ob es sich bei den Bakterien um gute, nützliche „Heimbewohner" (s. Kap. 1) handelt, die dort wohnen dürfen und uns mit wichtigen Stoffen versorgen oder um „Bösewichter", die bitte tunlichst draußen im Darmrohr verbleiben und ggf. abgewehrt werden sollten. Abhängig davon, wie gut Ihre Ypsilons trainiert sind und sinnvoll reagieren, so gut ist auch Ihr Immunsystem in anderen Bereichen des Körpers. Denn hier wird gelernt, was ist gut, was ist böse, was darf rein, was muss draußen bleiben, was muss ich abwehren, was toleriere ich als Darm, als Körper, als Mensch: Die sogenannte **orale Toleranz**. Sie sehen: Toleranz ist nicht nur ein Thema in unserer Gesellschaft, sondern auch in unserem Darm.

Auch deshalb rede ich von **Darmfitness**: denn diese **M-Zellen** sind lernfähig. Sind sie gut trainiert und **fit**, dann können Sie als Mensch Infekte abwehren und Nahrung tolerieren. Sind diese Zellen aber nicht so gut trainiert oder fit, dann wehren Sie als Mensch mit diesen Zellen Infekte nur schlecht oder gar nicht ab. Das bedeutet: Sie haben eine **Abwehrschwäche**, sind oft erkältet oder oft krank.

Die andere Möglichkeit ist die, dass diese Zellen überreagieren, also Harmloses wie Pollen oder bestimmte Nahrungsmittel abwehren, was Sie eigentlich tolerieren sollten. Wenn letzteres der Fall ist, dann sind Sie **allergisch** gegen irgendetwas.

Wenn Sie die Reihe aus Darmschleimhautzellen genauer betrachten, dann finden Sie zwischen denen eine **Kittsubstanz**, die hier hell bis weißlich zwischen den Zellen des Darmepithels gezeichnet ist.

Was man an dieser Zeichnung sehr gut erkennen kann – wenn auch sehr vereinfacht und plakativ dargestellt – das sind die Vorgänge, wenn wir einen *chronisch entzündlichen Darm (CED)* haben: Schlimmstenfalls kommt es wie hier zu Rissen / Löchern im Darm, die sich ähnlich wie auf der Außenhaut verhalten:

Erst gibt es einen Ratscher und die Stelle wird rot, heiß, dick und wässert womöglich, vielleicht blutet sie sogar und der Körper versucht diese Wunde wieder zu verschließen. Doch jetzt ist diese wunde Stelle ja nicht wie bei der Außenhaut an der frischen Luft und es kommt ein Pflaster drauf. Nein, hier im Darm kommt ja permanent wieder Nahrungsbrei und Bakterienmasse vorbei und schmiert sich immer wieder und weiter in die Wunde. Der Schutzschleim ist schon lange nicht mehr da und zunächst waren die Zellen nur rot, halt entzündet, wie die vierte von links in der Reihe von Zellen, die mit „Darmepithel" beschriftet ist, welche etwas rundlich schattiert ist. Diese Zelle ist quasi rot und entzündet.

Wenn es nicht gelingt, den **Schleimhaut-Schutz** wieder aufzubauen, dann kommt es zu Löchern in der Darmwand. Blut – mit Blutzellen und einem Eiweiß, das Serum-Albumin heißt und im Stuhl nachweisbar ist – tritt immer wieder ins Darminnere aus und die Abwehrzellen auf der Körperinnenseite werden zu „**kleinen Haien**" (s. Hai-förmige Zelle rechts-/mitte-unten in Abb. 3.10); Haie sind „blutrünstig", werden also von Blut angelockt und „riechen" Blut über weite Entfernungen. So werden auch unsere Immunzellen angelockt und mutieren von normal arbeitenden M-Zellen unter blutigen Bedingungen zu kleinen „Monster-Haien", die aber nur unser Bestes wollen: sie fressen alles weg, was nicht ins Körperinnere darf.

Das bedeutet: Sie fressen permanent Bakterien und Darminhalt, der in das Körperinnere oder ins Blut gar nicht gehört, werden aber dieser Masse nicht mehr Herr. Daher sind die Menschen, die an **chronisch entzündlichen Darmerkrankungen** (*CED*) leiden, wie *Morbus Crohn* oder *Colitis ulcerosa* permanent müde, ausgepowert, schlapp. Sie bekommen Schübe an Durchfällen, da der Darm versucht, diese Massen, die nach innen drücken, möglichst schnell hinauszubefördern. Da herrscht an der Darmschleimhaut leider ein richtiger Kampf. Unsere ganze Armee an Immunzellen befindet sich im Schlachtfeld Darm und sie kämpfen und kämpfen... Und ich kann als betroffener Körper gar keine Armee mehr abstellen auf irgendwelche anderen Schauplätze.

...und wenn sie nicht gestorben sind, dann kämpfen sie noch heute.

Die meisten *CED*-Patienten kämpfen leider wirklich ihr Leben lang, wenn nicht noch sinnvoll naturheilkundlich ergänzt oder begleitet wird. Doch es gibt gute begleitende Maßnahmen, die in speziellen Kliniken oder auch ambulant erlernt werden können. Beispielsweise kann eine dauerhafte **Leinsamensuppen**-Kur (s. Kap. 5.5 und Kap. 10.1.) beständig Reparaturstoffe für die Darmschleimhaut und damit für's Wohlbefinden liefern.

Hierzu ein Beispiel aus dem Praxisalltag:
Ein von CED Betroffener bereitet sich jetzt seit 2004 diese Leinsamensuppe jeden Tag frisch zu, weil er merkt, wie gut sie ihm tut und was sich verschlechtert, wenn er einmal nicht dazu kommt, sie zuzubereiten. Wenn er sie nutzt, dann fühlt er sich im Bauch wohl, hat Kraft und Energie und kann ganz normal seiner Arbeit nachgehen, wenn nicht, kränkelt er so stark, dass er nicht arbeiten kann. Das Rezept finden Sie im Kapitel 10.1.

Sie können sich jedoch vielleicht vorstellen, dass es bei chronischen Prozessen oft mehr braucht als einen Schleimhautaufbau.
In unserer bereits angesprochenen speziellen Stuhlanalyse (Details in Kap. 6.1) können wir messen, ob der **Schutzanstrich** für die Darm-

Schleimhaut gefährdet ist und die **Entzündungsmarker** bereits ein hohes Maß erreicht haben. Dies wäre ein Indikator z. B. für Art und Ausmaß der Entzündung und welche Immun- oder Blutzellen daran beteiligt sind. Dementsprechend können wir bei rechtzeitig vorbeugender Analyse eine **Ausweitung** von einer akuten – vielleicht kaum spürbaren Symptomatik – **zu einer chronisch entzündlichen Erkrankung verhindern** und eine passende Therapie verordnen

Also bitte nicht warten, sondern vorsorgen und Begleitung suchen! Und noch etwas: Der Darm ist ein **träges Organ**. Wie Sie in Kap. 1 gelernt haben, ist er sehr lang, innen aufgefaltet und besitzt eine sehr große Fläche. Bis Sie den gesamten Darm von oben bis unten „repariert" haben, dauert es also seine Zeit. Bis alle Zellen einmal ausgetauscht sind, braucht es – statistisch gesehen – mindestens hundert Tage! Das heißt, alles was Sie ändern und dem Darm Gutes tun, können Sie im Grunde erst nach gut drei Monaten beurteilen. Erwarten Sie also bitte nicht, dass z. B. nach zwei Wochen Leinsamensuppen-Kur, alles wieder in Ordnung ist.
Es bedeutet nur: Wenn Sie heute etwas ändern, dann sollten Sie das auch drei Monate durchhalten (können), bis Sie die Wirkung überhaupt beurteilen können. Doch das Regelmäßige über den längeren Zeitraum zahlt sich aus! Denn erst dann sind alle Zellen unter diesen neuen Bedingungen einmal neu gebildet worden. Und erst in seiner Gesamtheit, wenn alle Zellen neu trainiert oder repariert sind, kann der Darm entsprechend anders reagieren. Der Darm ist also eher ein Langsam-Organ, wie eine Schnecke – im Gegensatz z. B. zum Herzen, das sehr schnell auf Veränderungen reagiert.
Doch auch Schnecken kommen ans Ziel!

3.8 Rückgewinnung von Gallenbestandteilen, Recycling 2

Sie fragen sich bestimmt schon, ob der Darm nicht wirklich ein Tausendsassa ist. Jetzt sind wir schon beim zweiten Recycling und immer noch nicht am Ende der Aufgabenliste. Doch es ist wirklich ein wunderbares oder wunderliches Organ!

Im Zwölffingerdarm haben wir ja die Galle zur *Emulgation* der Fette gebraucht (Kap. 2.3.1). Sie hat uns gute Dienste geleistet und dazu beigetragen, dass wir – schlürf – die Fette in Wasser gelöst aufsaugen konnten. Die Gallenbestandteile selbst, wie z. B. Gallenfarbstoffe und Gallensäuren, wurden beim „Fettaufsaugen" nicht aufgenommen. Diese Reste wandern nun weiter mit dem Darminhalt durch den Darm und passieren den Leerdarm und den Krummdarm, um dann gegen Ende dieses Abschnitts (dem sog. *terminalen Ileum*) auf spezialisierte Schleimhautzellen zu treffen, die extra dafür gemacht sind, die Gallensäuren wieder aufzunehmen.

Die Gallenfarbstoffe wandern weiter in den Dickdarm und werden von den dort ansässigen Bakterien umgewandelt, was dazu führt dass unsere Ausscheidungsmasse schließlich bräunlich gefärbt ist. Die ursprünglich grünliche Färbung des Gallensaftes ist also dafür zuständig. Das bedeutet aber auch im Umkehrschluss, dass man bei zu heller Färbung des Stuhlgangs „hellhörig" werden sollte und ggf. mittels Stuhlanalyse die Verdauungsrückstände, die Gallensäuren und biochemisch die Reste von Fett und Stickstoff messen lassen sollte, um einen schwachen bzw. mangelnden Gallefluss im Stuhlgang herauszufinden. Jetzt wissen Sie jedenfalls auch, warum „das, was hinten rauskommt" braun ist.

Doch zurück zu den Gallensäuren: Diese wandern durch die erwähnten Spezialzellen hindurch aus dem Darminneren ins Blut. Die Ader, die sie aufnimmt heißt Pfortader und führt direkt zur Leber. Die Leber „freut sich", dass sie diese vielen Moleküle zurück erhält, denn sie sind nur gering verändert, so dass sie leicht wieder „frische" Gallensäuren herstellen und zur Gallenblase fließen lassen kann. Ein Energiesparprogramm das seinen Namen verdient hat. Denn dieser Prozess ist nicht so energieaufwändig wie die Neubildung. Das heißt: dieses Recycling spart der Leber und uns als Körper sehr viel Energie!

Umgekehrt heißt es aber auch: Wenn man ständig sehr müde ist, kann es daher rühren, dass die Leber überanstrengt ist. Eine Form der Lebermüdigkeit ist also, dass die Leber nicht genügend oder keine Gallensäuren mehr zurückbekommt. Es gibt auch noch andere Ursachen für eine solch ausgeprägte Müdigkeit, doch dies ist eine sehr wichtige und selten untersuchte. Meist wird bei Müdigkeit nur an Eisen-, Zink- oder Vitaminmangel gedacht. Dieses hier beschriebene Phänomen heißt *Gallensäure-Verlust-Syndrom*, welches durch ein Defizit an der Darmschleimhaut des *terminalen Ileum*, also im Endbereich des Krummdarms, zustande kommt. Dieses Defizit, kann darin bestehen, dass

a) dieser Abschnitt der Darmschleimhaut einfach fehlt (z. B. nach Operationen),

b) die Schleimhaut dort gereizt ist, entzündet oder durch andere Einflüsse (z. B. Medikamente, wie Schmerz-, Kreislaufmittel oder Antibiotika) geschädigt ist, und das Defizit kann darin bestehen,

c) dass hier die falschen Bakterien auf dieser Dünndarmschleimhaut sitzen, die eigentlich in den Dickdarm gehören. Das kann zum Beispiel dadurch passieren, dass die Klappe, die sich zwischen dem Dünndarmende und dem Dickdarmanfang befindet (die sog. *Bauhin'sche* oder *Ileozäkal-Klappe*), nicht mehr richtig funktioniert. Dann haben manche Bakterien aus dem Dickdarm die Chance in den Dünndarm aufzusteigen, diese Gallensäure-Aufnahmestation zu „überwuchern" und unbrauchbar zu machen. Das nennt man dann *Dünndarmüberwucherungssyndrom* (engl. *SBOG* für *small bowel overgrowth* oder auch *SIBO* für *small intestinal bacterial overgrowth*).

Ursache a) weiß man meist, wenn man den entsprechenden Operationsbericht einer Darm-OP liest.
Ursache b) kann man mittels Stuhlanalyse herausfinden.
Ursache c) lässt sich mit Hilfe eines Wasserstoffatemtests bestimmen. Vielleicht haben Sie manche der Begriffe noch nie gehört, aber Sie glauben gar nicht, wie sich Patienten freuen, wenn ich ihnen die Ergebnisse für b) und / oder c) zeige und wir den Grund für ihr Leiden

endlich gefunden haben. Denn dieses Gallensäure-Verlust-Syndrom ist sehr häufig die Ursache für „komische" Durchfälle oder für (juckende) Hauterscheinungen, die so gar nicht auf die klassischen Behandlungen reagieren, also z. B. aussehen wie ein **Ekzem** oder wie *Neurodermitis*.

Merke: Die Außenhaut ist die „**Anzeigetafel**"
für die „innerste" Haut, sprich **Darmschleimhaut:**
Bei **roten, nässenden, verkrusteten** oder **juckenden Haut-erscheinungen** an die Darmschleimhaut bzw. an das
Gallensäure-Verlust-Syndrom (GSVS) denken!
Eine spezielle Stuhlanalyse mit dem
Faktor „**Gesamtgallensäuren**" genügt zur Abklärung!

Oft kommen Menschen nach jahrelanger erfolgloser Behandlung von Ekzemen, *Rosacea* oder *Neurodermitis* durch einen Tipp zu mir. Oft ist das rätselhafte Haut-Geschehen mittels Stuhlanalyse oder Atemtest schmerzlos und ziemlich rasch erklärt: GSVS ist die Ursache. Daher ist es mir auch wichtig, solche Möglichkeiten wenigstens hier im Buch zu erwähnen, denn nicht viele Labore machen diese Untersuchungen der Gesamt-Gallensäuren oder SIBO. Es ist gut, dass es solche Labore noch gibt! Schön, dass wir seit über 20 Jahren zusammenarbeiten.

Immer mehr Menschen haben diesen Haut-**Juckreiz**, diese Hauterscheinungen wie *Rosacea* und / oder diese merkwürdigen Durchfälle: „Flitzen"-Müssen nach dem Essen. Diese lassen sich nicht mit einer *Lactose*-, *Gluten*-, *Fructose*- oder einer anderen *Intoleranz* (siehe auch Buch „Darm mit Charme") erklären lassen!
Nun wissen Sie, liebe Leser*innen, dass sich eine Stuhlprobe auf Gallensäuren oder ein Atemtest auf SIBO schon mal lohnt.
An sich müsste ich Ihnen die Zusammenhänge zu diesen Problemen noch weiter erklären, was dann aber den Rahmen des Buches sprengt. Daher seien diese Themen erst einmal nur angerissen. Trotzdem bleibt es aber auch wichtig, diese bei einer entsprechenden Symptomatik oder Behandlung mit abzuklären.

3.9 Entgiftung

In allem, was wir essen, können Giftstoffe enthalten sein, Doch unsere Genuss-Mittel, wie Kaffee, Cola, Tee, Wein enthalten – darm-biologisch betrachtet – ebenfalls Giftstoffe wie Coffein, Kaffeesäure, Ferulasäure, Alkohol etc. Ja, für unseren Körper sind manche der Inhaltsstoffe, die wir so gerne zu uns nehmen eine echte Belastung. Unser „Chemiewerk", welches die Entgiftung durch Zerlegung und Umwandlung ermöglicht, ist die Leber. Dabei fallen dann natürlich Abfälle an, die aus dem Körper transportiert werden sollen und müssen. Bei den Abfallstoffen ist zu unterscheiden in wasserlösliche und fettlösliche Endprodukte:

Die wasserlöslichen Endprodukte werden aus der Leber über das Blut zur Niere transportiert und dort über den Urin ausgeschieden.

Die fettlöslichen Endprodukte können sich nicht im Wasser und damit im Blut lösen und werden daher auch über den „Fettweg" also den Gallengang in den Darm entleert. Hier würden wir uns also wieder selbst vergiften, wenn der Darm nicht in der Lage wäre aus dem Gallengemisch die Giftstoffe zu erkennen und passieren zu lassen, seine Hilfsstoffe wie die Gallensäuren im vorigen Kapitel aber wieder aufzunehmen.

Es kann sogar sein, dass manche unserer Abfallstoffe, dann auch noch von unseren hauseigenen guten Bakterien bearbeitet werden, so dass sie noch harmloser werden und unseren Darmkanal nicht weiter schädigen. Umso wichtiger ist es, einmal nachschauen zu lassen, dass von den „guten" auch genügend vorhanden sind und nicht auf der Strecke geblieben sind, weil wir uns vielleicht dauerhaft falsch ernähren oder ein Medikament sie dezimiert hat. Sie wissen ja inzwischen womit man vor allem auch die guten und eben nicht nur die schlechten Bakterien untersuchen lassen kann.

Noch eine weitere Entgiftung findet nur im Darm statt: Wenn wir eine Entzündung im Körper haben oder allergisch reagieren wird ein Stoff von den betroffenen Zellen ausgeschüttet, der *Histamin* heißt. Es ist also ein körpereigener Botenstoff. Bei einer Entzündung oder allergischen Reaktion wird er aber im Übermaß gebildet und muss nach gewünschter Alarmierung wieder abgebaut werden.

Das Enzym, das diesen Stoff wieder abbaut, sitzt zum Großteil auf der – na, wo wohl? – Darmschleimhaut und heißt DAO (*Diaminooxidase*). Sie befindet sich auch im Blut und ist dort auch messbar, aber der Großteil des Histamins wird im Darm abgebaut. Nun gibt es das Problem, dass Histamin auch ein Bestandteil mancher (vieler) Nahrungs- oder Genussmittel ist. Es kann also sein, dass der Darm schon sehr damit beschäftigt ist, das Nahrungshistamin abzubauen. Wenn dann noch im Körper selbst einiges davon anfällt, dann ist der Entgiftungsmechanismus überlastet. Bei behandlungsresistenten allergischen Reaktionen kann es also helfen, histaminhaltige Lebensmittel zu meiden oder ganz wegzulassen. Eine DAO-Untersuchung im Blut klärt ab, ob und in wie weit der Körper sein eigenes Körperhistamin abbaut. Dabei gibt es graduelle Unterschiede. Das Weglassen histaminhaltiger Nahrung kann also unterschiedlich stark Entlastung bieten. Ein klassisches Beispiel für eine Histamin-Problematik sind Menschen, bei denen permanent die Nase zu ist oder sogar läuft und / oder deren Blähungen trotz Therapie nicht verschwinden.

Als dritte Entgiftungsfunktion des Darms sei erwähnt, dass bestimmte Eiweiße und Fettsorten im Darm erst zu **Lipoproteinen** zusammengesetzt werden. Erst diese Kombiform aus Eiweiß und Fett ist dann Nährstoff für unser Herz. Würde die Kombiform nicht gebildet, so könnten die ungebundenen Fette unser Herz gefährden. So hängt also tatsächlich auch eine Ursache für Herz-Kreislauferkrankungen oft mit dem Darm zusammen. Er entgiftet bestimmte Fette und Eiweiße also in gewisser Hinsicht durch Zusammenfügen. Wer mehr wissen möchte, sollte bei Cholesterinproblematik oder Herz-/ Kreislauferkrankungen bzw. Arterienverkalkung nachschauen. Der Vollständigkeit halber sei es hier erwähnt.

3.10 Ausscheidung

Nach all diesen Prozessen der Nahrungsauswertung, der Abwehr, der bakteriellen Zersetzung und der Wasser(wieder)aufnahme haben wir im normalen Fall die berühmte „braune Masse", die sich im letzten Darmabschnitt, dem Mastdarm sammelt.
Wir entlassen diese Masse – den Stuhlgang – dann bewusst und muskulär gesteuert in die „keramische Abteilung".

> ➢ Dieser Ablöseprozess sollte weder schmierig noch schwierig sein, noch weh tun, sondern eine angenehme Entleerung, Erleichterung darstellen, bei der man auch kein Toilettenpapier braucht, weil sich nichts in der Popofalte absetzt.

Dann ist alles in Ordnung. Wie bitte? Ja, Sie haben richtig gelesen: Sollte irgendetwas von dieser „normalen Ur-Stuhlabsetzung" abweichen, dann haben Sie theoretisch Bedarf „Ihr Produkt" mal untersuchen zu lassen, denn schon allein, wenn Sie Klopapier benötigen – und wer tut das nicht? –, dann ist die Zusammensetzung des Stuhls nicht so beschaffen, wie beim gesund naturnah ernährten Urmenschen.
Dies ist natürlich extrem ausgedrückt und in unserer zivilisierten Welt nur noch selten der Fall, da unsere Nahrung schon weit von „naturnah" entfernt ist und unser Verhalten auch Einfluss auf all die Vorgänge hat. Doch es gibt tatsächlich Menschen, bei denen kein Toilettenpapier nötig ist und die sich auch gesund und wohl fühlen, mit und ohne spezielle Ernährungsformen.
Für viele Menschen ist der Stuhlgang „iih und bäh". Bitte machen Sie sich aber einmal bewusst, dass diese braune Masse neben Nahrungsresten und Bakterien zum Großteil aus unseren eigenen, abgestorbenen Darmzellen besteht, welche ihren Dienst getan haben.
Vielleicht ist es dann leichter sich auch mal mit „dem was hinten rauskommt" näher zu befassen. Wenn Sie überlegen, dass das Übrige, neben „ausgesonderten" eigenen Darmzellen, nur noch Reste sind, die gut ausgewertet und nur deshalb braun sind, weil die Bakterien den Gallenfarbstoff von grün nach braun umgewandelt haben, dann erleichtert das die Entscheidung, sich dieser Masse einmal intensiver anzunehmen vielleicht.

➤ Denn letztlich ist das, was am Stuhlgang ekelig ist – zu weich, zu fest, stinkig, schmierig, schwarz, köttelig, zu hell etc. – genau das, was behandlungsbedürftig ist. Und letztlich ist es Erziehungssache, dass wir das eklig finden: Jedes Baby macht eine ganz natürliche Phase durch, in der es sein Endprodukt bestaunt und untersucht und gar nicht eklig, sondern interessant findet (die anale Phase). Vielleicht können Sie die noch mal reaktivieren und es Ihrer Neugier und Ihrem Forschergeist als Untersuchungsmaterial zur Verfügung stellen? Dann ist die Ausscheidung und die Abgabe einer Stuhlprobe auch nicht mehr so schlimm. Zudem gibt es eine ganz simple Art den Stuhlgang sauber zu gewinnen. Fragen Sie mich doch einfach.

Dieses Plädoyer für einen gepflegten Umgang mit seinen Produkten, auf die ein jeder stolz sein kann, wenn die Produktion reibungslos funktioniert, sei der Abschluss dieses Kapitels. Denn stellen Sie sich nur mal vor, dieser wunderbare Vorgang, der Ausscheidung genannt wird, würde nicht funktionieren: Wir würden platzen oder uns innerlich vergiften.

Was es für Symptome geben kann, wenn etwas nicht funktioniert, wird daher in Kapitel 4 vorgestellt. Um „Platzen" und Ähnliches zu vermeiden, gibt es therapeutische und diagnostische Ansätze, die in Kapitel 5 und 6 vorgestellt werden.

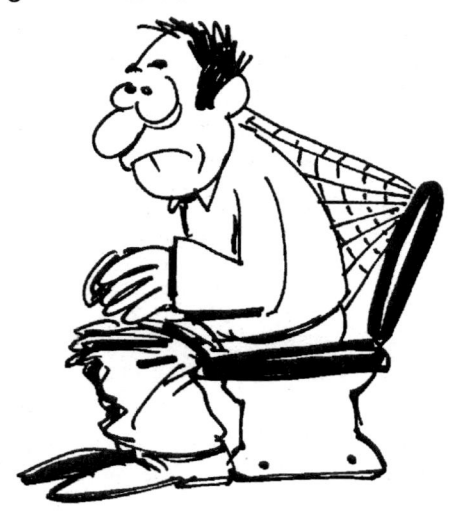

4 „Der Tod sitzt im Darm" (Zitat) – oder besser: Die Gesundheit sitzt im Darm

4.1 Symptome / Erkrankungen mit direktem Zusammenhang zum Darm

Damit Sie bemerken können, dass dieser Ausspruch „der Tod sitzt im Darm", der wohl schon vor Christus von Hippokrates geprägt wurde, durchaus seine Berechtigung hat, sind in zwei Tabellen die Symptome bzw. Erkrankungen dargestellt, welche irgendwie in Zusammenhang zum Darm stehen (Tab. 4.1 und Tab. 4.2). Der eine oder die andere wird sich mit seinen Symptomen spätestens in Tabelle 4.2 wieder finden, sonst hätten Sie dieses Buch wohl nicht in den Händen.

Tabelle 4.1: Erkrankungen / Symptome, die in <u>direktem</u> Zusammenhang mit dem Darm stehen (Erklärungen im Text)

4.1.A	Verstopfung	**4.1.I**	Divertikel
4.1.B	Hämorrhoiden	**4.1.J**	Colitis ulcerosa, Morbus Crohn (CED),
4.1.C	Durchfall	**4.1.K**	Darmpilz-Erkrankungen: Afterjucken, extreme Müdigkeit, Abgeschlagenheit
4.1.D	Vitamin-, Mineralstoffmangel	**4.1.L**	(Unter-)Bauchbeschwerden, Krämpfe
4.1.E	Darmwinde, Blähungen	**4.1.M**	Belegte Zunge, Mundgeruch
4.1.F	Sodbrennen, zu viel / zu wenig Magensäure	**4.1.N**	Magen-/ Zwölffingerdarmgeschwür
4.1.G	Müdigkeit nach dem Essen	**4.1.O**	Leaky gut (durchlässiger Darm)
4.1.H	Reizdarmsyndrom	**4.1.P**	Fettstühle (Kleben des Stuhls in der Toilette), übel riechender Stuhl

Nachstehend finden Sie jeweils eine kurze Erklärung zu den Einträgen in Tab. 4.1:

Zu 4.1. A: Verstopfung bedeutet, dass der / die Betroffene drei Tage lang keinen Stuhlgang absetzen konnte und ist als solches schon unangenehm durch Druck- und Schwere-Gefühl bzw. Schmerz im Bauch. Verstopfung kann verschiedene Ursachen haben: zu wenig Wasser, bestimmte Schleimhautüberzüge im Darm fehlen, bestimmte Bakterien sind zu viel oder zu wenig, nicht loslassen können etc. Meist liegt es aber hieran:

➤ kurzfristige Ernährungsumstellung (z. B. auf Reisen oder im Rahmen einer Diät)
➤ langfristige ballaststoffarme Ernährung und zu geringe Flüssigkeitsaufnahme.

Unbehandelte Verstopfung kann auf Dauer zu Hämorrhoiden (s. dort) führen.

Eine Behandlungsmöglichkeit gegen Verstopfung für den Hausgebrauch, die aber weitgehend unbekannt zu sein scheint, ist der (hohe) Einlauf, siehe Kap. 5.6. Lieber wird zu Abführmitteln gegriffen, weil sie so schön praktisch einzunehmen sind. Letztere können aber massive Störungen im Mineralienhaushalt des Darms und damit in seiner Funktion hinterlassen. Dies ist also auf Dauer keine Lösung. Der Einlauf kann jeden zweiten Tag angewendet werden und hinterlässt keine Störungen. Damit sich der Darm nicht daran gewöhnt, führt man ihn nicht jeden Tag durch.
Bei Reiseverstopfung ist eine sehr gute Behandlungsmöglichkeit die spagyrische Mischung PS623.1 oder PS623.2 von der Fa. PHYLAK (siehe Kap. 6.9). Therapeuten- oder Apotheken-Listen, welche diese Mischungen extra anmischen gibt es bei der Firma, Adresse siehe Kap. 14. Als Spray angewandt und in 30 ml oder 50 ml Glasflasche auch für's Handgepäck beim Flug geeignet und gut bewährt.

Zu 4.1. B: Hämorrhoiden können auch ohne Verstopfung entstehen. Sie haben dann andere Ursachen: Schwäche im venösen Gefäßsystem, zu viel sitzende Tätigkeit, zu wenig Bewegung, Missachtung des Stuhldranges, seelische Belastungen etc. Viele sehen Hämorrhoiden als normal an, stellen aber eine Belastung für den Darm und seinen Besitzer dar, die auf jeden Fall behandelt werden sollte.

Als **Hämorrhoiden** bezeichnet man die knotenförmige Gebilde im After- oder Anusbereich. Innere Hämorrhoiden sind die knotenförmige Erweiterung der venösen Adern im inneren Anusbereich. Äußere Hämorrhoiden sind das Ergebnis von Rissen in den Aftervenen. Das dabei austretende Blut bildet im Unterhautgewebe knötchenförmige Hautgebilde (wie ein kleiner Bluterguss). Diese Hautknötchen sind dann auch äußerlich im Afterbereich sicht- und tastbar.

Zu 4.1. C: Durchfall ist immer ein Zeichen, dass im Darm etwas nicht stimmt und bedeutet zunächst nur, dass das Wasser, welches aus den verschiedenen Drüsen in den Verdauungsschlauch gerät, nicht wieder aufgenommen wird (s. Kap. 3.4). Die andere Möglichkeit besteht darin, dass wir Durchfall-Erreger z. B. über Tröpfchen oder Nahrung in unseren Verdauungsschlauch bekommen haben, die gar nicht in unseren Darm gehören. Oder bestimmte Bakterien, die durchaus hineingehören, wachsen zu viel. Oder die Säfte aus Bauchspeicheldrüse oder Galle werden zu wenig produziert oder nicht wieder richtig aufgenommen, wodurch dann bestimmte Anteile im Darminhalt zu viel vorhanden sind, die dann ein „Durchrutschen" provozieren. Der Durchfall kann einerseits eine wässrig braune Masse (Konsistenz wie Eintopf) sein, die kaum zu halten ist, andererseits aber auch wie Suppe: Wasser mit Stückchen. Beides nennt sich Durchfall.
Gerade weil die Ursachen so vielschichtig sein können, rate ich jedem, der mit Verstopfung oder Durchfall zu tun hat, eine spezielle Stuhlanalyse (siehe Kap. 6.1) durchführen zu lassen, bei welcher nicht nur auf die Mengen der Bakterien und Pilze geachtet wird, sondern auch auf Schleimhautparameter und Verdauungsleistungen!

Zu 4.1. D: Wenn jemand **Vitamin- und Mineralstoffmangel** hat, kann das natürlich an zu vielen Durchfällen liegen. Doch auch wenn keine Durchfälle vorliegen, ist es sinnvoll, nicht nur Mengen von Nahrungsergänzungsmitteln einzunehmen, sondern im Darm die Ursachen aufzuspüren, warum denn so viel verloren geht. Denn es kann auch sein, dass eine Aufnahme-Störung im Darm vorliegt, die man wiederum durch eine spezielle Stuhlanalyse (siehe Kapitel 6.1) herausfinden kann.

Zu 4.1. E: Darmwinde, Blähungen: Immer wieder werde ich darauf angesprochen, dass es normal sei, Darmwinde zu produzieren. Ja, bis zu einer bestimmten Menge ist das richtig. Ja, wenn ich Zwiebeln, Knoblauch, Sauerkraut, Bohnen und andere blähende Kost in Mengen verzehre, dann wird die Gasmenge größer, ich provoziere Blähungen. Dennoch wird ein gesunder Darm, der ausreichende Mengen und das richtige Verhältnis von Milchsäurebakterien (Laktobazillen und Bifidobakterien) zu anderen Bakterien besitzt, mit dieser Blähkost gut fertig. Wenn also Probleme dabei auftreten, kann das ein Hinweis sein, dass genau die Bakterien, die den Kohl in Sauerkraut verwandelt haben (Milchsäurebakterien), in diesem Darm fehlen. Wenn sie dann in Massen hinzukommen (z. B. im Sauerkraut), ist es einfach <u>zu viel</u> für den Darm und der dazugehörige Körper fühlt sich unwohl, bekommt Schmerzen oder ähnliches. Man kann aber durch schonende Therapie den Darm <u>langsam</u> wieder „fit machen" und dann verträgt man auch wieder Blähkost.
Wenn also bei bestimmter Kost wiederholt oder sogar bei jedweder Kost Blähungen entstehen, ist es dringend geboten, nachschauen zu lassen: mit einer speziellen Stuhlanalyse, s. Kap. 6.1. und / oder mit bestimmten Tests zum Feststellen, ob man **Nahrungsmittel-Unverträglichkeiten** (NUV) oder eine **Allergie** gegenüber Nahrung(santeilen) hat. Hier eine Auswahl an Möglichkeiten: Es gibt

   a) **Wasserstoff-Atemtests**, scherzhaft „Puste"-Tests genannt, die Unverträglichkeiten gegenüber **Lactose** (Milchzucker) oder **Fructose** (Fruchtzucker) nachweisen.

   b) **Allergietests aus Blut** weisen die vom Körper gebildeten **Antikörper** gegen bestimmte Lebensmittel nach. Allergisch kann man wohl gegen jedes Lebensmittel werden. Die Bluttests haben eine höhere Testsicherheit als die Haut-Testung (d) s.unten).

c) Ein weiterer **Bluttest** ist die Messung von **DAO** (**DiAminoOxidase**). Dies ist kein Allergietest, da keine Antikörper nachgewiesen werden; statt dessen wird die Aktivität eines Enzyms gemessen, und zwar der Diaminoxidase (DAO), welche **Histamin** abbaut. Dieses Histamin ist ein körpereigenes Molekül und an Entzündungs- und allergischen Reaktionen beteiligt. Es kommt aber auch in beträchtlichen Mengen in Nahrungsmitteln vor. Die DAO sitzt auf der Darmschleimhaut und baut sowohl das körpereigene als auch das nahrungsbedingte Histamin ab. Je nachdem wie leistungsfähig dieses Enzym ist, können Probleme, wie z. B. Blähungen auftreten, die dann mit der Histaminzufuhr aus Entzündungen, allergischen Reaktionen oder aus der Nahrung zusammenhängen.

d) Die **Hauttestung von Allergenen**, der sog. **Pricktest** ist oft der erste Test, der durchgeführt wird. Sein Ergebnis ist aber eher als Hinweis, denn als Beweis zu werten, denn er kann *falsch positiv* oder *falsch negativ* ausfallen.

Falsch positiv bedeutet Habe ich im Pricktest ein positives Ergebnis, also eine allergische Reaktion auf eine Substanz, so kann das Ergebnis dennoch falsch sein, was heißen würde, ich bin gar nicht allergisch gegen diese Substanz, obwohl der Test es auf der Haut anzeigt. Das liegt an der Komplexität der Hautreaktionen und am Zusammenhang zum Darm (Kap. 3.7) und zu den Immunzellen, die in der Haut unterwegs sind. Diese Fehlfunktion des Tests lässt sich demnach nicht immer ausschließen.
Falsch negativ bedeutet: Der Test ist negativ, ich zeige laut Test also keine allergische Reaktion, und dennoch kann dieses Ergebnis falsch sein.

Dieses Risiko von falsch positiv und falsch negativ habe ich bei jeder Form von Test, nur die Wahrscheinlichkeiten, dass das Ergebnis richtig ist, sind verschieden hoch. Es gibt bei keinem Test eine 100 %ige Wahrscheinlichkeit, dass dieses Ergebnis richtig ist. Es gibt jedoch manche Tests deren Aussagekraft bei über 90 % liegt. Das ist dann sehr gut. Bei den Haut- bzw. Pricktests ist die Aussagekraft aber unterhalb von 90 %. Es ist also sinnvoll, sich in diesem Fall nicht nur auf einen Test zu verlassen und zu denken, es sei lebenslang so.

Häufig sind Blähungen z. B. auch durch *Gluten* bedingt, ein bestimmtes in Getreide enthaltenes Klebereiweiß. Hierfür gibt es Tests für Stuhl (Kap. 6.1) oder Blut (siehe b) oben).

Dass ich Blähungen habe, kann aber auch an der **Eiweiß**verwertung im Darm liegen oder dass bestimmte Keime sich übermäßig vermehren konnten, weil zu viel **Fett** im Darm ankommt und nicht verwertet, verdaut wird.

Merke: Testen lassen hilft zur Erkenntnis!

Sie sehen also: Ein Symptom „Blähungen" kann so vielfältige Ursachen haben, dass es wirklich die schmerzfreie Analyse aus dem Stuhl wert ist, durchgeführt zu werden, um (endlich) Klarheit zu bekommen. Die Stuhltests haben inzwischen eine hohe Aussagekraft, wenn man auf bestimmte Qualitätsmerkmale des Labors achtet und erhellen das Thema Blähungen ganz ungemein, denn viele dieser Tests sind aus Blut nicht möglich.

Zu 4.1. F: Sodbrennen, zu viel / zu wenig Magensäure: Da Magen und Darm ursprünglich aus ein und demselben primären Darmrohr entstanden sind, existieren Rückkoppelungen unter den „Abteilungen" (s. Kap. 1.3).

Das ist wie in einem Industriebetrieb: Die unterschiedlichen Abteilungen, beispielsweise der Einkauf und der Vertrieb, müssen sich untereinander abstimmen, Informationen austauschen. Und was im Betrieb durch mündliche oder schriftliche Kommunikation vonstatten geht, erfolgt im Magen-Darmtrakt über Botenstoffe (Hormone) und / oder Dehnungs- und Füllungs-Reflexe.

Das heißt, wenn die Verständigung zwischen Magen und Speiseröhre gestört ist, fließt z. B. phasenweise zu viel Säure aus dem Magen zurück in die Speiseröhre, weil der Muskel nicht richtig schließt. Die Botschaft „Tür bitte schließen" wird nicht mehr gebildet oder kommt nicht mehr an. Dieses Muskel-Schließ-Problem sollte aber eher auf der vegetativen oder psychomentalen Muskel-Nerven-Ebene therapiert werden. Der Eingriff mit Säureblockern im Mageninneren sollte höchstens kurzzeitig erfolgen, denn er hat vielfältige Auswirkungen auf die Darmfunktionen hinter dem Magen: z. B. Vitamin-Aufnahmestörungen, Eiweiß-Verdauungsstörungen, mangelnde Zerlegung der Nahrung, pH-Wert-Störungen im Darm und letztlich auch im Körper, denn für jedes Säure-Molekül im Magen wird im Blut ein Basenmolekül gebildet! Sinkt die Säurebildung im Magen, sinkt die Basenbildung und damit die Pufferkapazität im Blut, was dazu führen kann, dass die Knochen entkalkt werden, um den Puffer aufrecht zu erhalten. Dann könnte Osteoporose drohen.

Wenn Magen und Darm nicht (mehr) miteinander „sprechen", dann wird z. B. zu viel oder zu wenig Salzsäure im Magen, also Magensäure, gebildet.

Ebenso kann es sein, dass der Darm an den Magen meldet: „He, Magen, mach mal mehr Säure, hier stimmt was nicht". Der Darm meldet aber dieses falsche Signal nur, weil in ihm Stoffe gebildet werden, wie z. B. Gifte oder Unverdautes, welche unter normalen Umständen nicht gebildet werden. Dies entsteht beispielsweise bei einer Verdauungsstörung, da bestimmte Spaltprodukte nicht anfallen oder bei einem Ungleichgewicht zwischen Bakterien. Es kann z. B. sein, dass fett-zersetzende Bakterien in Massen zunehmen, die sonst gar nicht oder selten vorkommen. Diese vergiften dann quasi mit ihren Abfallstoffen den Darm oder belasten die Leber. Würde das Gleichgewicht wieder in Ordnung gebracht, würde der Darm auch keine falschen Signale mehr senden. **Magenschmerzen** oder **zu viel Säure** würden vermieden. Eine ähnliche fehlerhafte Kommunikation kann auch dazu führen, dass **zu wenig Magensäure** gebildet wird.

> **Fazit**: Wird die Ursache im Darm behoben, kann auch wieder angemessen viel Magensäure gebildet werden. Dieser Zusammenhang wird leider oft genug bei einer Magentherapie nicht beachtet.

Wer mehr wissen möchte: Das Buch „Der Mensch – Anatomie und Physiologie" von J. S. Schwegler ist anschaulich und gut.

Merke: Ist der Darm fit, kommt der Magen wieder in Tritt.

Die Fähigkeit, im Magen Salzsäure in angemessenem Maße zu bilden, wirkt sich direkt im Blut aus, hängt also mit dem **Säure-Basen-Gleichgewicht** und damit letztendlich auch mit dem Darm zusammen:

> ➢ Pro Molekül Magensäure wird im Blut ein Molekül Base gebildet. Dies ist ein Automatismus, biochemisch bedingt.

Wenn jemand also monate- bis jahrelang einen Magensäure-Hemmer einnimmt, auch **Protonenpumpen-Hemmer** oder **PPI** genannt, der stört langfristig sein Säure-Basen-Gleichgewicht. Die weitere Erklärung würde jedoch den Rahmen dieses Buches sprengen, daher verweise ich einfach auf die vielfältige Literatur zum Säure-Basen-Haushalt (z. B. „Die pH-Formel für das Säure-Basen-Gleichgewicht" oder „Wasser & Salz", siehe Kap. 13).

Eine weitere Ursache für Sodbrennen oder zu viel Magensäure kann auch ein **Gallensäure-Verlust-Syndrom (GSVS)** (s. Kap. 3.8, Kap. 6.1 und Kap. 6.5) im Darm sein, das oft unbehandelt bleibt, weil nur der Magen beachtet und behandelt wird, nicht aber der Darm. Es wird eben normalerweise auch keine Stuhlanalyse diesbezüglich durchgeführt. Aus meiner eigenen Praxis kann ich nur berichten, dass bei den bisher behandelten Patienten in der Regel die Magenbeschwerden nachließen, wenn sie nach einer speziellen Stuhlanalyse die entsprechende Darmbehandlung erfuhren!

Zu 4.1. G: Müdigkeit nach dem Essen: Hierzu ist ebenfalls aus Erfahrung zu berichten, dass in den meisten Fällen von starker Müdigkeit nach dem Essen, bestimmte Nahrungsmittel nicht vertragen wurden oder einfach zu viel gegessen wurde. Auch verschiedene Verdauungsschwächen oder Fehlbesiedlungen im Darm können die Ursache sein. Wenn aufgrund einer speziellen Stuhlanalyse die Ursache(n) herausgefunden werden und die Patienten ihre Behandlung auch durchführen, dann verschwindet in der Regel die Müdigkeit nach dem Essen. Hierbei gilt: eine gewisse Trägheit, die auch Müdigkeit genannt werden kann nach einer Mahlzeit ist normal, da viel Blut in den Bauchraum strömt und die Verdauung Energie braucht. Dies ist auch der Grund warum man nach einer Mahlzeit nicht gleich wieder

schwimmen oder baden gehen sollte, da sonst der Kreislauf nicht mit-
kommt. Eine Müdigkeit, die aber so schlimm ist, dass man sich hinlegen
muss oder nur mit schweren Kaffee-Geschützen dagegen ankommt,
ist nicht normal und Anlass genug, um eine spezielle Stuhlanalyse
und oder eine Unverträglichkeitsanalyse zu veranlassen.
Ein günstiges Verhalten beim Essen ist folgendes: Achten S e darauf, wann das erste Aufstoßen erfolgt. Dann sollten Sie aufhören
zu essen, egal ob der Teller leer oder voll ist, ob es das gute fran-
zösische Menü oder die Hausmannskost ist, ob wir eingeladen sind
oder alleine essen. Hören Sie auf Ihre Körpersignale! Meistens essen
wir ja dann doch weiter, weil's so lecker ist, wir den Gastgeber nicht
enttäuschen wollen oder wir viel Geld bezahlt haben. Das kann ich
auch gut verstehen. Ich bin auch kein Kostverächter und esse für
mein Leben gern. Doch die Frage ist nur, wie gut es dann meinem
Darm bzw. dem Magen-Darm-Trakt geht? Und wenn ich das oft oder
häufiger missachte, darf ich mich dann noch über Müdigkeit oder Ma-
gen-Darmprobleme beschweren?
Ein sehr schönes, einfach anzuwendendes Hausmittel ist der Leberwickel, der nach dem Essen mittags oder auch abends im Bett angewendet, eine Entgiftung und angenehme Entlastung des ganzen
Körpers durch Unterstützung der Leber bewirkt. Sehr zu empfehlen,
am besten täglich angewandt! Sie finden die Erläuterung in Kap. 5.3.
und die Anwendungsbeschreibung in Kap. 10.1.2

Merke: Leberwickel in der Nacht –
glücklich durch den Tag gebracht.

Zu 4.1. H: Reizdarmsyndrom: Das Reizdarmsyndrom ist eine Variante der Darmbeschwerden, bei der die Wahrnehmung des Betroffenen stärker ist als bei den übrigen Durchschnittsmenschen. Das
heißt, man bekommt als Betroffener jede Kurve, jede Verdauungsleistung mit, die nervliche Wahrnehmung ist gesteigert. Alles was sich
dort abspielt, ist stärker oder überhaupt erst wahrnehmbar und mit
Schmerzen und Unannehmlichkeiten verbunden. Heutzutage kommen jedoch viele Menschen zu mir, bei denen das Reizdarmsyndrom diagnostiziert wurde und somit derjenige ins psychosomatische

„Lager abgeschoben" wurde, ohne dass durch eine <u>spezielle</u> Stuhl-analyse jemals kontrolliert worden ist, ob veränderte Verdauungs- oder Schleimhautparameter Ursache für die Beschwerden sein könn-ten. Schon so mancher wurde die Diagnose Reizdarm los, da durch die spezielle Stuhlanalyse andere körperliche Ursachen gefunden und behoben wurden. Und selbst wenn es keine Erklärung aus dem Stofflichen geben sollte, so gibt es den Segen der Spagyrik, Pflan-zenessenzen, die bisher – individuell anhand der Anamnese „kom-poniert" – dem betroffenen Menschen noch immer weitergeholfen haben. Vielleicht lag der Erfolg manchmal auch eher auf der geistig / seelischen oder Persönlichkeits-Ebene als auf der körperlichen. Doch wieso etwas hilft, ist für den Leidenden oft nicht wichtig. Einen Ver-such mit diesen naturheilkundlichen Mitteln ist es allemal wert, selbst wenn alles andere bisher Versuchte nicht half.

Zu 4.1. I: Divertikel: Divertikel sind Ausstülpungen aus dem Darm heraus: Wie eine Sackgasse, die von einer Hauptdurchgangsstraße abzweigt: Hier lagern sich Stuhlreste ab und die Masse, die hier ruht, wird nicht regelmäßig abtransportiert. Das birgt Gefahren und viele meinen: „Ja, da muss ich jetzt mit leben, da kann man nichts machen." Das sehe ich etwas differenzierter: Ich gebe zu, dass Di-vertikel schwierig zu behandeln sind. Ich stelle jedoch immer wieder fest, dass ganzheitlich behandelt und mit der genügenden Ausdauer der Patienten (und des Therapeuten!) sich die Divertikel zurückbilden oder zumindest deren Entzündung abflauen kann.
Eine Ursache für Divertikel kann man sich laienhaft vorstellen wie im Kasten nebenan beschrieben.
Es scheint einen Zusammenhang zu geben zwischen dem Verlust der Kittsubstanz (Kap. 3.7.2) und dem **Gallensäure-Verlust-Syndrom**, abgekürzt **GSVS** (s. Kap. 3.8). Die Kittmasse, die meistenteils fehlt oder reduziert ist, lässt sich mittels bestimmter Präparate und Schon-kost wieder steigern. In einigen Fällen lässt sie sich sogar wieder normalisieren, das heißt, Rückbildungen sind möglich, wenn auch nicht die Regel. Natürlich ist das eine langwierige Prozedur und bei manchen Menschen auch eine lebenslängliche. Doch wie viel mehr Lebensqualität erhalte ich bei regelmäßiger Anwendung von Schleim-hautaufbauenden Maßnahmen und Behandlung des Gallensäure-

Verlust-Syndroms! Manch einer ist schon froh geworden, hat sich an die Einnahme der entsprechenden Nahrungsformen oder ganzheitlichen Präparate gewöhnt und lächelt nur noch über die Probleme vor der Behandlung.

Kittmasse, Kittsubstanz zwischen den Zellen:
Es gibt zwischen den Darmzellen eine bestimmte Substanz, die die Zellen miteinander dicht verbindet. Wie bei einer gemauerten Wand: der Kitt zwischen den Steinen oder Klinkern. Auch wenn wissenschaftlich nicht eindeutig geklärt ist, wie Divertikel entstehen, hilft folgende Vorstellung, die keinen Anspruch auf Wissenschaftlichkeit hat: Bei Menschen mit Divertikeln ist diese Kittmasse zwischen den Zellen bzw. „Mauersteinen", der „Mörtel" also, rissig oder bröckelig, porös geworden – warum auch immer. Wenn der Zustand längere Zeit besteht ohne erkannt zu werden, kann zwischen den Steinen der Mörtel durchbrechen und der Inhalt des Darms drängt durch diese entstandenen Lücken aus dem Darm heraus, hinein ins körpereigene Gewebe. Oft wird dann schnell noch eine Zellschicht „darüber" gebildet und wir haben neben der Hauptdurchgangsstraße und Einbahnstraße Darm einen Abzweig in eine Sackgasse, den *Divertikel*. Wäre die Kittsubstanz stabil und intakt, könnte auch keine Abzweigung entstehen. Wenn nun immer mehr Masse nachdrückt und die Kittmasse nicht abgedichtet wird, entsteht aus der ersten Ausstülpung mit Zellschicht-Deckel eine Aussackung, die unterschiedlich lang werden bzw. tief ins Gewebe reichen kann.
Ganzheitlich therapierend können wir durch die vermehrte Zufuhr von Stoffen, die Kittsubstanz oder ihre Bestandteile im Übermaß liefern (sei es durch bestimmte Nahrungsmittel oder mikrobielle Mittel), die Schleimhaut dauerhaft „schmieren" oder reparieren. Selbst wenn das nicht funktionieren sollte, dann kann man zumindest nach der operativen Entfernung der Divertikel dafür sorgen, dass die Schleimhaut nicht wieder „durchbricht". Eine durchlässige Schleimhaut begründet den durchlässigen Darm, englisch „leaky gut" genannt. Dies kann auch Ursache für andere Erkrankungen sein (siehe Abschnitt 4.1. O).

Zu 4.1. J: Colitis ulcerosa, Morbus Crohn: Colitis ulcerosa und Morbus Crohn sind chronisch entzündliche Darmerkrankungen, abgekürzt CED, die mit chronisch häufigen Stuhlgängen und Blutungen und / oder Schleimabgängen einhergehen. Bei der Colitis findet dieses Geschehen überwiegend im Dickdarm (lat. *colon*) statt, man könnte es also bei einer normalen Darmspiegelung auch optisch erkennen. Beim Morbus Crohn sind die Veränderungen nicht auf einen bestimmten Darmabschnitt begrenzt, weshalb diese Erkrankung häufig in den Dünndarmabschnitten erst spät erkannt wird, weil man in diesen Abschnitten in der Regel nicht spiegelt. Erst durch eine sehr aufwändige Dünndarmspiegelung wird der Verdacht dann bestätigt. Auch hier kann die SpeziSta (Kap. 6.1) schon frühzeitig Hinweise geben, da man bestimmte Faktoren messen kann, die auf Morbus Crohn hinweisen, wenn sie alle zusammen erhöht sind. Wenn es denn einmal erkannt ist, sind die Betroffenen meist in guter spezialärztlicher Behandlung, doch auch hier lässt sich naturheilkundlich eine gute Begleittherapie aufbauen, die auch dazu führen kann, dass Patienten ihre für sie oft lästige Dauermedikation abbauen können. Zudem lassen sich aufgrund der speziellen Stuhlanalyse die Schwankungen der oft in Schüben auftretenden Krankheit frühzeitig erkennen und es lässt sich rechtzeitig gegenlenken. Hierdurch kann ggf. auch ein (erneuter) Klinikaufenthalt verhindert werden.

Zu 4.1. K: Darmpilz-Erkrankungen: Afterjucken, extreme Müdigkeit, Abgeschlagenheit etc.: Afterjucken, extreme Müdigkeit, Abgeschlagenheit, wechselnde Stühle (mal Verstopfung, mal Durchfall) können Hinweise auf Darmpilze sein. Das bedeutet, man sollte mit einer dreifach wiederholten Stuhlanalyse abklären, ob Candida albicans vorhanden ist und ob die Beschwerden zur Menge des Befalls passen. Warum dreifach? Da Hefepilze, wie die Candida-Art, in Nestern im Darm wachsen, gehen die Pilz-Zellen nicht regelmäßig mit dem Stuhlgang hinaus ins Freie. Dadurch kann man sie nicht jedes Mal im Stuhl nachweisen, sie „verstecken sich". Wenn aber dreimal in verschiedenen Proben in einem mikrobiologisch zuverlässig arbeitenden Labor keine Pilzzellen nachzuweisen waren, dann haben die Beschwerden aller Wahrscheinlichkeit nach eine andere Ursache. Denn Afterjucken kann z. B. auch durch Hämorrhoiden bedingt sein oder durch Unverträglichkeiten. Es kann auch andere Ursachen haben. Häufig wird das mikrobiell versierte Labor jedoch dennoch fündig, trotz zahlreicher negativer Proben in normalen Routine-Labors, da es doch immer noch zu mangelhaften Anzuchtverfahren für Pilze kommt.

Wichtig ist auf jeden Fall, solche Symptome abklären zu lassen, um dauerhafte Belastungen für den Körper zu vermeiden. Auch wenn viele Menschen der Meinung sind, dass Pilze im Darm normal seien, so führte die Verringerung der Pilzkeimzahlen und die damit verbundene Verbesserung des Ökosystems im Darm bisher immer zu einer Verbesserung des Allgemeinempfindens und der Müdigkeit und Abgeschlagenheit, also zu mehr Fitness und Wohlgefühl der Betroffenen; manchmal sogar zur Gewichtsabnahme. Selbst wenn Keimzahlen von 100 pro Gramm Stuhl inzwischen normal sind (weil fast jeder sie hat), so finde ich doch häufig Keimzahlen in den Zehntausenden oder sogar Millionen Pilzzellen pro Gramm Stuhl in den Analysen meiner Patienten. Und die Rückführung auf „normales Niveau" hilft vielen auch schon. Ich sollte mir als Betroffener aber darüber im Klaren sein: Nur ein pilzfreies Milieu im Darm befreit mich auch von den Fuselalkoholen und Giftstoffen, die diese Pilze bilden, langfristig. Und wer möchte denn schleichend vergiftet werden oder von „innen her Alkoholiker werden", obwohl er von außen her keinen Schluck Alkohol trinkt?

Die Zahlen, die als normal angesehen werden (100 - 1000 Pilzzellen pro Gramm Stuhl), heißen normal, weil sie in fast allen Proben enthalten sind, die im Labor gemessen werden. Doch „normal" im Sinne von biologisch sinnvoll, also für einen menschlichen Darm von Natur aus wahrscheinlich, sind diese Zahlen nicht. Ein Steinzeitmensch hatte aller Wahrscheinlichkeit nach keine Candida-Pilze im Darm, die sich dort festhalten. Sie waren höchstens vorübergehend vorhanden, da sie bestimmt auch damals schon auf Obst zu finden waren. Doch das heute gezüchtete Obst ist viel größer und süßer als die Früchte damals. Erst seit der zivilisierte Kulturmensch so viele isolierte Zucker zu sich nimmt und sie nicht mehr selbst im Darm mittels Enzymen aus der Nahrung herauslösen muss, konnte sich Candida rapide vermehren und sich im Darm „festkrallen". Hier wieder eine Hilfsvorstellung, welche die Müdigkeit und den Heißhunger auf Süßes erklären helfen soll, aber keinen Anspruch auf wissenschaftliche Exaktheit hat: Der Pilz nimmt einfach schneller den Zucker auf und verdaut ihn schneller als unser körpereigenes Verdauungs- und Aufsaugsystem. Daher „klaut" er uns immer den Zucker, vermehrt sich rapide und pumpt uns stattdessen mit seinen Abfallprodukten (s. o.) voll. Und da der Zucker nicht bei uns ankommt, gieren wir dann noch mehr nach süßem Nachschub. So geraten wir in einen „süßen Teufelskreis". Da dieser Pilz auch noch Hormon-ähnliche Substanzen abgibt, manipuliert er uns quasi von innen heraus beim Einkaufen möglichst süß zu kaufen. Und wie mächtig Hormone sein können, sieht man sowohl an Pubertierenden als auch Wechseljahrs-Betroffenen.

Praxis-Beispiel:
Eine 52jährige Patientin klagte über wechselnde Stuhlgänge und bleierne Müdigkeit. Gemäß der speziellen Stuhlanalyse bekam sie von mir ein pflanzliches Präparat zur Verdrängung der deutlich erhöht gemessenen Candida-Pilze verschrieben. Nach vierwöchiger Einnahmezeit berichtete sie, dass die Müdigkeit bereits nach wenigen Tagen deutlich nachließ und sie trotz normaler Ernährung bereits 5 kg abgenommen hatte. Normalerweise ändert man auch die Ernährung während so einer Therapie, um den Pilz nicht auch noch durch Zucker zu füttern, doch sie hatte diese Veränderung noch nicht vorgenommen.
Erklärung: Durch das Präparat wurde die Alkoholproduktion (Fuselalkohole) des Pilzes reduziert. In der Leber wurde nicht länger aus Alkohol Fett gebildet und bei gleicher Bewegung und Tätigkeit wie vorher, konnte sogar Speicherfett abgebaut werden. Die Patientin hat sich sehr gefreut, einen solchen Begleiteffekt zu haben.
In einem anderen Fall war die Alkoholproduktion durch den Pilz im Darm sogar so hoch, dass einer Patientin bei einer Alkoholkontrolle ein zu hoher Promillewert gemessen wurde, obwohl sie nachweislich keine alkoholischen Getränke getrunken hatte. Vielleicht kann man so auch eine Leberbelastung bekommen, obwohl man gar keinen Alkohol trinkt?

Zu 4.1. L: (Unter-)Bauchbeschwerden, Krämpfe: Krämpfe, Rumpeln, Kollern, Drücken, Kneifen oder wie immer Sie die Wahrnehmungen in Ihrem (Unter-)Bauch beschreiben mögen, haben – gynäkologische Abklärung vorausgesetzt – immer etwas mit einem Zuwenig (Wasser, Keime, Schleimhautfaktoren, Immunstoffe) oder auch mal einem Zuviel in ihrem Darm zu tun. Eine Abklärung über eine spezielle Stuhlanalyse ist also unbedingt zu empfehlen! Oft wird in diesem Zusammenhang auf eine kürzlich durchgeführte Darmspiegelung verwiesen. Das alleine reicht nicht aus! Sie kann nur etwas über die optisch wahrnehmbaren Veränderungen im Darm aussagen, nicht über die Zusammensetzung von Keimen, Schutzstoffen und Immunfaktoren, wie es eine spezielle Stuhlanalyse könnte (siehe Kap. 6.1).

Zu 4.1. M: Belegte Zunge, Mundgeruch: Bestimmte Beläge auf der Zunge lassen sich ganzheitlich naturheilkundlich und gemäß der Erfahrungen der Traditionellen Chinesischen Medizin (TCM) gut bestimmten Schwächen oder Füllen zuordnen. Eine Abklärung bei einem entsprechend geschulten Therapeuten (Arzt oder Heilpraktiker) dieser vielfältigen Beläge ist also sehr nützlich. Egal ob der Belag über die ganze Zunge geht oder nur auf Teilbereichen zu finden ist, farbig oder weißlich ist, normal ist er jedenfalls nicht. Mundgeruch rührt meist von einer Fehlbesiedlung der Mundschleimhaut her und hängt damit indirekt mit der Besiedelung des Darms zusammen. Erläuterungen hierzu finden Sie in Kap. 3.7.1. Pyrrolurie (KPU oder HPU abgekürzt) kann eine weitere Ursache sein.

Zu 4.1. N: Magengeschwür, Zwölffingerdarmgeschwür: Natürlich haben Magen- und Zwölffingerdarm-Geschwüre etwas damit zu tun, wie ich Stress verarbeite und das säureresistente Bakterium Helicobacter pylori spielt auch eine große Rolle bei diesen Geschwüren. Aber ich kann meinen Darm auch so „fit machen", dass mir der Stress körperlich, organspezifisch gar nicht so zusetzt. Im übrigen gilt das gleiche wie bei Punkt 4.1. F:

**Merke: Ist der Darm fit,
kommt auch der Magen wieder in Tritt.**

Zu 4.1. O: „Leaky gut" ist englisch und heißt „Durchlässiger Darm": Wenn jemand eine durchlässige Darm-Schleimhaut hat, so heißt dieses Phänomen auch Durchlässiger Darm, englisch „leaky gut". Wie schon in Abschnitt 4.1. I erwähnt, gibt es zwischen den Darmzellen eine bestimmte Substanz, welche die Zellen fest miteinander verbindet, die Kittsubstanz. Verglichen mit einer Wand aus Ziegelsteinen entsprechen die Darmzellen den Ziegeln und die Kittsubstanz zwischen den Zellen entspricht dem Mörtel. Wie bei einer gemauerten Wand gilt auch hier: Wird der Kitt zwischen den Ziegeln rissig oder bröckelig, porös, wird die Wand durchlässig: der Wind pfeift durch die Mauer. Im Darm ist es nicht der Wind, der durch die Mauer tritt, sondern die Substanzen, die im Darm sind und draußen bleiben sollen. Wenn die Kittsubstanz durchlässt, also ein durchlässiger Darm vorliegt, können Substanzen ungehindert und unkontrolliert durch die Zwischenräume zwischen den Darmzellen ins Körperinnere dringen und in Blut und Lymphe z. B. allergische Reaktionen auslösen. Umgekehrt können körpereigene / innere Substanzen nach außen sickern und dem Körper verloren gehen. Eine dieser Substanzen heißt *Alpha-1-Antitrypsin* und ist in einer speziellen Stuhlanalyse messbar. Dieser Parameter sagt uns also wie undicht / durchlässig unser Darm ist. Wenn ich Alpha-1-Antitrypsin bestimmen lasse, messe ich also wie schlecht der Darm kontrollieren kann, was in den Körper rein und was raus darf: ich messe wie durchlässig der Darm ist. Wenn der Wert erhöht ist, liegt ein „leaky gut"-Syndrom vor.

Zu 4.1. P: Fettstühle (Kleben des Stuhls in der Toilette), übel riechender Stuhl: Wenn Sie Ihren Stuhl, den Sie in die Toilette abgeben, mal beobachten und Sie feststellen, dass Sie die Spuren permanent mit der Klobürste bearbeiten müssen, oder wenn sie ferner auch noch einen fettig glänzenden Überzug an ihrem Stuhl feststellen (das kann man sehen, wenn man ihn mal trocken auffängt), dann ist aller Wahrscheinlichkeit nach Ihre Fettverdauung nicht in Ordnung. Dies ist nicht normal, auch wenn es bei Ihnen vielleicht schon immer oder seit Jahrzehnten so ist. Lassen Sie sich helfen durch eine spezielle Stuhlanalyse, die Analyse der Verdauungsparameter, bevor vor lauter Verklebung Ihres Darmrohrs Schlimmeres entsteht! Ohne Angst und Panik auslösen zu wollen: Es ist wichtig, alles zu verhindern, was in

Richtung Darmkrebs weist. Wenn in den klebrigen Verkrustungen zu lange Abfall und Giftstoffe auf die Darmschleimhaut einwirken, ist die Wahrscheinlichkeit sehr hoch, dass das Gewebe, vor allem im Dickdarmbereich, entartet. Eine Spiegelung kann hier Gewissheit geben, ob schon etwas Schlimmes entstanden ist, doch über die Stuhlanalyse kann ich schon lange vorher – wahrscheinlich Jahre, Monate vorher – schmerzlos nachprüfen, ob überhaupt ein Risiko besteht.

Merke: schwimmt der Stuhl im Toilettenwasser (immer) oben, oder brauche ich oft oder permanent die Klobürste nach dem großen Geschäft, um die Schleifspuren meiner braunen Masse in der Keramikschüssel zu entfernen, dann sollten folgende Werte untersucht werden: Fettgehalt, Verdauungsrückstände, Pankreas-Elastase 1 für die Bauchspeicheldrüse sowie Gesamtgallensäuren für das Leber/Galle-System.

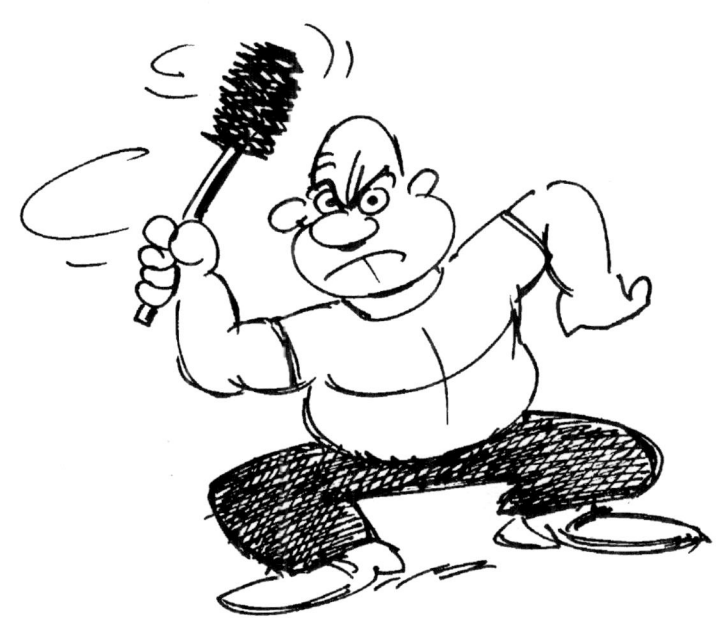

4.2 Symptome / Erkrankungen mit indirektem Zusammenhang zum Darm

In der nachfolgenden Tabelle Nr. 4.2 stehen Erkrankungen / Symptome, die indirekt mit dem Darm in Zusammenhang stehen können (Erklärungen im Text). Für viele Menschen ist es erstaunlich was alles wie mit dem Darm zusammenhängt. Wir sollten uns einfach öfter klar machen, dass er wirklich das Zentrum unseres Körpers und damit in vielerlei Hinsicht wirklich das Zentrum der Gesundheit ist.

Tabelle 4.2: Symptome, die indirekt mit dem Darm in Zusammenhang stehen (Erklärungen im Text)

4.2. A	Pilzerkrankungen generell; nicht nur im Darm, sondern auch Hautpilz, Fußpilz, Scheidenpilz	4.2. H	Chronische Müdigkeit, CFS
4.2. B	(Dauernde oder immer wiederkehrende) Nasen-Nebenhöhlen-, Stirnhöhlen- oder Mandelentzündungen	4.2. I	Kalte Füße, kalte Hände
4.2. C	Grippale Infekte, (andauernd / immer wiederkehrend)	4.2. J	Ständiges Räuspern oder Hüsteln
4.2. D	Depressionen	4.2. K	Verstopfte Nase
4.2. E	Gelenks-Erkrankungen	4.2. L	Gewichtsprobleme • Übergewicht • Untergewicht
4.2. F	Rückenbeschwerden	4.2. M	Krebs
4.2. G	Allergischer Formenkreis: • Neurodermitis • Ekzeme • Akne • Psoriasis, Schuppenflechte		

Was aber auch ganz wichtig ist: Wir können unseren Körper nicht nur nach Abteilungen getrennt anschauen, wir brauchen auch Menschen, die den ganzen Körper in seinen Zusammenhängen und Querverbindungen anschauen und therapeutisch wirken können. Denn der Mensch ist ein großes Netzwerk, ähnlich wie im Internet: manches verbreitet sich rasend, ohne dass man es möchte, anderes bleibt „für immer" irgendwo stehen und kommt nur durch Reinigungsaktionen wieder heraus. Die Quervernetzungen und Schnittmengen von Hormon- und Immunsystem sind überraschend und noch lange nicht ausreichend erforscht, obwohl schon 1991 das Buch „Netzwerk Mensch" erschien, welches diese Zusammenhänge beschreibt.

Zu 4.2. A: Pilzerkrankungen generell (nicht nur im Darm, sondern auch Hautpilz, Fußpilz, Scheidenpilz): Auch Hautpilz, Fußpilz und Scheidenpilz hängen mit der Darmfitness zusammen. Warum das so ist, erklärte ich Ihnen in Kapitel 3.7. in welchem der Zusammenhang zwischen dem Darm einerseits und Haut bzw. Schleimhäuten andererseits erklärt wird. Soviel sei an dieser Stelle aber vermerkt: Wenn die Schleimhaut im Darm gelernt hat, dass Pilze auf ihr nichts zu suchen haben und sie genügend mit guten Bakterien und Schutzmolekülen versorgt ist, dann haben die Pilze weder hier noch auf cen anderen oben genannten Haut- bzw. Schleimhaut-Arealen eine Chance und werden abgewehrt. Siedeln sie sich dennoch an, so ist irgendwo in diesem Wechselspiel ein Schwachpunkt, den man therapeutisch bearbeiten kann ohne die Leber mit oralen Anti-Pilz-Mitteln zu belasten oder zu schädigen. Also möglichst keine leberschädigenden, oralen Anti-Pilz-Mittel bei Fußpilz, sondern Stuhlanalyse.

Zu 4.2. B: (Dauernde oder immer wiederkehrende) Nasen-Nebenhöhlen, Stirnhöhlen- oder Mandelentzündungen: Die dauerhafte oder immer wiederkehrende Nasen-Nebenhöhlen- bzw. Mandelentzündung ist ein Hinweis darauf, dass die Abwehr auf den Schleimhäuten im Nasen-Rachenraum geschwächt bis gestört ist. Dies gilt ebenso für Stirnhöhlenentzündungen. Diese Abwehrfähigkeit kann über den Darm verbessert werden. Über den Darm? Ja, Sie haben richtig gelesen. Es steht in Kapitel 3.7: Die an der Darmwand trainierten Immunzellen besiedeln die Schädelhöhlen-Schleimhäute.

Zu 4.2. C: Grippale Infekte, (andauernd / immer wiederkehrend):
Wenn ich immer wieder erkältet bin und / oder grippale Infekte bekomme, also mehr als einmal im Jahr, dann liegt eine Schwäche meines
Immunsystems vor. Da 80 % der Immunzellen ständig im Darm beschäftigt sind und dort trainiert werden, ist der Erfolg einer mikro-
biologischen Therapie (oder *Symbioselenkung*) über den Darm so
erfolgreich für die Abwehr. (Nur) die anderen 20 %, also der weit-
aus geringere Anteil, können / kann gerade im Blut oder in anderen
Körperteilen unterwegs sein und dort z. B. Bazillen oder Schnupfen-
viren abwehren. Durch den permanenten Austausch zwischen beiden
Gruppen von Zellen, denen im Darm und denen „draußen" im Körper,
werden die Trainingserfolge weitergegeben. Also „Darmsanierung"
bringt immer etwas für die Abwehr. Warum das so ist? Hier verweise
ich wiederum auf Kapitel 3.7.1 und Kapitel 3.7.2.

Zu 4.2. D: Depressionen: Depressionen haben viele Ursachen,
doch eines steht fest: Der größte Anteil des Serotonins, eines unserer
„Glückshormone", das auf unsere Stimmungslage im Gehirn wirkt,
wird im Darm gebildet. Was liegt also näher als über den Darm zumindest die Serotoninproduktion wieder anzukurbeln. Ganz in Anlehnung
an ein altes Werbe-Motto für Katzennahrung: „Ist der Darm gesund,
freut sich der Mensch". Denn erst dann kann er sich auch wieder freu-
en, weil durch die „Darmsanierung" genügend von dem Hormon gebildet wird, das wir zum Erleben von Glücksmomenten brauchen. Ohne
Hormon ist auch keine Freude fühlbar. Auch unsere Gefühle sind
durch Moleküle und die dazugehörigen *Rezeptoren* vermittelt. Natürlich sind damit die seelischen Hintergründe noch nicht bearbeitet,
die Schilddrüsenlage ist noch nicht geklärt und das Problem ist noch
nicht aus der Welt. Doch die begleitende Darm-Therapie beschleunigt
erfahrungsgemäß die Therapie gegen Depressionen. Ebenso ist es
sinnvoll in der Lebensmitte von Mann und Frau über Speicheltests die
übrige Hormonlage (wie z. B. DHEA, Cortisol, ß-Östradiol, Testoste-
ron, Progesteron) abzuklären, bevor Antidepressiva genommen werden. Denn im Speichel misst man die wirksamen, aktiven Hormone,
im Blut nur die passive Speicherform mit der aktiven Form gemischt.
Doch dies gehört in ein weiteres Buch.

Rezeptoren sind Andock-/Bindestellen auf unseren Zellober-flächen: Hier können Moleküle festmachen, wie ein Schiff am Poller im Hafen. Und wenn diese Moleküle gebunden sind, reagiert die Zelle mit einer entsprechenden Reaktion. Jedes Molekül braucht also seine spezifische Bindestelle, jede besetzte Bindestelle sorgt für eine entsprechende Reaktion in der Zelle.

Vergleichen wir einmal Serotonin mit einem Basketball, seinen Rezeptor mit dem Korb, durch den der Ball geworfen wird: Nur wenn der Ball durch den Korb fällt, wird das Netz des Korbes bewegt und es passiert etwas. Es wird gezählt, bzw. eine Kaskade in der Zelle ausgelöst. Diese Kaskasde bewirkt, dass wir uns gut fühlen.

Wenn keine Bälle (Serotonin) vorhanden wären, kann auch nicht gezählt werden; es gibt keine Punkte. Übertragen auf Serotonin: kein Serotonin, kein Glücksgefühl.

Zu 4.2. E: Gelenks-Erkrankungen: Warum hängen Gelenkserkran-kungen mit dem Darm zusammen? Auch wenn das beides aussieht als stünde es nicht in Zusammenhang: Es ist tatsächlich so, dass durch Störungen im Darm bestimmte Antikörper, also bestimmte Ei-weiße im Blut gebildet werden, die zwar der Abwehr von etwas die-nen sollen, die aber unnütz sind, nichts Spezielles abwehren, also fehlgebildet wurden. Das heißt, unter bestimmten Umständen, die aus Stuhl messbar sind, werden bestimmte Antikörper gebildet und ins Blut geschickt, die gar nicht sinnvoll sind. Oft lagern sich diese Eiweißkörper dann in den Gelenken ab, wo sie massiv zum Knirschen und Knacken und nach längerer Zeit zum Steifwerden der Gelenke beitragen können. Das bedeutet: Auch bei Arthrose und Arthritis an den Darm denken und eine spezielle Stuhlanalyse machen lassen! Wenn ich über den Darm durch eine bestimmte Darmtherapie den Nachschub dieser Moleküle verhindere, dann können bei genügend Bewegung der betroffenen Gelenke die Ablagerungen wieder abge-baut werden. Andernfalls quillt die „Mülldeponie Gelenk" irgendwann über und das Gelenk wird steif, so wie in der folgenden Skizze:

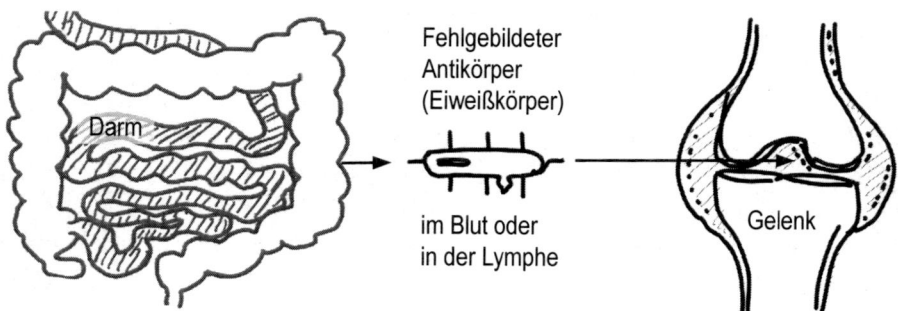

Fehlgebildeter
Antikörper
(Eiweißkörper)

im Blut oder
in der Lymphe

Darm

Gelenk

Abb. 4.2.1: Entstehung eines unnützen Eiweiß- oder Antikörpers (mittlerer Teil) im Darm (linker Teil). Er wandert über Blut oder Lymphe aus und schwimmt so lange im Körper in Blut und Lymphe herum bis er einen Ort der Ablagerung findet (rechter Teil).
Da er eine Fehlbildung ist, findet er keinen Gegenpart und wird vom Körper dort „geparkt", wo er am wenigsten mit den anderen Blut-Eiweißen kollidiert: im Gelenkspalt (rechter Teil)

Für den Körper stellt der Gelenkspalt eine gute „Mülldeponie" dar, da im Spalt keine Blutgefäße vorhanden sind. In Blut und Lymphe patroullieren viele Zellen, die mit den fehlgebildeten Antikörpern permanent beschäftigt wären. Da im Gelenkspalt keine Blutzellen sind, können die Stoffe hier ohne Probleme abgelagert werden. Die Stoffe werden aus Blut oder Lymphe in das Wasser des Spaltes ausgeschieden. Einmal im Gelenkwasser, können sie sich auf den Gelenkflächen und -köpfen ablagern. Generell werden durch die Gelenksbewegung die Stoffe im Gelenkspalt nur passiv bewegt. Im Blut werden sie durch den Blutstrom überall hinbewegt. Wenn also etwas aus dem Gelenkspalt wieder heraus soll, geht das nur über die Bewegung der Gelenke. Bewegen wir die Gelenke nicht mehr, können die Ablagerungen sehr viel schneller wachsen und die Gelenke schneller versteifen. Daher soll man Gelenke mit Ablagerungen dennoch mäßig bewegen, trotz des Schmerzes, den das bereitet und dafür sorgen, dass aus dem Darm kein Nachschub von „Müll" mehr nach kommt.

**Merke: Knirscht was in Gelenken,
an den Darm musst` denken!**

Praxis-Beispiel „leaky gut":
Eine 54 jährige Patientin klagt über **Gelenksbeschwerden** bei der Gartenarbeit: Sowohl in den Fingergelenken als auch in den Knien
Die Darm- / Stuhlanalyse ergibt eine hohe Durchlässigkeit und eine Reduktion des *sIgA-Wertes*, eines Schutzfaktors der Darmschleimhaut (s. Kap. 3.7.1 mit Abb. 3.8)
Nach zwei Wochen Einnahme der Leinsamensuppe (Kap. 5.5 und Kap. 10.1) zur unspezifischem Beruhigung der Darmschleimhaut, berichtet sie bereits über Linderung in den Fingern.
Nach dreimonatiger zusätzlich begleitender Therapie mit einem spezifischen Darmpräparat, kann sie „wieder Bäume ausreißen" und hat weder in den Fingern noch in den Knien Schmerzen oder Steifheit oder Knirschen. Eine zusätzliche Abklärung mit Tests aus Blut bzw. Atemluft klärt Allergien und Nahrungsmittelunverträglichkeiten.
So kann sie in Zukunft vermeiden, dass sich noch einmal „unnütze" Antikörper in ihren Gelenken ablagern. Es wäre auch möglich gewesen statt der Vermeidung der Substanzen, die der Körper nicht verträgt, eine „Löschung" durch Bioresonanz-Therapie herbeizuführen, doch diese Art der Therapie war ihr suspekt.
Ich respektiere solche Entscheidungen meiner Patienten, war ich doch selbst mal ein „waschechter" Naturwissenschaftler oder Zweifler. Jede(r) Betroffene soll sich mit seiner Therapie wohl fühlen und dahinter stehen. Meist gibt es zwei oder mehrere Möglichkeiten, über die ich aufkläre, doch die Entscheidung liegt bei den Patienten.

Zu 4.2. F: Rückenbeschwerden: Wenn Sie sich vorstellen, dass in Ihrem Darm vor lauter Gasen durch falsche Bakterien der „Teufel los" ist oder vor Verstopfung das Material in diesem Schlauch immer mehr wird, dann dürfte Ihnen schnell klar sein, dass die Masse immer mehr wird und er sich vom Volumen her weiter ausbreiten muss. In unserem Körper kann der Darm sich sehr lange nach vorne zur Bauchhaut hin ausweiten, aber irgendwann ist auch da mal Schluss und der Darm drückt spätestens dann auch nach hinten. Was liegt denn hinten, hinter dem Darm? Richtig, die Wirbelsäule! Zugleich ist der Darm mit seinem Netz, in dem er hängt, an der Wirbelsäule aufgehängt. Damit kann er uns nicht runterrutschen oder rausfallen.

Wenn nun das Volumen nach hinten drückt, schiebt es als erstes das nachgiebigste Material nach außen. Nun besteht unsere Wirbelsäule ja aus Wirbelkörpern und Bandscheiben. Was meinen Sie drückt der innere Druck als erstes raus? Richtig, die Bandscheibe. Wenn Sie also mit dem Ischias zu tun haben, mit unbestimmtem Drücken in der Lendenwirbelregion beim Übergang zum Kreuzbein oder generell zu Rückenschmerzen neigen, dann ist es auf jeden Fall sinnvoll, Entlastung von Seiten des Darmes zu schaffen. Natürlich sind dadurch bestehende Schäden an den Wirbelkörpern oder Bandscheiben nicht repariert, doch mit zunehmender Abnahme des Gewichts im Darm, der Blähungen oder der Verstopfung im Darmbereich sinkt die Belastung der Wirbelsäule – ganz abgesehen von der Gewichtsabnahme des Körpers, die der Wirbelsäule sehr gut tun würde! Also: Je weniger der Darm oder Körper wiegt, um so weniger hängt er an der Wirbelsäule als Belastung.

Und jeder, der schon mal tage- oder wochenlang mit Verstopfung zu tun hatte, weiß, wie sehr es im Kreuz drückt und weh tut. Daher den Darm „fit machen", denn dann gilt:

Merke: Ist im Darm Ruh´, ist auch im Rücken Ruh´.

Zu 4.2. G: Allergischer Formenkreis: Zum allergischen Formenkreis gehören verschiedene Erkrankungen. Nicht bei allen ist gleich der Zusammenhang zum Immunsystem erkennbar und zu den Zellen, die eine echte allergische Reaktion (Allergie vom Soforttyp 1) auslösen können. Da es auch Reaktionen und Erscheinungen im Körper gibt, die nur so aussehen wie eine allergische Reaktion und dieses Feld noch erforscht wird, fasst man es so etwas schwammig zum allergischen Formenkreis zusammen. Hierzu gehören

- Neurodermitis,
- Heuschnupfen,
- Nahrungsmittelallergien,
- Ekzeme,
- Akne,
- Asthma, allergisches,
- Psoriasis, Schuppenflechte.

Nicht immer verschwinden die allergischen Reaktionen vollständig durch eine Darmtherapie, da das allergische Geschehen sehr komplex und vielschichtig ist. Doch gelindert hat es die allergischen Erscheinungen noch immer; und oft genug verschwanden die allergischen Reaktionen bei den Patienten ganz, egal um welche der beschriebenen Erscheinungen (hinter den Aufzählungszeichen) es sich handelt. Kapitel 3.7.1 und Kapitel 3.7.2 erklären den Zusammenhang.

Zu 4.2. H: Chronische Müdigkeit, CFS: CFS steht für engl. *Chronic Fatigue Syndrome* (chronisches Schlafsyndrom) und beschreibt einen Zustand, in dem man nur noch ruhen oder schlafen möchte. Es hat viele Einflussfaktoren und mögliche Ursachen. Oft tritt dieses Phänomen nach Krebserkrankungen und -behandlungen auf, aber auch unabhängig von dieser Erkrankung.

Häufig lässt sich durch die Darmtherapie und / oder die damit einhergehende Leberunterstützung auf naturheilkundliche Art auch in diesem Bereich eine Linderung erreichen, nämlich dass die Betroffenen nur noch ab und zu oder seltener Müdigkeits-Erscheinungen aufweisen. Es fällt also zumindest eine ursächliche Komponente weg, nämlich der Darm als Ursache für belastende Stoffe und dadurch ist die übrige Therapie erleichtert. Die Betroffenen sind meist schon froh über kleine Erleichterungen, die nur über die Darmbehandlung erreichbar sind. Entgiftungs-Kuren pflanzlicher, spagyrischer oder homöopathischer Art oder die regelmäßige Anwendung des Leberwickels können schon viel bewirken.

Praxis-Beispiel:
Sarah war mit 37 an **CFS** (chronic fatigue syndrome, chronischem Müdigkeitssyndrom) erkrankt, ohne weitere diagnostizierte Grunderkrankungen. Durch eine Empfehlung schleppte sie sich auf meinen Darmvortrag und kam schließlich auch in die Praxis. Allein nur durch die tägliche Anwendung des Leberwickels und die Einnahme von Kapseln eines bestimmten Heilpilzes besserte sich die Müdigkeit so stark, dass sie auch andere Therapieformen durchführen konnte, die ihr zuvor vor lauter Müdigkeit zu anstrengend erschienen waren.

Praxis-Beispiel:
Ein 53jähriger Krebspatient hatte unter der oft nach Krebstherapie eintretenden **CFS** stark zu leiden: Wochen- und monatelang nur vom Bett aufs Sofa und zurück. Keine Gespräche mehr mit Frau und Freunden, keine Treffen mehr möglich. Völlig zurückgezogen von seinem sozialen Umfeld ließ er sich schließlich regelmäßig alle 2 Tage Darmspülungen (Einläufe) verabreichen. Dadurch hatte er dann wieder genug Elan, um sich täglich selbst einen Leberwickel zu machen. Nach 12 Darmspülungen und 6 Wochen Leberwickel war er wieder in der Lage aufzustehen und regelmäßig mikrobiologische und pflanzliche Präparate einzunehmen, die laut Stuhlanalyse sinnvoll waren. Nach und nach erholte er sich und geht jetzt sogar wieder arbeiten und treibt regelmäßig Sport.

Zu 4.2. I: Kalte Füße, kalte Hände: Kalte Hände und kalte Füße hängen mit dem Säure-Basen-Gleichgewicht im Körper zusammen. Probleme dabei machen sich immer zuerst an den Körperendpunkten, also den Endpunkten der Arme und Beine sowie der Nase, also an der Nasenspitze bemerkbar. Da der Darm einen Großteil zur Regulation dieses Gleichgewichtes beiträgt, da nur er die Basenstoffe aufnehmen kann, sei diese Symptomatik hier mit erwähnt. Die Erläuterungen hierzu sprengen aber den Rahmen dieses Buches. So sei auf die einschlägige Literatur verwiesen, siehe Anhang. Was jedoch mit naturheilkundlichen Basenbädern (Arm-, Hand-, Fuß-, Vollbad) alles erreicht werden kann, lässt selbst erfahrene Therapeuten immer wieder staunen. Eine Anleitung finden Sie in Kap. 10.4.

Zu 4.2. J: Ständiges Räuspern oder Hüsteln: Oft ist dieses häufige bis ständige Räuspern oder Hüsteln eine übermäßige Schleimbildung. Im Halsbereich entsteht übermäßig Schleim, wenn das Immunsystem fehltrainiert wurde. Ein gesundes Maß an Schleim ist zur Reinigung unseres Rachenbereiches notwendig. Zu wenig führt zu Entzündungen, zu viel ist eine Überreaktion, die über eine Darmkur zurückgeführt werden kann, da die Schleimhäute im Nasen-Rachenraum ständig in Verbindung stehen mit der Darmschleimhaut.
Wie, das erfahren Sie in Kap. 3.7.1 und Kap. 3.7.2.

Zu 4.2. K: Verstopfte Nase: Wer dauerhaft mit einer verstopften Nase zu tun hat oder zumindest mit einem verstopften Nasenloch, ohne dass dort wirklich Sekret sitzt, hat wahrscheinlich geschwollene Schleimhäute. Die meisten Leute sagen mir: „Ja, meine Nasenscheidewand ist krumm. Daher kommt das". Schön und gut, soll sie krumm sein und zu einer Verengung des Nasenlochs führen. Doch fast immer verbessert sich die Atmung durch den Atemkanal auch in dem (angeblich durch die Krümmung der Scheidewand) verstopften Loch, wenn die Darmtherapie oder eine *Symbioselenkung* durchgeführt wird. Denn oft genug wird durch die Darmtherapie ein Schleimhaut-Schutzfaktor im Darm wieder aufgebaut – und durch die zusammenhängenden Schleimhäute (s. Kap. 3.7.1 und Kap. 3.7.2) im gesamten Körper wirkt dieser Schutzfaktor auch an der Nasenschleimhaut und lässt sie abschwellen. Und siehe bzw. rieche da: die Atmung und Belüftung der Nasenhöhle ist nun doch, trotz schiefer Wand möglich, verbessert oder wieder völlig normal. Denn wenn die Nasenschleimhaut abschwillt, ist einfach mehr Platz zwischen der Schleimhaut der Nasenscheidewand und der Schleimhaut der Nasenflügel. Das ist für manche wie ein Wunder, ist aber ganz logisch und Praxisalltag.

Als *Symbioselenkung* bezeichnet man die Therapie, bei der über mikrobiologische oder pflanzliche Präparate der Lebensraum der Keime im Darm zugunsten der guten, günstigen, einheimischen Bakterien (Hausbewohner oder gute Untermieter) beeinflusst wird. Das kann man mit Mitteln erreichen, die den pH-Wert günstig beeinflussen, mit Nährstoffen wie speziellen Ballaststoffen oder auch mit abgetöteten oder lebenden Keimen. Je nach Ergebnis einer Stuhlanalyse, sollten die passenden Mittel gewählt werden.
Es sollte nicht, wie leider oft, einfach nach dem Gießkannenprinzip irgendetwas in den Darm „gekippt" werden, wie die Werbung es gerne vormacht oder mancher Mensch meint: „Das ist ein gutes Präparat", egal wie es wirklich im Darm aussieht: „Es wird schon passen". Oder etwa nach der Devise: „Viel hilft viel". Nein, dies ist nicht ratsam. Der gezielte Aufbau derjenigen Bakterien, die sich im Mangel befinden, sollte erfolgen! Nicht einfach irgendein Bakterienpräparat geben!

Zu 4.2. L: Gewichtsprobleme: Es mag manche(n) Leser(in) sehr erstaunen, aber es gibt wirklich beide Seiten dieses Problems:

- Übergewicht
- Untergewicht

Übergewicht hat viele Ursachen, kann aber auch damit zusammenhängen, dass ich eine ungesunde Zusammensetzung von Bakterien im Darm habe, eine Verdauungsschwäche, oder eine Fehlbesiedelung mit „Bösewichtern". Dadurch kann es zu folgendem kommen:

a) Stoffe werden ungenutzt aufgenommen und gleich als Fettpolster ins Unterhautfettgewebe eingelagert da sie zu viel sind oder nicht verbrannt werden können:
Das Verhältnis zwischen Wasser, Fett und Muskelmasse im Körper ist gestört. Wäre das Verhältnis richtig und die Muskelmasse wird bewegt, dann „verbrennt" der Körper auch und vor allem das Fett.

b) Fette bleiben unverdaut im Darm liegen und Bakterien in nachfolgenden Darmabschnitten stürzen sich darauf, vermehren sich ungezügelt, produzieren übel riechende Gase und Stühle:
Das ist dann die Verdauungsschwäche, die wiederum zur Störung des Gleichgewichts zwischen Fett, Wasser und Eiweiß-/Muskelmasse im Körper führen kann.

c) Bakterien, Pilze oder ungebetene Besucher, z. B. Parasiten, sorgen dafür, dass permanent Nachschub für ihre Vermehrung kommt, also gegessen wird, was für die ungebeten Gäste gut ist. Was aber für den Menschen, der diesen Darm und diese „Bösewichter" beherbergt, gar nicht günstig ist, denn im Körper kommen bestimmte Stoffe im Übermaß an.

In jedem Falle kann es zu einer Gewichtszunahme kommen, die nicht direkt von der Nahrungsmenge / Kalorienanzahl abhängt. Oder aber es wird eine Gewichtsabnahme verhindert, trotz aller Diäten, nur weil der „Mikrobenkosmos in unserem Acker oder Garten" verrückt spielt. Die gute Nachricht: Die spezielle Stuhlanalyse gibt Auskunft darüber, welche Verdauungsschwächen oder „Bösewichter" in unserem Verdauungsschlauch uns insofern einen Streich spielen, als sie unsere (Zu- oder) Abnahmeversuche „torpedieren", sprich verhindern.

Untergewicht kann ebenfalls mit dem Darm zusammenhängen insofern, als eine Verdauungsschwäche vorliegt, die sich so auswirkt, dass das Gute, was gegessen wird, gar nicht über die Darmwand hinüberkommt, also gar nicht ausgewertet wird für den eigenen Körper. Der Körper hungert obwohl im Darm Essen ankommt. Ganz nach dem weisen Satz von Hufeland: „Wir ernähren uns nicht von dem, was wir essen, sondern von dem, was wir aufnehmen." Wird der Darm also wieder aufnahmefähig gemacht, der vorher ein Problem damit hatte, dann erhält der / die Betroffene in der Regel wieder se n bzw. ihr gesundes Wohlfühlgewicht.

Schwierig ist es allerdings, wenn ein hormonelles Problem vorliegt: Das Zusammenspiel von Hormonen im Körper ist so komplex dass die Gewichtsthematik dann nicht alleine über den Darm lösbar ist. Dann sollte man Untersuchungen bzgl. Schilddrüse, Nebennierenrinde, Hypophyse, Epiphyse, Vitamin D3 (das nun auch als Hormon gilt) etc. einleiten, doch das ist ein anderes Thema.

Zu 4.2. M: Krebs: Natürlich ist Krebs ein sehr komplexes Geschehen und ich würde nie behaupten, dass sich Krebs allein über den Darm heilen lässt. Doch unser Darm besitzt eben die größte Oberfläche und Kontaktfläche zur Außenwelt, wo mehr auf uns einprasselt, als auf der (Außen-) Haut. Und Darmkrebs liegt (nach Statistik in 2008) bei Männern und Frauen auf Platz 2 der Krebs-Neuerkrankungen (nach Platz Nummer eins: Prostatakrebs bei Männern und Brustkrebs bei Frauen).

Rufen Sie sich bitte noch mal die Kläranlage aus Kapitel 2 ins Gedächtnis: Wenn im Dickdarmbereich permanent zu wenig Wasser ist (ich trinke nicht genug) oder die Ablagerungen an der Darmwand zu lange liegen bleiben, die Giftstoffe zu lange auf die Schleimhäute einwirken (Verstopfung oder Darmträgheit liegt vor), dann ist leicht verständlich, dass solche zarten, schwer belasteten „malträtierten" Darmschleimhautzellen schon mal entarten. Oder die Giftstoffe werden bei der Rückgewinnung des Wassers im Dickdarm mangels ausreichender Entgiftung wieder aufgenommen und können dann an anderen Orten im Körper Zellen entarten lassen. Jeden Tag entstehen in unserem Körper Krebszellen. Oh je? Nein, denn im fitten

Zustand schafft es unser Körper, vor allem unser Immunsystem, diese zu erkennen, abzutöten und auszuscheiden. Unser Körper ist genial! Also denken Sie nicht an das Negative, sondern an das Positive: stärken Sie Ihre Ausscheidungsorgane (Niere, Darm, Haut), so stärken Sie Ihre Fitness und damit auch die Fähigkeit, weiterhin und lebenslang Krebs abzuwehren. Wenn aber im Darm permanent „Dürre", also Mangel an Wasser oder Ballaststoffen herrscht, oder „Verschlammung", sprich Ansammlung von Giftstoffen oder „Stau", also Verstopfung herrscht, so ist die Kläranlage verstopft und demnach vergiftet sich der ganze Körper schleichend selbst. Je mehr Gifte im Körper, desto höher die Wahrscheinlichkeit, dass der Körper eines Tages die Krebszellen nicht mehr abbauen kann und sie die Oberhand gewinnen. Oder anders ausgedrückt: Wenn im Darm kein Krieg (mehr) herrscht (der Acker also nicht zum Schlachtfeld wird), kann ich meine Abwehr- und Verteidigungsenergie im Kampf gegen Krebs überall im Körper einsetzen.

Merke: „Frieden schaffen ohne Waffen" (Zitat)

> **„Waffen"** wären z. B. irgendwelche hemmenden Mittel, (...-Hemmer) oder chemische Mittel, die in die Biologie des Darmes oder Körpers eingreifen, z. B. die meisten Abführmittel, Herzkreislaufmittel.)

Frieden schaffen ohne Waffen bedeutet hier: Wenn ich

- ➤ den Darm als Acker hege und pflege, was bedeutet: Beachtung und Ruhe geben, Leberwickel machen, Entspannung ermöglichen, Zeit geben,
- ➤ ihn mit guter Saat versorge: mit guter, biologisch sinnvoller Nahrung versorgen,
- ➤ ihn regelmäßig gieße: ausreichend Wasser trinke,
- ➤ Unkraut auszupfe: Bösewichter rauswerfe, Säuren mit Basen ausgleiche, seelische Konflikte löse,
- ➤ ab und zu mal ordentlich flute, also sauber mache, Einlauf oder Colon-Hydro-Therapie durchführe,
- ➤ aber auch wieder gute Keime ansiedele: *Symbioselenkung*, mikrobielle Kur,

- ➤ ihn zu einem Rückzugs-Ort für meine Hausbewohner / Untermieter mache: natürliche Darmkeime in Balance bringen,
- ➤ ihn ab und zu mal inspiziere, „Bodenproben" nehme: <u>spezielle</u>
  Stuhlanalyse veranlasse,
- ➤ ...

... dann habe ich mit naturheilkundlichen, biologischen Mitteln die Möglichkeit, wirklich Frieden und Ruhe im Darm und damit auch im Körper geschaffen.

Nach all diesen Symptomen und Krankheiten die mit dem Darm zusammenhängen, halten viele von Ihnen den Ausdruck

„Der Darm – Wurzel der Gesundheit"

bestimmt auch für zutreffend. In der folgenden Abbildung 4.2 2 sind immerhin noch mal 23 dieser Zusammenhänge bildhaft anhand eines Baumes dargestellt.
Erscheinungen / Symptome, die im Darm auftreten, sind in den Wurzelbereich des Baumes gezeichnet, solche die im Kopfbereich anzutreffen sind in der Krone des Baumes und solche, die wir eher im Rumpfbereich finden, sind im mittlerem Bereich / im Stammbereich des Baumes eingezeichnet (siehe nächste Seite).

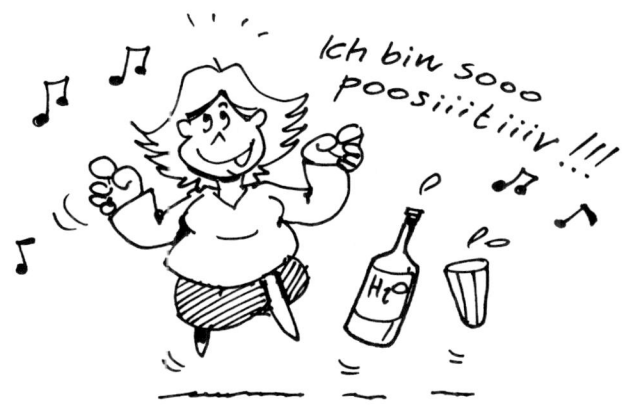

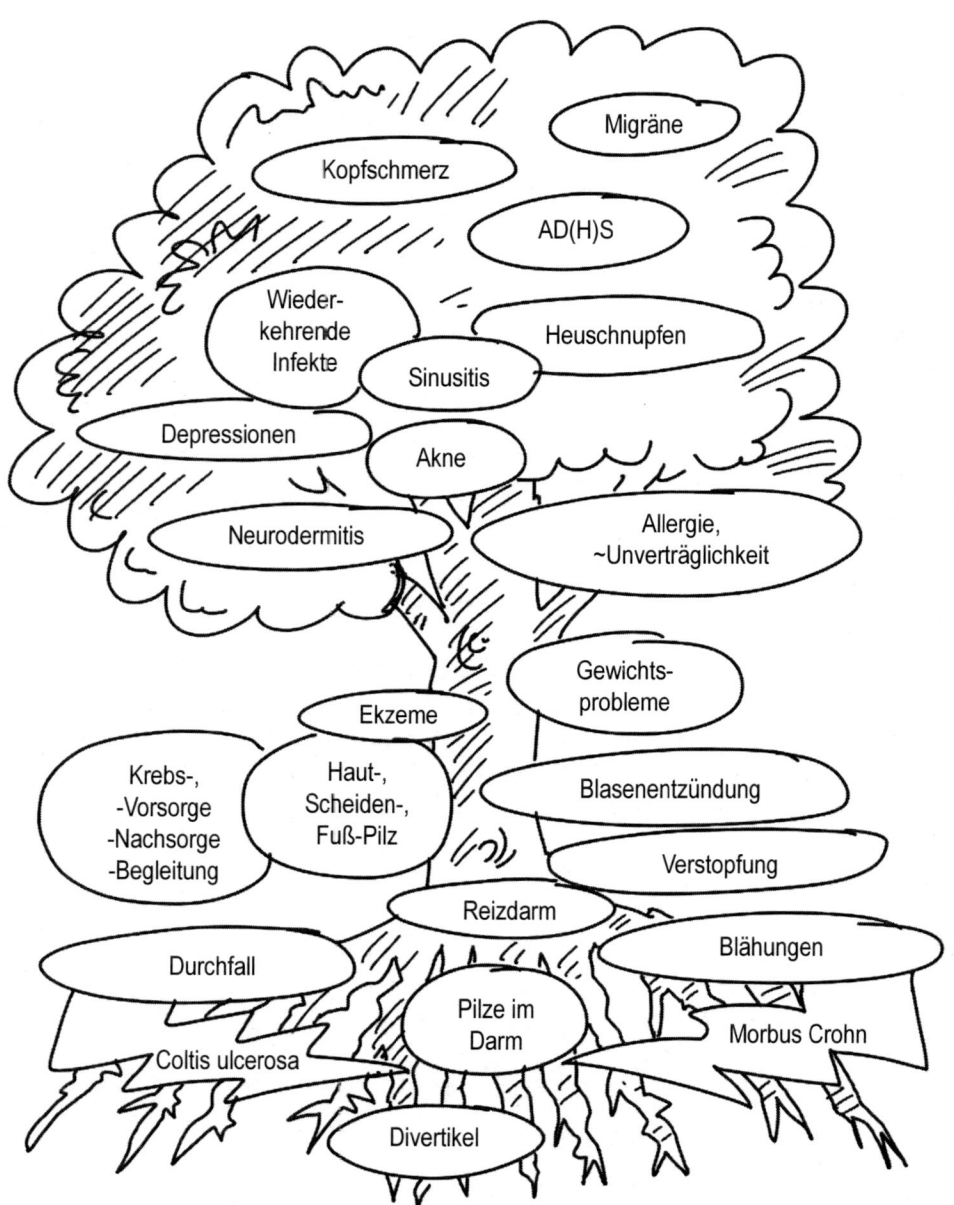

Abb. 4.2.2: Der Darm – Wurzel der Gesundheit: Analogie zwischen Mensch und Baum mit Zuordnung von einigen Krankheiten oder Symptomen

5 Was kann ich selbst für mich und meinen Darm tun? Wie kann ich mir selbst helfen?

5.1 Wasser trinken

Die Tatsache, dass ganz viel Wasser notwendig ist, um die guten Nährstoffe auch aufsaugen zu können, schlürf, haben wir ja schon mehrfach gehört. Welche Art des Wassers dabei wichtig ist, ist ein Kapitel für sich. In Kurzform: je naturbelassener ein Wasser ist, desto besser, wenn gleichzeitig alle hygienischen Bedingungen erfüllt sind. Es braucht ein paar Mineralien im Wasser, aber ob wir wirklich die Mineralien aus dem Wasser (anorganische Moleküle) aufnehmen oder vielleicht doch besser die aus der Nahrung (organische Moleküle), ist bisher nicht hinreichend geklärt. Klar ist jedoch, dass wir ohne Wasser nicht funktionieren. Weder die Verbrennung der Nahrung noch das Denken, noch die Entgiftung läuft ohne Wasser. Wir bestehen zu ca. 80 % (70 - 90 %) aus Wasser: Wenn wir auf die Welt kommen ist der Wassergehalt noch hoch, je älter wir werden und je weniger wir Wasser trinken, desto geringer wird der Wassergehalt unseres Körpers. Wir vertrocknen so langsam. Wie eine Primel (siehe auch Kap. 1.2.4). Kohlensäure ist den meisten Wässern zugemischt, um sie haltbarer zu machen. Dies ist dann keine natürliche Kohlensäure. Aber egal ob zugesetzt oder natürlich im Wasser enthalten, mit dieser Kohlensäure im getrunkenen Wasser können wir weniger Abfallstoffe – Abfallstoffe bei uns sind vor allem organische Säuren – aus unserem Körper ins Wasser abgeben, um uns zu reinigen. Also Säuren in saures Wasser geben ist schwieriger als in basisches oder neutrales Wasser.
Warum machen wir es also unserem Körper so schwer seine Müllstoffe loszuwerden indem wir kohlensäurehaltige Wässer und Getränke mit noch ganz anderen Sachen drin trinken? Ja, natürlich, die häufigste Antwort, die ich erhalte, ist „das schmeckt doch nicht ohne". Ja, für viele ist das wirklich so. Doch wenn ich auch nur die leiseste Erkrankung habe oder irgendetwas Ermüdendes spüre, dann ist die Rückkehr zu klarem Quellwasser wirklich die beste Lösung. Ein solches Wasser kann zum Heilmittel werden. Wenn man sich einfach mal vorstellt, man könnte vielleicht einige Pillen oder Nahrungser-

gänzungsmittel sparen, nur weil man das für den Körper richtige, natürliche Wasser trinkt, dann wäre das doch eigentlich eine gute Motivation. Man kann ja für den Genuss ab und an noch etwas anderes zusätzlich trinken, aber die Hauptmenge an Flüssigkeit sollte eben reines Quellwasser ohne zugesetzte Kohlensäure sein, das ist für den Körper die natürlichste Form. Denken Sie mal an den Steinzeitmenschen: Und unser Verdauungssystem funktioniert eben immer noch so wie zur Steinzeit, egal was wir inzwischen mit unserem Wasser und unseren Nahrungsmitteln gemacht haben. Wo hat der Steinzeitmensch denn sein Wasser herbekommen?

Richtig: aus der Quelle, dem Bach oder dem Fluss. Bach und Fluss waren zu der Zeit auch nur Quellwasser oder geschmolzener Schnee, also sauberes Regenwasser mit natürlichen Zusätzen. Also wer heute eine eigene saubere, überprüfte Quelle hat, kann sich glücklich schätzen. Alle anderen können Quellwasser, auch deutschen Ursprungs, kaufen. Gut ist eine Quelle vor allem, wenn das Wasser von allein an die Oberfläche quillt und nicht gepumpt werden muss.

Ansonsten stelle ich Ihnen noch zwei Fragen, die Ihnen vielleicht eine weitere Motivation zur Umstellung auf reines Wasser liefern:

1.) Würden Sie Ihr Badezimmer mit dem Wasser aus der nächsten Pfütze putzen? Nein? Warum denn nicht? Ach, weil's dreckig ist, also schon Stoffe darin gelöst sind, die man sehen kann. Aber warum putzen Sie dann permanent Ihren Körper mit Dreckwasser? Also mit Wasser, in dem schon so viel gelöst ist (was man nur nicht sehen kann), da zu viel Kohlensäure oder zu viel Mineralien nicht sichtbar sind.

2.) Oder kämen Sie auf die Idee ihr Auto mit Cola zu waschen? Warum denn nicht? Weil es klebt? Ja, das könnte doch auch ein guter Schutz sein? Nein? Aha. Ich behaupte einfach mal: Die Phosphorsäure in dem Colagetränk würde einen größeren Schaden an Ihrem Autolack als der Zucker hinterlassen. Aber warum schädigen so viele Menschen dauernd ihren „Darm-Lack" (Schleimhaut in Magen und Dünndarm) mittels Colagetränk? Wir brauchen uns daher nicht zu wundern, wenn bei solchen Menschen dann bald „der Lack ab ist", sprich Entzündungen und Geschwüre entstehen.

Das Ergebnis der meisten Menschen, die auf Quellwasser umstellen, ist: mehr Energie, mehr Schwung, weniger Medikamente. Das hört vielleicht die Pharma- und die Wasserindustrie nicht gerne, aber Ihr Körper würde sich freuen. Sie müssen nur lang genug durchhalten. In der Regel tritt die Verbesserung nach drei Monaten regelmäßigen Quellwasser-Genusses ein. Dann lässt auch nach, dass man so häufig Wasser lassen muss.

Merke: „Die Natur braucht den Regen" gilt auch für Ihre Natur, also Ihren einzigartigen, einzigen Körper.

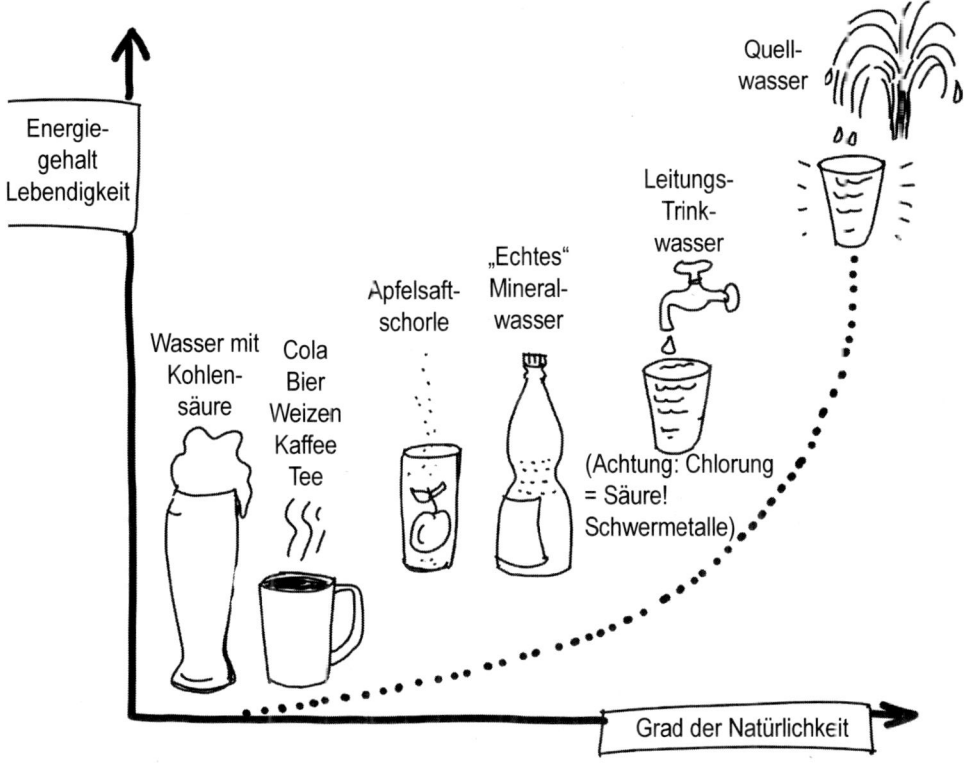

Abb. 5.1   Qualität des Wassers in Getränken, geordnet nach ihrem Grad der Natürlichkeit und ihrer Lebendigkeit

Als Faustregel gilt:

> ➤ mindestens 30 ml stilles Wasser pro kg Körpergewicht und Tag (z. B. 1,8 Liter bei 60 kg) zu trinken ist sinnvoll, denn jedes Kilo will sein Wasser haben. Selbst Fettzellen brauchen Wasser, um ihr Fett zu verbrennen, auch wenn die Begriffe sich widersprechen. Es sind ja nur sprachliche Bilder, um die Vorgänge zu erklären.
>
> ➤ Wenn ich also zunehme auf 80 kg, brauche ich schon 2,4 l pro Tag und 24 h! Um wieder abnehmen zu können sollte mindestens diese Wassermenge regelmäßig zur Verfügung stehen, damit ich aus der zu großen Kleidungsnummer wieder rauskomme.
>
> ➤ Und das gilt nur für meinen Ruhezustand: Wenn ich also viel schwitze, hohe körperliche Anstrengungen habe, viel Sport treibe oder viel Stress habe, dann brauche ich – jede einzelne meiner Körperzellen – sogar noch mehr Wasser pro Tag um gut funktionieren zu können.

Außerdem gibt es beim Wasser auch noch eine energetische Komponente, die nicht zu vernachlässigen ist, wie die neue Bio- und Metaphysik uns immer häufiger beweist. Doch hier sei auf einschlägige Literatur verwiesen.

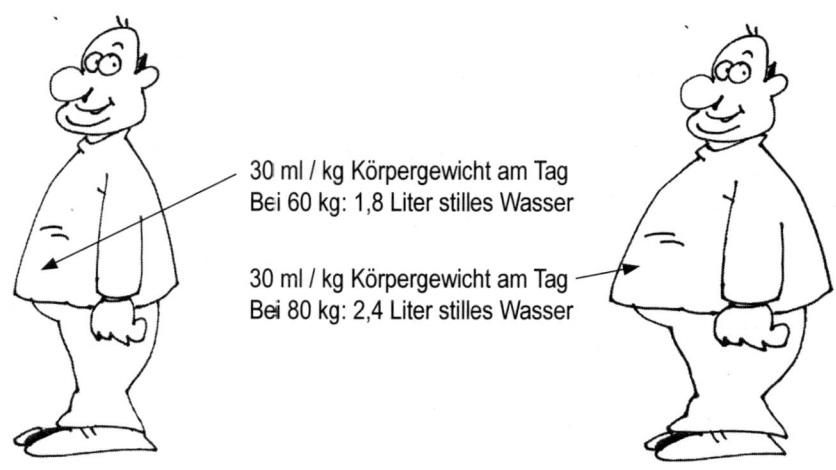

30 ml / kg Körpergewicht am Tag
Bei 60 kg: 1,8 Liter stilles Wasser

30 ml / kg Körpergewicht am Tag
Bei 80 kg: 2,4 Liter stilles Wasser

5.2 Ballaststoffe essen: Gemüse, volles Korn und Obst

Dass Ballaststoffe gut sind, wird auch im Kapitel 3.6 besprochen, wo es um „Toast mit Nuss-Nougat-Creme" geht. In der letztgenannten Kombination sind keine Ballaststoffe enthalten. Hier beschreibe ich detailliert, wie die Ballaststoffe funktionieren und was zu beachten ist:

Ballaststoffe finden sich vor allem in
- ➢ Gemüse,
- ➢ vollem Korn und
- ➢ (weniger) in Obst.

Wer also genügend davon verzehrt, tut schon viel für seinen Darm und damit auch für seine Gesundheit. Gleichzeitig sind Ballaststoffe mit viel Wasser <u>zusammen</u> ein gutes Mittel zum Senken des Cholesterinspiegels. Es ist jedoch bei normaler Kost in westlichen Industrienationen nur noch selten der Fall, dass genügend Ballaststoffe in der Nahrung vorhanden sind, weil unsere Kulturpflanzen oft schon arm an Ballaststoff gezüchtet werden, selbst beim Gemüse. Weniger hochgezüchtete Gemüsesorten bringen also schon etwas für den Darm. Das ist der Grund, warum auch viele „Alte Sorten" wieder auf den Markt kommen. Mal abgesehen davon, dass letztere oft resistenter gegenüber Schädlingen sind und daher weniger Pestizide oder Insektizide zum Wachstum brauchen und uns damit weniger vergiften.

Was machen Ballaststoffe jetzt genau?
Ballaststoffe sind kein Ballast, wie ursprünglich gedacht, sondern Quellmaterial, das unseren ganzen Verdauungstrakt anregt, gut zu funktionieren:

- ➢ Zunächst müssen wir besser kauen, je mehr wasserunlösliche Ballaststoffe in der Nahrung enthalten sind, z. B. wenn wir eine rohe Karotte anstelle einer gekochten oder ganze Körner statt weißem Mehl essen. Und das ist gut so.
- ➢ Dann müssen wir schon ordentlich kauen, was wiederum den Zähnen gut tut und den Magen-Darm-Trakt besser auf die Nährstoffe vorbereitet als schlecht Gekautes oder Ballaststoffarmes.

➢ Wenn die Ballaststoffe im Magen ankommen (s. Abb. 5.2), binden sie dort zunächst Wasser, was den Magen quellen lässt und die Lagerungszeit im Magen verlängert. Hierdurch wird die Magen-Zersetzung verbessert und der Sättigungszeitpunkt tritt schneller ein. Wir sind also früher satt, wenn Ballaststoffe in der Nahrung sind, und bleiben auch länger satt.

➢ Abb. 5.2 zeigt die verschiedenen Funktionen und Wirkorte der Ballaststoffe sehr gut. Siehe nebenstehende Abbildung:

Wenn nach der verlängerten Magenzeit die gequollenen Ballaststoffe in den Dünndarm flutschen, sorgen sie hier a) für eine Beschleunigung des Transportes, damit kein Stau entsteht. Zugleich aber sorgen die Ballaststoffe auch b) für eine verzögerte Aufnahme der Nährstoffe (Verzögerung der Absorption), damit die Nahrung optimal ausgewertet werden kann. Sind keine Faserstoffe im Nahrungsbrei, wie bei Zuckerwasser aus Toast mit Marmelade, rauscht vieles an den Nährzellen vorbei. (Deshalb sollen z. B. Diabetiker keine Weißmehlprodukte oder stark zuckerhaltige Nahrung zu sich nehmen, denn hier sind keine Ballaststoffe drin.) Die verzögerte Aufnahme sorgt ebenfalls dafür, dass der Zucker nicht auf einmal ins Blut schießt. Das würde hohe Mengen an Insulin (aus der Bauchspeicheldrüse) fordern. Die Faserstoffe sorgen also dafür, dass die Zuckerstoffe langsam, in geringen Dosen, gleichmäßig über eine Zeitspanne ins Blut aufgenommen werden. So wird der Körper bzw. die Bauchspeicheldrüse nicht überfordert, was auf Dauer zu Diabetes führen könnte. Schließlich hat man nach einer Mahlzeit mit Faserstoffen nicht so schnell wieder Hunger (auf etwas Süßes), weil alles darmgerechter und Blutzuckerschonend vor sich geht: der Blutzuckerspiegel schießt weder nach oben noch fällt er rasch in den Keller, was Unterzucker-Zustände vermeidet.

Zudem wissen wir ja schon aus Kapitel 3.6, dass im Dünndarm Serotonin gebildet wird, eines unserer Glückhormone. Dies funktioniert aber nur, wenn die Ballaststoffe die EC-Zellen (s. Kap. 3.6) kitzeln!

Merke: Keine Ballaststoffe in der Nahrung bedeutet keine oder kaum Serotonin-Bildung!

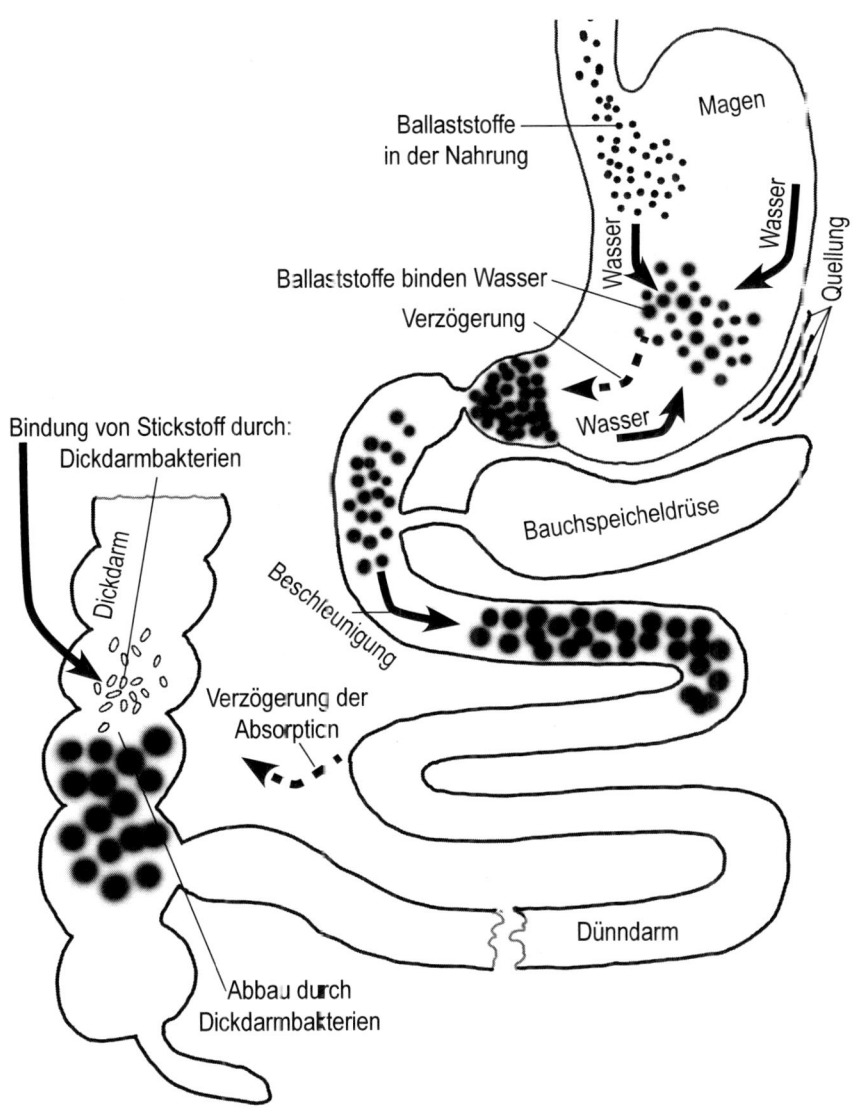

Abb. 5.2: Wirkung von Ballaststoffen: Ballaststoffe nehmen im Magen-Darmtrakt große Mengen Wasser auf und quellen entsprechend stark. Dadurch verzögern sie die Magenentleerung, beschleunigen aber die Dünndarm-Passage. Im Dickdarm werden sie von Bakterien abgebaut und binden damit stickstoffhaltige Substanzen. Quelle: J.S. Schwegler „Der Mensch – Anatomie und Physiologie"

Wahrscheinlich liegt es daran, dass so viele zur Schokolade greifen anstatt zu ballaststoffhaltigen Lebensmitteln, denn Schokolade enthält auch Serotonin oder die Vorläufer-Moleküle zur Bildung dessen.

Im Dickdarm schließlich binden die Ballaststoffe dann Stickstoff (N), also Verbindungen, die aus Eiweißen stammen, und man verhindert so die Bildung von stinkenden Gasen, wie z. B. in Stinkbomben. Zudem werden die Ballaststoffe dann von den Bakterien im Dickdarm abgebaut. Das bedeutet, wir ernähren damit unsere wichtigen und guten Untermieter, die uns den Müll abbauen.
Wer es noch detaillierter wissen möchte mit Auswirkungen auf Magensäure, Gallensäuren, Cholesterin, Diabetes, Darmkrebsrisiko, dem sei im Buch „Vollwert-Ernährung" Kapitel 6.1 und Tabelle 6.3 oder im Buch „Mikroökologie des Darms" Kapitel 5.2.1.1 empfohlen, siehe Buchtipps Kapitel 13.

Was haben wir uns, bzw. unserem Körperzentrum also angetan, dass wir immer weniger Ballaststoffe in der Nahrung haben?
Ich drücke es mal Comic-artig aus, was die Ballaststoffe für einen Segen bringen:

> Mehr satt,
> schneller satt,
> länger satt,
> weniger Blutzuckerschwankungen,
> geringe Diabetes-Gefahr,
> Serotonin-Kick,
> Gifte weg, Krebsrisiko geringer,
> Verstopfung weg.

Bei bestimmten Personen, Kostformen oder Erkrankungen kann sich das Angebot an ballaststoffhaltigen Nahrungsmitteln schon drastisch reduzieren, z. B. weil jemand allergisch ist. Das ist dann aber keine Allergie auf die Ballaststoffe, sondern auf andere Bestandteile in dem Lebensmittel.

Oder jemand bekam bestimmte Enzyme nicht vererbt. Das bedeutet, dass er manche Nahrungsmittel oder Giftstoffe nicht zerlegen kann, dann vermeidet dieser Mensch solche Lebensmittel, die z. B. viel Oxalsäure enthalten. Dadurch ist seine Auswahl an ballaststoffhaltigen Lebensmitteln schon stark eingeschränkt.

Ebenso ist es, wenn jemandem bestimmte Darmabschnitte herausoperiert wurden, auch dann kann es sein, dass man den Mangel an Ballaststoffen therapeutisch ausgleichen muss.

Doch auch für solche Fälle gibt es Therapiemöglichkeiten aus dem Nahrungs- und aus dem Heilmittelsektor.

Im Zweifel sollten Sie also bitte einen fachfräulichen oder -männischen Rat einholen bevor Sie folgende Stoffe ausprobieren:

> Flohsamen,
> Leinsamen,
> Inulin (nicht Insulin!) und
> Heilpilze

sind die gängigsten Ballaststoffe, die man isoliert leicht kaufen und seinem Speiseplan zufügen kann.

Damit tun Sie in der Regel nicht nur Ihrem **Darm** etwas Gutes, sondern auch Ihrem **Cholesterinstoffwechsel** und Ihrem **Herzen**. Allerdings nur, wenn Sie auch die Wasser-Zufuhr gleichzeitig erhöhen!

Ballaststoff ist nicht gleich Ballaststoff

Es gibt wasserlösliche Ballaststoffe und wasserunlösliche, die jeweils anders im Darm reagieren.

Wasserlösliche Ballaststoffe heißen z. B. Inulin (nicht Insulin!), Pektin, Hemi-Cellulose oder Cellulose, Beta-Glukane, Tannine oder Phytinsäure und kommen vor allem in Gemüse und Obst vor. Sie werden von unseren guten Hausbewohner-Bakterien verstoffwechselt, nicht von uns! Die dabei anfallenden Säuren können zur therapeutisch sinnvollen Absenkung des pH-Wertes im Darm dienen, falls jemand (zu) alkalischen Stuhlgang hat. Dies kommt zum Beispiel oft vor, wenn es Probleme mit der Fettverdauung gibt.

Doch auch die wasser<u>un</u>löslichen Ballaststoffe sind hilfreich. Sie heißen Lignin (ein Holzbestandteil wie bei allen Wurzel-Gemüsen), Kutin, Silikat und Chitin (Bestandteil von Speise- und Heilpilzen) und helfen z. B. bei folgendem:

- ➢ Senkung des Cholesterinspiegels,
- ➢ Entgiftung von Stickstoff und anderen Giftstoffen,
- ➢ Bindung von Gallensäuren.

Die Forschung in diesem Bereich ist allerdings noch nicht sehr weit fortgeschritten, so dass hier bestimmt noch andere therapeutische Wirkungen als Schätze vergraben liegen, die noch nicht gehoben sind.
Es läuft letztlich auf eine Sache hinaus: durch die Industrialisierung und Verfeinerung sowie durch Versüßung unser Nahrungsmittel ist viel Ballaststoff und damit „Gesund-Stoff" auf der Strecke geblieben. Die Rückkehr zu naturnaher, ursprünglicher Nahrung ist daher in jedem Falle sinnvoll, wenn man gesund werden oder bleiben will. Eine Umgewöhnungszeit ist aber einzuplanen, da der Darm ein langsames Organ mit seinem eigenen Rhythmus ist.

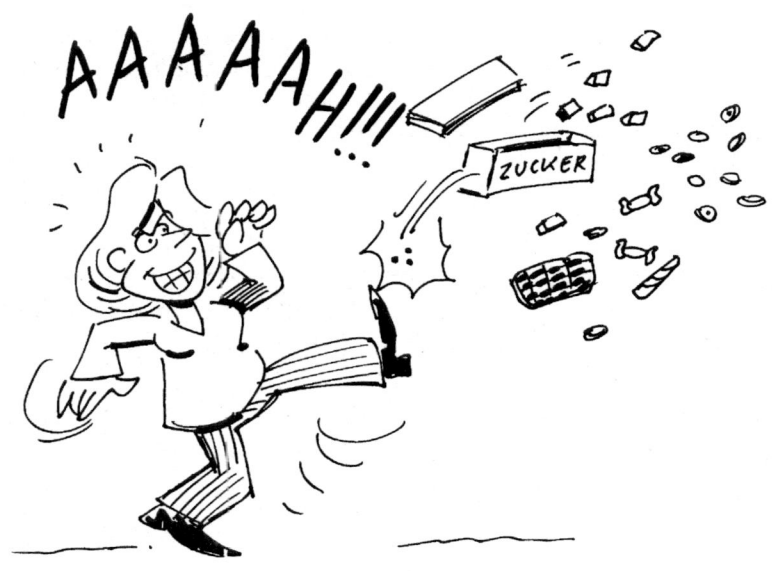

5.3 Leberwickel

Die Leber ist das erste Organ nach dem Darm. Das heißt: Alles, was im Darm aufgenommen wurde – schlürf –, geht ins Blut oder in die Lymphe. Alles, was direkt ins Blut ging, landet dann durch die sog. *Pfortader* direkt in der Leber und wird dort kontrolliert, sortiert und entgiftet. Die Leber regelt aber auch unsere Körpertemperatur und dient als Speicher. Sie ist quasi unser körperinternes Chemiewerk!

Die drei Hauptaufgaben der Leber:

> ➢ Einstellen der Körpertemperatur auf (normalerweise) 36,8°C und Erhöhung bei Fieber,
> ➢ Aufbau / Umbau und Einlagerung der Nähstoffe Fette, Eiweiße und Kohlenhydrate,
> ➢ Entgiftung.

Wenn ich der Leber ein wenig „unter die Arme greife", ihr also z. B. die Aufrechterhaltung der Körpertemperatur erleichtere, dann kann ich ihre Entgiftungsleistung enorm steigern, wenn die Aufbauphase abgeschlossen ist. Das ist genau das, was ein Leberwickel leistet. Die genaue Anwendung finden Sie in Kap. 10.1.2.

Das Wesentliche beim Leberwickel ist, dass Sie ohne die Zufuhr von körperfremden Stoffen (wie z. B. bei einem Medikament) die Entgiftung unterstützen! Sie müssen also nicht erst etwas einnehmen, was dann die Leber unterstützen soll, sondern die Anwendung des Leberwickels ersetzt oftmals die Einnahme bestimmter (Leber-)Mittel, vor allem, wenn er jeden Abend regelmäßig zum Einschlafen oder besser noch regelmäßig jeden Tag zur Leberzeit (laut Organuhr zwischen 13 und 15 Uhr nach MEZ) angewendet wird. Gleichzeitig werden dadurch Einschlafstörungen verhindert oder verringert, da die Abbauprodukte der erhöhten Leberaktivität müde machen und einen wohlig einschlafen lassen. Ebenso können Durchschlafstörungen, die zur Leberzeit auftreten, nachts zwischen 1 und 3 Uhr, (Sommerzeit 2 - 4 Uhr), mit dem Anlegen eines Leberwickels zu dieser Nachtzeit überwunden werden.

Mein Tipp: Stellen Sie sich das benötigte heiße Wasser in einer Warmhaltekanne und die übrigen Utensilien bereits vor dem Schlafengehen ans Bett, dann brauchen Sie nur noch – verbunden mit dem Toilettengang – den Waschlappen feucht zu machen und mit ans Bett zu nehmen. Wenn beides innerhalb von 2 min. erledigt wird, Toilettengang und Anlegen des Leberwickels, dann kann es sein, dass Sie sich am nächsten Tag noch nicht einmal daran erinnern, dass Sie das alles gemacht haben, da Sie ganz schnell wieder einschlafen. Viele meiner Patienten erinnern sich gerne an die Demonstration des Leberwickels in meinem Vortrag zum Darm – es gibt immer etwas zu lachen – und diese Menschen geniiiießen anschließend oft noch am selben Abend die wohltuende Wirkung des Leberwickels.

Merke: Leberwickel in der Nacht – freudig durch den Tag gebracht!

Die Leber zu unterstützen ist also sehr sinnvoll, da sie alles aufbaut, was wir zum Leben brauchen und alles abbaut, was uns vergiftet. Es gibt viele Leute, die benutzen Lebermedikamente: Egal ob als pflanzliches Mittel, als klassisches allopathisches, sprich schulmedizinisches Mittel oder auch als Tee zubereitet, dessen Inhaltsstoffe der Leber helfen. Diese – wenn auch wirksamen – Stoffe müssen letztlich wieder von der Leber unschädlich gemacht werden. Denn das einzige Organ unseres Körpers, welches Medikamente, Gifte, oder unsere Genussgifte (wie Coffein, Nikotin, Alkohol), aber auch unsere heilwirksamen Stoffe (Artischocke, Mariendistel etc.), abbauen kann, ist die Leber! Also: Regelmäßig angewendete Leberwickel, können die Einnahme von (bestimmten) Lebermitteln reduzieren oder sogar ersetzen. Gerade für Menschen, die viele Medikamente wegen verschiedener Leiden einzunehmen haben, ist dies eine wichtige Information – geben Sie sie bitte weiter, aber nicht ohne Rücksprache mit dem Verordner!

5.4 Bauchmassagen

Gerade bei Blähungen, Verstopfung und drückenden Schmerzen im Darmbereich – also „Alarm im Darm", kann eine Bauchmassage – gleich welcher Art – von wohltuendem, erlösendem Effekt sein. Das wichtigste ist die Einhaltung der Streichrichtung:

> **Bitte immer im Uhrzeigersinn massieren!**

Es ist egal, von wo Sie gucken: An sich selbst herunter oder auf jemand anderen drauf: der Uhrzeigersinn ist immer gleich herum.

Die Verlagerung der Massage in die Badewanne erleichtert oft die Beschwerden noch zusätzlich, denn die im Darm enthaltenen Gase sorgen für Auftrieb und machen den Darm leichter als wenn Sie außerhalb des Wassers die Streichungen vornehmen. Der Druck, der angewendet wird, hat unterschiedliche Auswirkungen: Ein leichtes Streichen oder „Grabbeln" entlang der Darmrichtung führt zu einem Entgegenkommen des Darmes. Wie bei einer Katze, die einem gerne mit einem Buckel entgegenkommt, wenn man sie nur leicht streichelt, reagiert der Darm ebenfalls mit „Entgegenkommen".
Ist der Druck der Streichungen hingegen fest, weicht er entsprechend dem Druck aus und lässt sich zusammendrücken / -schieben, womit dann die natürliche Darmbewegung (*Peristaltik*) nachgeahmt werden kann und ein Abtransport von Inhaltsstoffen beschleunigt werden kann. Für viele am schönsten und wirksamsten ist die nach F. X. Mayr gelehrte Darmmassage. Genießen Sie diese Form bei einem erfahrenen Therapeuten oder lassen Sie sie sich die Anteile zeigen, die Sie selbst anwenden können.

Bei der Massage wirkt nicht nur die eigentliche Technik, sondern auch die Tatsache, sich mit diesem riesigen komplexen Organ einfach mal intensiver zu beschäftigen. Denn es tut ohne Ihr Zutun jeden Tag seinen Dienst und kann schon allein durch Zuwendung besser funktionieren.

Merke: Zuwendung zum Darm stoppt den Alarm!

Mein Tipp: Auch Sport, egal welcher Art, ob Laufen, Schwimmen, Radeln oder Liebesspiel, selbst Gartenarbeit mit vielem Bücken (Rumpfbeugen), aktiviert ebenfalls enorm den Darm und seine Aktivität, nicht nur durch das passive Zusammenschieben und „massiert-werden". Die beim Sport freigesetzten Hormone und die anschließende Entspannung bewirken ein Übriges. Die Entspannung sollte daher aber, um für Darm und Leber besonders gut zu wirken, ohne Alkohol, also auch ohne Bier oder Wein stattfinden. Dann haben Sie einen wunderbaren Effekt.

In manchen Regionen Deutschlands werden diese beiden Getränke nicht als Alkohol wahrgenommen, daher die Erwähnung.

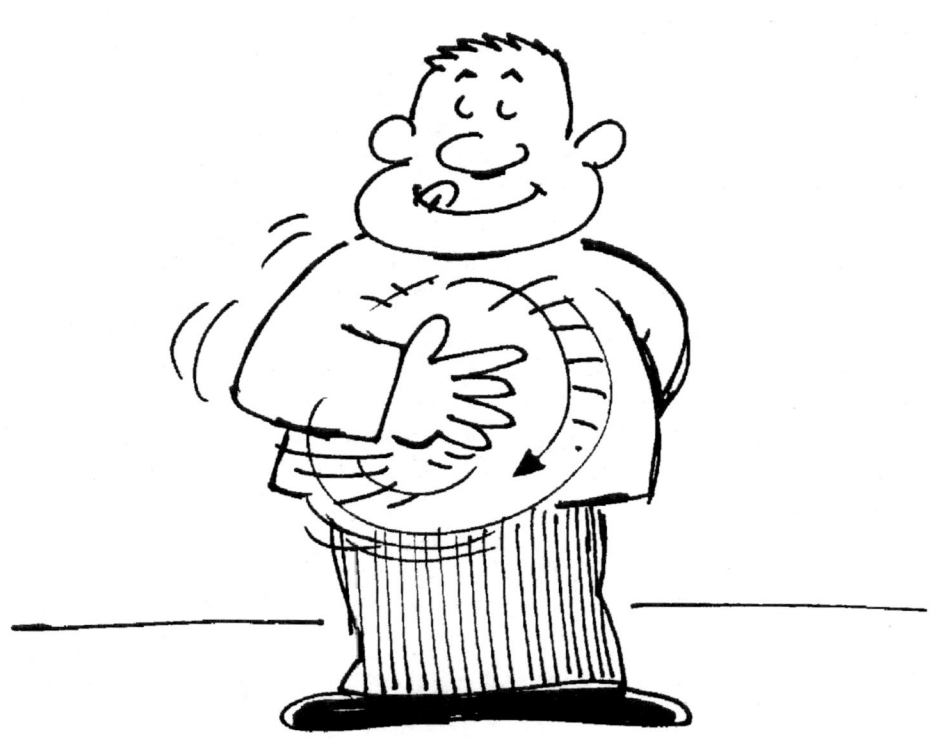

5.5 Leinsamensuppe – und alles läuft wie geschmiert

„Igitt, was ist das denn? Das ist doch nur für kranke Leute!" So oder so ähnlich reagieren viele, wenn ich Ihnen die Leinsamensuppe empfehle. Ich gebe zu, es gibt Dinge, die appetitlicher aussehen, aber es geht ja nicht darum, einen Stern im Restaurant zu gewinnen, sondern um Erleichterung im Darm. Gegen welche Krankheiten wird sie vor allem eingesetzt? Vor allem gegen Erkrankungen, bei denen die Mund-, Magen- oder Darmschleimhaut angegriffen oder entzündet ist.
Das ausführliche Rezept finden Sie im Kapitel 10.1. Hier sei nur die Wirkung empfohlen und beschrieben. Durch Aufkochen von ungeschrotetem, braunem Leinsamen knacken Sie die Schale dieser Samen und kommen so an das darin bewahrte Öl, das sogenannte Leinöl, und die übrigen Inhaltsstoffe, wertvolles pflanzliches Eiweiß. Frischer geht's nicht, denn in dem Samen bleibt sowohl das Öl mit den darin enthaltenen Vitaminen als auch das Eiweiß frisch verwahrt bis Sie den Samen per Kochen knacken.
Die Leinsamensuppe, der Leinsamenschleim oder auch „Schlabberes" von manchen Pfälzern liebevoll genannt, ist ein wunderbares Heil- und Hausmittel. Es gibt Patienten, die es kontinuierlich jeden Tag einsetzen, seit sie das Rezept von mir erhielten, also seit Jahren, Jahrzehnten und das nicht weil ich es Ihnen verordnet hätte, sondern weil sie die wohltuende Wirkung spüren und nur ungern darauf verzichten wollen.

Und was macht jetzt die Leinsamensuppe?
Die gelartige Struktur, die in ihrer Konsistenz dem flüssigen Eiweiß aus Hühnerei gleicht, enthält wertvolle Inhaltsstoffe, die die Darmschleimhaut direkt zur Reparatur und Zellvermehrung oder -regeneration einsetzen kann. Wenn Sie sich eine entzündete, „brennende" Schleimhaut vorstellen, ist es also quasi Löschmittel. Wenn Sie eine kaputte Schleimhaut besitzen, der z. B. die Kittsubstanz fehlt, kann mit diesem tollen Gel die Schleimhaut repariert werden. Die Reparatursubstanzen werden direkt angeliefert und es legt sich ein angenehmer Schutzfilm über die angegriffene Schleimhaut. Sie können das Angenehme nicht direkt fühlen, weil Sie keine Fühler dort besitzen, aber indirekt spüren Sie es am Wohlbefinden.

Sodbrennen beispielsweise lässt rasch unter regelmäßiger Anwendung nach, wenn keine Allergien gegen Inhaltsstoffe bestehen. Daher ist es sinnvoll, vor jedem Essen diesen Schutzfilm anzuwenden, damit das nachfolgende Essen die angegriffene Schleimhaut nicht so reizen kann. Da die Inhaltsstoffe rasch verwendet und verbraucht werden, ist es also sinnvoll, eine Kur mit dem „Schlabberes" vor jedem Essen durchzuführen, bis sich die gewünschten Reparatur-Signale zeigen. Dabei können Wochen oder Monate vergehen. Aber bei bestimmter genetischer Disposition, wie zum Beispiel Veranlagung zu *Divertikulose* oder bei bestehender *Divertikulitis* kann die Leinsamensuppe auch „lebenslang" angewendet werden, um immer genügend Schmierstoffe, also gute Inhaltsstoffe zu erhalten (s. auch Kap. 4.1. l).

Als **Divertikel** bezeichnet man eine vom Darm abzweigende Aussackung, die sich wie eine Sackgasse, die von der Hauptstraße abzweigt, verhält. Das darin enthaltene Material ruht und rutscht nicht im Strom der Hauptstraße mit.
Divertikulose ist die Bezeichnung für den Zustand, dass jemand mehrere dieser Aussackungen besitzt. Wenn diese Divertikel sich entzünden, spricht man von *Divertikulitis*.

Die gute Schmierung für die Darmschleimhaut ist wohl am ehesten mit dem Fetten einer Backform zu vergleichen. Wenn Sie das Backfett vergessen, bleibt alles in der Form kleben, schlimmstenfalls brennt es sogar an, bildet Krusten. Oder für die Techniker: Ohne Öl im Motor entstehen schnell Scharten auf dem Material und es läuft eben nicht mehr alles rund und wie geschmiert. Mit der regelmäßigen Einnahme von Leinsamenschleim ist also auf der Schleimhaut immer alles gut geschmiert.

Merke: Leinsamensuppe löffeln – und alles läuft wie geschmiert

Da Sie ungeschroteten Leinsamen verwenden und Sie die Suppe möglichst frisch verwenden sollten, kann auch das so gewonnene Leinöl nicht ranzig werden. Leinöl ist das einzige einheimische, leicht zu gewinnende pflanzliche Öl mit hohem Gehalt an Omega-3-Fettsäuren, die ja sonst immer über den Verzehr bestimmter Kaltwasserfische gedeckt werden sollen. Dieses Öl ist also nicht nur pflanzlichen Ursprungs, sondern ist auch noch sehr preiswert zu erhalten im Vergleich zu den Fischölen.

Von der Überfischung der Meere und der Belastung der Fische mit Schwermetallen ganz zu schweigen.

Patientenbeispiel:

Ein 69jähriger Selbständiger noch sehr aktiver Mann litt seit über dreißig(!) Jahren an *Divertikeln*. Mal waren sie entzündet, mal nicht. Es gab Operationen und Komplikationen, doch heilen wollte der Enddarmabschnitt nicht, in dem sich diese Sackgassen von der Hauptdurchgangsstraße Dickdarm gebildet hatten. Für die von mir empfohlene Stuhlanalyse und Therapie hatte er kein Geld, so empfahl ich ihm die Leinsamensuppe zunächst nur morgens nüchtern als erstes zu sich zu nehmen. Später nach zwei, drei Wochen wohltuender Anwendung wendete er sie nach meiner Empfehlung vor jedem Essen an, in dem er sie ständig in einer Thermoskanne mit sich führte, wie andere ihren Tee.

Die geringen Kosten für Leinsamen und Kochen konnte auch er gut tragen. Er erholte sich rasch und zusehends, sah besser aus, hatte mehr Kraft und Durchhaltevermögen. Er nimmt sie bis heute (mehrmals) täglich, da es ihm sofort schlechter geht, sobald er aufhört. Auf dieses Plus an Lebensfreude und -qualität möchte er nicht mehr verzichten.

„Schlabberes" ist somit eine sehr preisgünstige Variante, Schleimhaut-reparierende Stoffe zu sich zu nehmen. Es gibt auch ein Schleimhaut aufbauendes Medikament auf dem europäischen Markt, das Colibiogen® oder Synerga® der Firma Laves, das sehr gut bei entzündeten Schleimhäuten hilft, doch wer seinen Geldbeutel etwas schonen möchte, kann auch mit der Leinsamensuppe schon viel erreichen.

Wichtig: Ich bitte dabei zu beachten, dass die Einnahme von Leinsamen pur, also nicht aufgekocht und zu Gel verarbeitet, eine andere Wirkung erzielt.

Leinsamen pur, ungekocht, hat den Effekt von Füll- und Quellmaterial, wirkt also als Ballaststoff (siehe Kap. 5.2).

Leinsamen<u>suppe</u> einzunehmen, also aufgekochten Leinsamen als Gel zu verwenden, hat einen entzündungshemmenden, die Schleimhaut aufbauenden Effekt. Leinsamensuppe ist also ein Heilmittel mit heilsamen Eiweißen, Ölen und Vitaminen.

Somit sind beide Anwendungsformen nicht gleichzusetzen, egal ob der Leinsamen pur / roh geschrotet oder ungeschrotet genutzt wird. Viele verwechseln das.

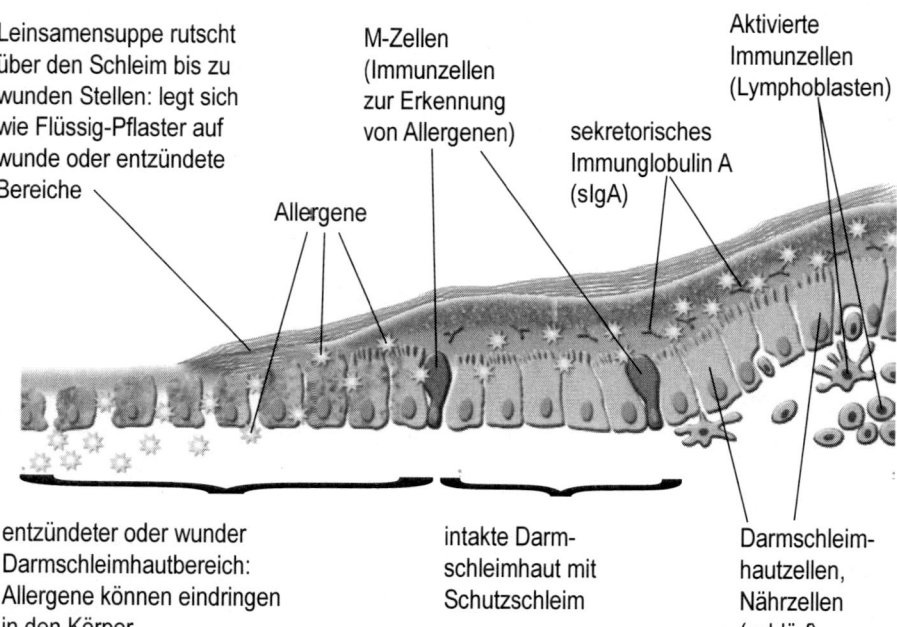

Leinsamensuppe rutscht über den Schleim bis zu wunden Stellen: legt sich wie Flüssig-Pflaster auf wunde oder entzündete Bereiche

M-Zellen (Immunzellen zur Erkennung von Allergenen)

Allergene

sekretorisches Immunglobulin A (sIgA)

Aktivierte Immunzellen (Lymphoblasten)

entzündeter oder wunder Darmschleimhautbereich: Allergene können eindringen in den Körper

intakte Darmschleimhaut mit Schutzschleim

Darmschleimhautzellen, Nährzellen (schlürf)

Abb. 5.5.1: Wirkung einer heilsamen Flüssigkeit (Leinsamensuppe, Colibiogen oral® oder Synerga®) auf die Darmschleimhaut: wunde oder entzündete Bereiche werden von der Flüssigkeit versiegelt und heilen aus. (Quelle: Fa. Laves. Therapieleitfaden Allergie, Behandlungsschema)

5.6 Einlauf

Von Schwangeren gefürchtet, von Fastenden geliebt: der Einlauf oder auch als hoher Einlauf in der Pflege oder Darmspülung ohne Gerät bezeichnet. Viele kennen aus Erzählungen oder eigener Erfahrung die gute Wirkung einer Colon-Hydro-Behandlung, die bei Therapeuten mit einem Darmspülungsgerät durchgeführt wird. Neben dieser geräte- und personenabhängigen Therapie, gibt es aber auch die abgeschwächte Version für den Hausgebrauch.

> ➤ Ein Hausmittel, das auch schon viele Anhänger, vor allem bei Menschen mit Kopfschmerzen, Migräne und Fasten-Erfahrung gefunden hat.

In einer Spezial-Anwendung als Kaffee-Einlauf findet er auch in der Krebs-Therapie erfolgreich Verwendung.
Hier sei jedoch nur die Normal-Anwendung für den Hausgebrauch erwähnt, denn die können Sie auch ohne Betreuung vorsichtig ausprobieren und üben. Bei speziellen Erkrankungen ist es allerdings ratsam, erst jemanden zu fragen, der sich damit auskennt, ob es möglich und sinnvoll ist, ihn anzuwenden. Die Durchführung finden Sie in Kapitel 10.3. Mit einem Vorwurf, der dem Einlauf oder der Colon-Hydro-Therapie immer wieder vorgeworfen wird, möchte ich an dieser Stelle ein für allemal aber aufräumen:

Wichtig: Ein Einlauf kann <u>nicht</u> die guten Bakterien aus Ihrem Darm ausschwemmen!

Unsere Hausbewohner leben im Schleim des Darms und leben entweder direkt an der Darmschleimhaut, sind also wand-ständig oder leben mehr Richtung Nahrungs-Suppe, dem Rohr zugewandt. Sie haben ebenfalls bestimmte Mechanismen entwickelt, sich in jedem Darm individuell festzuhalten.
Wenn Sie nun einen Einlauf machen, dann läuft warmes Wasser gemäß der Erdanziehung, Gravitation, in den Dickdarm hinein und vermischt sich mit den dort lagernden Kotmengen, lockert diese und löst sie an. Dieser Druck entspricht also nur dem der Erdanziehung.

Dieser Druck reicht bei weitem nicht aus, um irgendwelche Bakterien aus ihrem Darmschleim-Wohnort heraus zu lösen. Nur das (grobe) Material zwischen den Schleimschichten auf der Schleimhaut wird gelöst, gespült. Es ist also wirklich nur eine sanfte Darmspülung, keine Druckreinigung!

Ein Vergleich: Ein Hochdruckreiniger in einem Schlachthof reduziert die Anzahl der Bakterien auf den Kacheln der Wände nur auf die hygienisch notwendige geringe Zahl. Da wird, wie der Name schon sagt, mit Hochdruck gearbeitet. Hier beim Einlauf wird mit niedrigem, natürlichem Druck (durch die Gravitation) gearbeitet, die Darmwand ist elastisch und gibt dem geringen Wasserdruck beim Einlauf auch noch nach! Sie ist nicht wie eine Kachel, auf der das mit Hochdruck heranspritzende Wasser zurückspritzt, was den Druck im Darm noch einmal erniedrigt, da die Wand zurückweicht.

Der Einlauf ist also keine Foltermethode, keine Gefahr für den Darm, wenn man sich an die Vorschriften hält. Ist man im Zweifel, lässt man sich die Methode einfach mal von einem Erfahrenen zeigen. Es ist wirklich – richtig angewendet – eine Wohltat, eine angenehme Spülung und Entgiftung, wie beim Zähneputzen. Daher sagte mal eine Fastenleiterin „Wie Zähneputzen verkehrt herum", denn es ist ja nur das andere Ende des tollen Zentralschlauches durch unseren Körper. Und wie angenehm die Mundspülung sein kann weiß wohl jeder, der mal schlechten Geschmack im Mund hatte.

Noch eine wichtige Information zum Wasser: Da im Dickdarm ja auch die Wasser-Rückgewinnungsanlage ist (s. Kap. 3.4),

> ➢ wird während des Einlaufs über den Dickdarm direkt pures, klares Wasser aufgenommen, falls Sie zu wenig getrunken haben.

Wenn also während des Einlaufs beim Aufsitzen und „auf den Pott setzen" nur wenig Wasser wieder heraus kommt, dann wissen Sie, dass Sie sehr viel mehr Wasser jeden Tag trinken müssen als bisher! Denn sonst müsste Ihr Darm es sich nicht aus dem Einlauf-Spülwasser holen! Auch daher kommt das Wasser so oft in diesem Darm-Buch vor.

Beispiel: „Der hohe Einlauf bringt's" oder kleiner Darm-Krimi:
Frau L. aus L. kam mit einer Gallenkolik ins Krankenhaus, es wurde jedoch nicht gleich operiert, da keine Steine gefunden wurden und Wochenende war. Die Schmerzen waren allerdings fast unerträglich, so dass sie über das Wochenende ein spagyrisches Mittel gegen Gallenkoliken und Leber-Gallebeschwerden anwendete.
Die krampfartigen Schmerzen vergingen, so dass sie am Montag wieder entlassen werden konnte. Sie hatte wegen der Abklärung der Symptome die ganze Zeit nichts zu Essen bekommen und wurde über den Tropf ernährt. Zuhause begann sie wieder vorsichtig zu essen.
Wenige Tage später landete sie allerdings wieder im Krankenhaus, da ihr Darm nicht mehr gut arbeitete, sie also keinen Stuhlgang mehr hatte und so stark gebläht war, dass sich eine schmerzhafte, dicke Blase gebildet hatte, die sich über den ganzen Bauch von links unterhalb des Rippenbogens oberhalb des Nabels bis hin zum rechten Rippenbogen zog. Der Blähungsschmerz war ebenfals fast unerträglich und ihr Gefühl, dass der Darm, vor allem der Dickdarm, nicht mehr richtig arbeitete beunruhigte sie stark. Die schlimmsten Gedanken über die Ursachen gingen ihr durch den Kopf und die Angst, dass der schlimmste Fall, nämlich Darmkrebs, die Ursache sein könnte, raubte ihr den Schlaf.
Um die Ursache für diese Symptomatik abklären zu können, wollte man nun eine Darmspiegelung machen. Dies ist auch sehr sinnvoll in solchen Fällen, doch dieser Darm ließ sich mit keinem Mittel erweichen seinen Inhalt preiszugeben: die normalen Abführmittel in 3 l Flüssigkeit, die man vor so einer diagnostischen Methode trinken muss, ergaben nicht das gewünschte Ergebnis; nämlich ein ausgespültes Stuhlgangswasser, welches den Farbton von Kamillentee annimmt. Es kam zwar etwas Flüssigkeit heraus, aber nicht viel und die Farbe war nicht akzeptabel, so dass unter diesen Umständen keine Darmspiegelung möglich war. Die Angst vor einer Operation kam auf…
Auch die mehrfache Anwendung von Abführ- und Entblähungs-Tees oder von Klistieren, z. B. Microklist®, also einer Lösung, die in den Enddarm durch den After eingespritzt wird und normalerweise zum

Abführen des Darminhaltes führt, nutzte nichts. Alles im Krankenhaus i.d.R. Angewendete half nichts. Selbst eine Colonmassage, welche eine Physiotherapeutin anwenden durfte, tat zwar gut, aber brachte auch nicht das gewünschte Ergebnis. Da die Unklarheit über die Ursachen im Raum stand, war man natürlich auch vorsichtig mit so einer Maßnahme. Was also tun?

Verzweifelt rief Frau L. mich aus dem Krankenhaus an. Mir fiel zu der geschilderten Situation nur die Einnahme der Verdauungstropfen mit Anti-Bläh-Tee wie Fenchel-Kümmel-Anis-Tee von oben und der Einlauf von unten ein: Das Wasser, welches von hinten her den Darm rückwärts „hochläuft" bzw. hoch massiert wird, könnte die Materialien, welche den Darm verengen, langsam und behutsam anlösen und schließlich abtransportieren, wenn denn genügend Wasser an die Engstelle gelangt. Dazu bedarf es bei einem leeren Darm – Frau L. war ja quasi seit über einer Woche im „Zwangs-Fasten" – schon 1-2 Liter handwarmes Wasser. Oder sogar mehr, denn wenn man im Heilfasten ist, dann macht man jeden 2. (!) Tag einen Einlauf mit 1-2 Litern Wasser wie in Kapitel 10.3 beschrieben, um solche Komplikationen zu vermeiden. Damit der Darm eben „keine Mucken macht", also Unterstützung bei der Ausscheidung und beim Weitertransport erhält. Nur so kann er seine Giftstoffe und Ablagerungen im Fasten auch loswerden. Wenn die Füllung des Darms fehlt, geht das ja bekanntlich nicht von allein (s. Kapitel 5.2 Ballaststoffe und 6.11 Fasten).

Frau L. war aber ja bereits mehrere Tage ohne Einlauf in einem erzwungenen Fastenzustand! Dieser Akutfall von Frau L. ließ nun wiederum mir keine Ruhe, hatte ich etwas vergessen? Gibt es noch etwas anderes, was helfen könnte?
Ein Brainstorming am Telefon mit Frau L. selbst und Mitgliedern aus dem Enterosan-Labor (vielen herzlichen Dank an dieser Stelle für die Besprechungsmöglichkeit!) über das, was bisher geschah und was es noch an Alternativen geben könnte, ergab aber auch keine neuen oder vergessenen Methoden. Aber es brachte Gewissheit und mich auf eine Idee:

Vielleicht liegen ja Gallensteine in dieser Kurve des Dickdarms unter dem linken Rippenbogen und versperren den Transportweg? Und vielleicht entsteht die Bläh-Blase durch liegen gebliebenes Material, evtl. ein weiterer Gallenstein? Dies ist nur der Versuch einer Erklärung und erhebt keinen Anspruch auf Richtigkeit, doch diese sog. linke Curvatur des Dickdarms ist bekanntlich sehr eng und oft verwinkelt, wie eine Haarnadelkurve mit Gefälle und Berg auf einer Rallye-Strecke, und deren Verlauf auch bei Spiegelungen oft ein Problem darstellt.

Und in diesem Fall war ja lange keine normale Verdauung mehr abgelaufen. Wie sollten sich die Reste also von selbst abbauen, wenn keine Verdauungssäfte fließen? Wie sollten die potentiellen Nahrungsreste oder Gallensteine (?) sich aufgelöst haben, wenn sie nicht im Dünndarm zerlegt (Kap. 3.1.3) wurden?

Hier im Dickdarm angekommen stürzen sich dann auf die Reste diejenigen Bakterien, welche im Dünndarm nicht vorhanden sind. Und was immer es auch war:

Der Einlauf mit ca. 1 Liter Wasser, welches lange von Frau L. im Dickdarm gehalten und zur Massage in der linken Curvatur genutzt wurde, hat die Wende gebracht! Es war unangenehm und hat Zeit gebraucht und weh getan, aber Frau L. hatte auch das gute Gefühl, dass sich etwas regt, etwas in Lösung geht, etwas in Bewegung kommt…

Was immer es auch war, es hat sich gelöst und der Darm funktioniert jetzt wieder.

Daher geht jetzt die Rede um: „Der hohe Einlauf bringt's!"

Selbstverständlich war das nicht gefahrlos und ist auch nicht zur Nachahmung empfohlen, aber es zeigt doch schön, wie alte Hausmittel durchaus ihre Existenzberechtigung haben, auch neben den modernen medizinischen Möglichkeiten! Und eigentlich sind es ja althergebrachte natur-medizinische Anwendungen, denn die frühen Naturärzte haben schon damit gearbeitet. Die Erfahrung damit ist nur leider nicht mehr weit verbreitet, aber nur weil es althergebracht ist, muss es nicht schlecht sein.

In Kliniken oder in der Pflege ist der Einlauf besser als hoher Einlauf bekannt, da der Wasserbehälter höher gehängt wird und mehr Wasser enthält als ein Klistier, welches oft nur 200 ml enthält.

189

Zum Glück ist hier alles gut gegangen und auch die nachträgliche Stuhlanalyse erbrachte keine beunruhigenden Ergebnisse, die zu einer Darmspiegelung aufrufen würden. Natürlich lässt Frau L. bei Gelegenheit ihren Darm auch noch mal optisch per Spiegelung untersuchen, doch es besteht kein Handlungsbedarf oder etwa zeitliche Not. Die Zeit wird jetzt genutzt, um den Darm – sowohl die Schleimhaut als auch die Verdauungsleistung – wieder aufzubauen. Vielleicht können wir auch verhindern, dass sich neue Gallensteine bilden? Es bleibt spannend...

Klistier griech. reinigen, wegspülen.
Das Klistier ist eine kleine Tube oder ein Bällchen mit ausgezogener Spitze und 200 - 300ml Flüssigkeits-Füllung, welche zum Spülen des Darmes über den After benutzt wird. Oft sind auch Abführmittel enthalten, v.a. in den Fertigpräparaten zum Einmalgebrauch wie Microklist® oder Microlax®
Curvatur lat. curvatus gekrümmt.
Der Dickdarm hat zwei Krümmungen wie Sie in Abb. 2.1, Kap. 2 erkennen können. Sie sehen aus wie Kurven, hier *Curvatur* genannt, von denen die eine unter dem rechten, die andere unter dem linken Rippenbogen liegt. Die auf der rechten Körperseite ist eine „harmlose Kurve und leicht zu fahren". Die linke allerdings hat's in sich: sie sieht bei den Menschen verschieden aus, aber der Verlauf ist eher wie eine Haarnadelkurve mit Berg und Gefälle geformt, so dass die transportierten Stoffe schon mal in der Kurve feststecken können und buchstäblich nicht um die Kurve kommen. Wenn etwas im Dickdarm stecken bleibt, dann hier. Der Einlauf kann's lösen.

5.7 Bewegung

Bewegung ja, jede Bewegung tut dem Darm gut, aber in Maßen. Bitte nicht gleich Leistungssport betreiben oder übertrieben ehrgeizig trainieren, sondern

**Merke: lieber mäßig, aber regelmäßig,
als selten, aber viel bewegt!**

Wenn die Bewegung dem Darm etwas bringen soll, dann sollte sie auf Freude an der Bewegung ausgelegt sein und nicht auf Ehrgeiz, irgendwelche Ziele zu erreichen, denn das macht wieder Stress und die Bewegung soll den Stress ja abbauen.

Einerseits hängt das mit unserem Nervensystem zusammen. Unser *vegetatives* Nervensystem hat zwei Anteile, den *Sympathikus* und den *Parasympathikus*. Der Darm wird bis auf den Schließmuskel fast ausschließlich vom *Parasympathikus* gesteuert und arbeitet ohne unseren direkten Einfluss autonom.
Die Skelettmuskulatur wird fast ausschließlich vom Sympathikus gesteuert und unterliegt also dem Einfluss unseres Willens. Wir können bewusst also nur die Füße still halten, aber nicht den Darm. Wir können ihn also nur indirekt erreichen und beeinflussen. Übertreiben wir es mit dem Sport der Skelettmuskeln wird sehr viel Energie dorthin abgezogen, die dann auch dem Darm fehlt.
Andererseits hängt die Funktionsfähigkeit und Bewegung des Darms mit unserem Hormonsystem zusammen, denn wenn körperlicher, *physischer* Stress im Körper vorliegt, wird die Verdauungsleistung (Bewegung und Drüsenleistung) des Darms drastisch runtergeregelt. Bewegung sollte also keinen körperlichen, aber natürlich auch keinen seelischen Stress auslösen.

Tipp: Egal, welche Art von Sport, ob Laufen, Schwimmen, Tanzen, Radeln oder Liebesspiel, selbst Gartenarbeit mit vielen Rumpfbeugen aktiviert ebenfalls enorm den Darm und regt seine Aktivität an, nicht nur durch das passive Zusammenschieben und Massiertwerden.

Die beim Sport freigesetzten Hormone und die anschließende Entspannung bewirken ein Übriges. Die Entspannung sollte daher aber, um für Darm und Leber besonders gut zu wirken, ohne Alkohol, also auch ohne Wein oder Bier – auch wenn das für viele nicht als Alkohol gilt – stattfinden. Dann haben Sie einen wunderbaren Effekt.

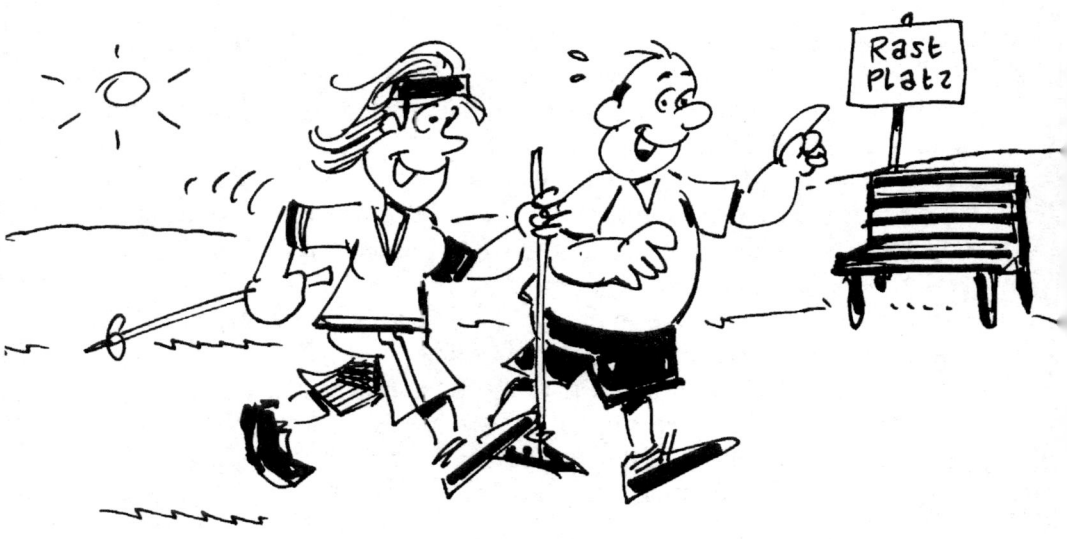

5.8   Entspannungsverfahren

Unser Darm wird vor allem von dem Anteil unseres Nervensystems gesteuert, der *Parasympathikus* oder unwillkürliches Nervensystem genannt wird. Das bedeutet, dass die Steuerung, ob er jetzt gerade verdaut, vorwärts schiebt oder eine Pendelbewegung einlegt, unbewusst stattfindet. Ich kann noch so wollen und bewusst an meinen Darm denken oder versuchen seine Muskulatur anzuspannen er ist nicht bewusst nervlich beeinflussbar! Er ist autonom, arbeitet also ohne unser Kopf-Gehirn wunderbar vor sich hin. Das beste Beispiel dafür ist das Beispiel mit dem Meerschweinchendarm aus Kap. 3.5, siehe dort.

Um also „runterzukommen", abzuschalten, zu entspannen brauche ich etwas, was sich meinem Bewusstsein entzieht, was ich nicht steuern kann oder soll. Wenn Sie Kap. 3.5 gelesen haben, dann verstehen Sie jetzt, warum zur Behandlung eines Darms, der oft Durchfall produziert und bei dem die infektiösen, allergischen und organischen Ursachen ausgeschlossen werden können, immer ein sportliches Programm entwickelt werden sollte **und** ein Entspannungsprogramm. Dieses unbewusst funktionierende Nervensystem *Parasympathikus* reagiert auf alles positiv, was Entspannung bringt. Indirekt kann ich den Darm somit beeinflussen: Unser Vegetativum kann immer dann gut arbeiten, wenn ich entspanne, Ruhe halte, faulenze, nichts tue, keinen Stress habe, Müßiggang pflege, regelmäßige Zeiten habe, einen Rhythmus habe. Daher ist zum Beispiel der Leberwickel (siehe Kap. 5.3 und 10.1.2) so wirksam. Vor allem, wenn er regelmäßig genutzt wird: Nicht nur dass die von außen zugeführte Wärme wohltut, nein, sie entspannt auch die (überaktivierten) Nervenzellen, die den Darm aktivieren, sie entspannt die angespannte Darmmuskulatur. Und –richtig angewandt– mache ich beim Leberwickel auch nichts anderes als Ruhen: kein Fernsehen, kein Lesen, kein Radio – nur nach innen Horchen und Loslassen, sich der wohltuenden Müdigkeit überlassen.

Was kann mir und meinem Darm Entspannung bringen?

Zum Beispiel:

1. Leberwickel regelmäßig durchführen (Anleitung Kap. 10.2)
2. Entspannungs-Musik oder Loslass-CD hören
3. Phantasiereisen oder Innenweltreisen anhören / durchführen
4. Meditieren
5. Massagen genießen
6. Progressive Muskelentspannung nach Jacobsen durchführen
7. Autogenes Training durchführen
8. Lavendel- oder Melissen-Vollbad genießen (Achtung: Manche(r) darf nicht baden wegen Herz oder Kreislauf!)
9. Selbsthypnose erlernen und durchführen
10. moderne Hypnosetherapie nutzen

Ich erhebe hier keinen Anspruch auf Vollständigkeit, doch das wichtigste ist die regelmäßige tägliche oder wöchentliche, das heißt rhythmische Wiederkehr der Durchführung. Sie können sich natürlich auch von einem erfahrenen Therapeuten ein individuelles homöopathisches oder spagyrisches Mittel verordnen lassen. Denn im Gegensatz zu den pflanzlichen oder allopathischen Mitteln brauchen hierbei Darm und Leber nichts stofflich abzubauen.

Was nicht zur echten Entspannung führt und langfristig arg bedenklich ist, sind Dauerfernsehen, Tranquilizer, Schlafmittel und ähnliche Medikamente, die wirklich nur für Not- und Extremfälle geschaffen wurden und immer durch ihre Inhaltsstoffe den Darm und die Leber wieder belasten. Jeder, der also immer mal wieder auf Medikamente zurückgreift, um Schlafen zu können, sollte seinen Darm speziell untersuchen lassen (wie in Kap. 6.1 beschrieben), dann kann die Belastung für Stoffwechsel, Leber, Niere und Darm verringert werden.

Warum soll ich mich überhaupt entspannen?

Ich liste Ihnen ein paar Reaktionen im Körper auf, die nur durch Entspannung erreicht werden können, nicht durch Willensanstrengung. Sie können selbst entscheiden, ob das für Sie attraktiv ist. Tatsache ist, dass wir als Industrie-Gesellschaft alles auf Effizienz drillen, nur unsere Gesunderhaltung nicht.

Durch regelmäßige Entspannung

> sinkt die Muskelanspannung;
> sinkt die Hirnrinden-Aktivität;
> sinkt die Herzfrequenz;
> sinkt der Blutdruck;
> wird der Atem langsamer, tiefer, gleichmäßiger;
> erweitern sich die Gefäße, die Organe werden besser durchblutet;
> verbessert sich die Selbstregulationsfähigkeit;
> erhöht sich die Fähigkeit, seinen eigenen Körper wahrzunehmen;
> erkennt man besser seine Belastungsgrenze;
> kann man die subjektive Spannung besser wahrnehmen;
> wird das Vorstellungsvermögen besser;
> löst man sich nicht nur körperlich sondern auch geistig;
> wird man gelassener gegenüber Außenreizen;
> steigt die Aufmerksamkeit;
> steigt die Lern- und Gedächtnisfähigkeit;
> nimmt die Stress-Resistenz zu.

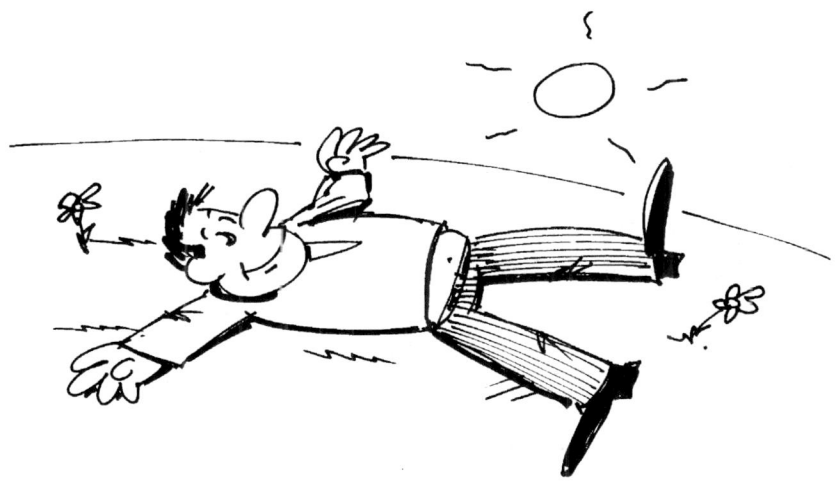

5.9 Entlastungstage

Entlastungstage entlasten Kreislauf und Verdauungsorgane und geben dem Körper so die Chance, Energien zu sparen und Reparaturen oder Entgiftung in den Vordergrund zu stellen. Die Leber hat weniger Arbeit, spart Energie und kann sich der Entgiftung und Regeneration widmen. Zum anderen müssen dann im Darm nicht für jede Nährstoffgruppe spezifische Enzyme gebildet werden, sondern an einem Kartoffeltag z. B. müssen nur die Enzyme für die Kohlenhydratverdauung produziert werden, die Energie zur Ausschüttung von Eiweiß- und Fett-Enzymen wird gespart; wenn wirklich kein Fett und kein Eiweiß beim Kartoffeln zubereiten zugefügt wird. Daher ist es wichtig, für so einen Entlastungstag wirklich einseitig zu bleiben. Also bitte halten Sie sich ans Rezept, siehe Kap. 10.1.5. Menschen mit Anorexie oder Bulimie in der Vorgeschichte sollten es nicht versuchen oder nur unter Begleitung in einer Klinik!
Es gibt aber auch angenehme Varianten, wie zum Beispiel den

- ➢ Kartoffeltag oder Reistag (Kohlenhydrat-Tage) bzw. den
- ➢ Gemüse- oder Obsttag (Rohkost-Tage)

Dies ist normalerweise keine Fastenvorbereitung, sondern nur eine Entlastung. Wenn es aber eine werden soll, sind die Mengen pro Tag zu begrenzen. Das findet man in jedem guten Fastenbuch, s. Kap. 13. Wenn der Körper wirklich einfach nur von seinen vielen Tätigkeiten entlastet werden soll, dann ist ein Mal in der Woche oder ein Mal im Monat ein guter Rhythmus für Entlastungstage, vor allem an Neumond-Tagen entgiftet der Körper besonders gut.

Was passiert im Darm durch Entlastungstage?
Bei der **Kartoffelbrei- / Reisdiät**, ist die Wirkung besonders drastisch, denn man schaltet quasi mehrere Kohlenhydrattage hintereinander. Dadurch braucht der Magen-Darm-Trakt die Vorgänge für Eiweiß- und Fettverdauung gar nicht erst anzuschalten und wird geschont.
Die Verhältnisse der Bakterien im Dickdarm untereinander, das sogenannte Milieu bzw. der pH-Wert und letztlich auch die Schleimhaut werden positiv beeinflusst. Wenn mehrere Kartoffelbrei- / Reistage

hintereinander geschaltet werden, passiert natürlich auch mehr im Darm als bei einem Tag, aber die Tendenz ist auch bei einzelnen Entlastungstagen zu spüren:

Eine Gruppe von unseren guten Hausbewohner-Bakterien, nämlich die sog. Säuerungsflora, also Enterokokken, Bifidobakterien und Lactobazillen werden durch die reine Kohlenhydrat-Zufuhr in Form der Kartoffel stärker angefüttert als der Rest, der eher Eiweiße und Fette bevorzugt, dadurch kann es sogar dazu führen, dass das gute Wachstum der Säuerungs-Bakterien das ungute Wachstum der Fäulnis-Bakterien reduziert oder verhindert. Also die Stinkbomben-Bildner in unserem Darm werden zurückgedrängt. Die Enterokokken, Bifidobakterien und Lactobazillen heißen nicht umsonst Säuerungsflora, denn sie wandeln die Kartoffel-Kohlenhydrate in kurzkettige Fettsäuren um, welche unsere Darmschleimhautzellen im Dickdarm dankbar aufnehmen, sich ernähren und reparieren.

Die restliche Menge führt zur Ansäuerung des Stuhlgangs, der vielleicht vorher durch zu viele Fettreste alkalisch und stinkig war. Zudem können diese bakteriell hergestellten kurzkettigen Fettsäuren Wasser binden. Wenn sie das im Dickdarm vermehrt tun, da ja durch das einseitige Überangebot dieser Prozess gefördert wird, dann kann es auch zu einer Verflüssigung des eingedickten Materials führen, was z. B. für Menschen mit chronischer Verstopfung, sehr wünschenswert wäre.

Diese Beschreibung soll Ihnen den Einfluss der Entlastungstage vor Augen führen, dass Sie wirklich etwas mit Ihrer Ernährung lenken können und ist vor allem bei Menschen mit Fettstuhl (*Steatorrhoe*) oder Verstopfung (*Obstipation*) eine Option ohne Medikamente. Wichtig ist aber auch hier, dass reichlich Wasser getrunken wird. Und im Zweifel: Lieber jemanden fragen, der sich damit auskennt.

5.10 Seelische Hintergründe bearbeiten

Letztlich können natürlich auch andere seelische Prozesse, wie Dauerkonflikte, Unfall-Folgen, Schuldgefühle, bestimmte Verhaltensmuster, Angstauslöser, sowie Traumata und Dauerstress die Reaktionsweisen des Darms und aller anderen Organe dauerhaft verändern!
Was immer gut ist und bei den meisten Menschen hilft bei Schreck, Schocks, schlechten Nachrichten, Stress und Wunden: Bachblüten, am besten als Spray die *Rescue- oder Notfall-Tropfen* mit Alkohol immer in der Handtasche haben! Das Spray kann man direkt auf die Wunde sprühen, es desinfiziert, und bei den meisten Menschen vergeht der Schmerz schneller und es heilt schneller. Und man kann es gegen Schreck, Stress und Schock direkt in den Mund sprühen. Die meisten Menschen erfahren sofort eine Entspannung, als ob das Angstzentrum eine Spülung bekommen würde. So kann sich eine schlechte Erfahrung mit entsprechenden Körperreaktionen gar nicht erst festsetzen und Traumen setzen. Natürlich kann dies einmal festgesetzte Prozesse und Muster nicht sofort umkehren und keine Psychotherapie ersetzen, die Anwendung sollte auch keine weiterführenden diagnostischen und therapeutischen Maßnahmen verzögern, aber damit sich gar nicht erst angstbeladene Situationen festsetzen, als Überbrückungshilfe, ist es wirklich ein probates Mittel. Und die übrigen **Bach-Blüten-Essenzen** können ebenfalls sehr hilfreich sein, in Phasen, in denen die zugehörigen seelischen Symptome zutreffen. Sie sind als Hilfe zur Selbsthilfe gedacht, nicht bei akuten psychiatrischen Fällen oder neurotischen Persönlichkeitsstrukturen (siehe auch Buchtipps, Kap. 13).
Egal, ob ich nun an Verstopfung, Durchfällen oder anderem leide: Wenn ich bereit bin, die Hintergründe oder Ursachen hierfür aufzudecken, sie mir anzuschauen und zu verändern, also bereit bin zu lernen, wie ich die unangenehmen Auswirkungen abstelle, dann profitiert nicht nur das betroffene Organ, sondern der ganze Mensch.

Selbst wenn die Symptomatik nicht ganz verschwindet, so gewinne ich immer ein Plus an Lebensqualität oder Lebensfreude. Dies ist auch der Grund warum meine Praxis, „Praxis für Lebensfreude" heißt: Die Patienten gaben mir diesen Namen, denn egal welche Methode bei ihnen gewirkt hatte, sie hatten immer eine gesteigerte Freude am Leben.

Womit kann ich seelische Hintergründe bearbeiten?
Natürlich fallen einem da die psychologischen und psychotherapeutischen Verfahren ein, die alle ihre Berechtigung haben und in vielen Fällen Wirkung zeigen. Viele Menschen, die zu mir kommen sind aber enttäuscht von Gesprächstherapien, daher weise ich immer wieder darauf hin, dass es auch in der Psychotherapie verschiedene Richtungen gibt und auch die Chemie zwischen Therapeut und Patient oder Klient stimmen muss. Zum Beispiel kann ein Wechsel in der Methode auch innerhalb der Psychotherapie, z. B. von der Psychoanalyse zur Verhaltenstherapie einen großen Durchbruch bringen. So konnte schon oft die Frustration langjähriger Patienten, die nur nach einer Methode gearbeitet hatten und meinten Psychotherapie bringe nichts, behoben werden.
Neben diesen bekannten Methoden stelle ich Ihnen andere Methoden vor, die vielleicht nicht so bekannt sind, so z. B. die **Spagyrik** nach Dr. Zimpel oder nach A. von Bernus. Es gibt auf dem alternativen Markt aber auch viele andere gut funktionierende Methoden, die ich weder alle nennen, noch hier erklären kann. Da ist die Auswahl seriöser Methoden eher das Problem. Daher beschränke ich mich hier zunächst auf einen Tipp, wie Sie den richtigen Therapeuten finden. In Kap. 6 sind dann noch ein paar weitere Therapiemethoden genannt.

Tipp, woran Sie eine gute Methode oder eine(n) gute(n) Therapeutin/en erkennen:

Die Methode sollte Sie jederzeit als freien und selbstbestimmten Menschen behandeln, also keine Abhängigkeitsverhältnisse schaffen. Sie sollten jederzeit im Stande sein, aufzuhören oder Stopp zu sagen. Finanziell sollte es keine Knebelverträge oder Vermögensübertragungen geben. Der Therapeut oder die Therapeutin sollte Sie mit Respekt und Menschenwürde behandeln und Sie sollten sich grundsätzlich wohlfühlen. Kurz: „die Chemie" zwischen Ihnen sollte stimmen. Falls nicht, suchen Sie weiter. Das bedeutet nicht, dass Ihnen nicht auch mal eine unangenehme Wahrheit gesagt werden darf, im

Gegenteil, das kann Ihnen helfen durch- und weiterzukommen. Auch wenn jemand von Ihnen bewundert wird, z. B. wegen seiner Titel oder Erfahrung, heißt das nicht gleich, dass er auch zu Ihnen passt!

Meine eigene Erfahrung mit Therapeuten und die jetzt auch schon mehr als zehnjährige Erfahrung meiner Patienten und Klienten mit mir als Therapeutin, zeigten bisher Folgendes:
Ich nehme leichter etwas an, wenn die Person, die es mir vermittelt, von mir auch gemocht wird, oder ich sie zumindest respektieren kann. Therapeuten, die ich verachte, die ich ablehne oder die mir unangenehm sind, dringen mit ihrer noch so guten Form der Therapie nicht zu mir durch. Abwehr hindert oft die Erkenntnis und Selbstheilung und sollte daher von einer geeigneten therapeutisch tätigen Person gelöst oder zumindest angesprochen oder bearbeitet werden.
Ebenso sollte ich mich in die Person, welche die Therapie leitet, nicht gleich verlieben, da das einer guten sachlichen Bearbeitung der Thematik nicht förderlich ist und oft unbewusste nachfolgende Abhängigkeiten und einseitige Sichtweisen und Enttäuschungen mit sich bringt, die eventuell das eigentliche Grundproblem sind. Das heißt auch hier: Falls ich mich in die Person verliebt habe, sollte ich mir jemand anderen suchen. Mit der nächsten Person sollte ich das Thema auch ansprechen und bearbeiten.
Aufgrund tragischer Fälle im weiteren Umfeld weise ich hier darauf besonders hin.

Die Suche nach der passenden Person kann also durchaus Zeit (bis zu Jahren!) in Anspruch nehmen. Lassen Sie sich nicht entmutigen! Nicht aufgeben, jede Erfahrung bringt weiter, aber dranbleiben! Ich weiß, dass das schwierig ist, gerade, wenn man in der therapiebedürftigen Phase zu Depressionen neigt. Aber es lohnt sich! Es wirkt auch alles besser und schneller, wenn Sie sich wohl und sicher fühlen.
Für die Überbrückung gibt es in jeder Stadt ein Seelsorge-Telefon und in jeder größeren Stadt psychologische Beratungsstellen für eben diese Akutphase und Zwischenzeit, (z. B. ARCHE in München), wo Sie nicht dauerhaft bleiben können, aber Hilfe für die akute Situation bekommen. Hier sind auch kurzfristige Termine gewährleistet.

Ansonsten sollten Sie sich bei Beratungsstellen durchfragen! Durch die langen Wartezeiten für Psychotherapieplätze hat sich dieses System für die Zwischenzeit bewährt. Es ist keine Schande so ein Angebot zu nutzen, sondern eine Chance und ein Geschenk! Lassen Sie sich beschenken.

Die Aufarbeitung der seelischen Hintergründe ist manchmal der Schlüssel zu den körperlichen oder psychischen Symptomen. Wie viele Schatzkisten sind jahrelang zugesperrt, nur weil keiner den Schlüssel findet? Also suchen Sie bitte nach Ihrem Schlüssel. Es ist soo befreiend und führt zu einem guten oder zumindest besseren Leben für Sie und im Grunde genommen ist doch jeder Mensch ein Schatz, der gehoben werden will, oder?

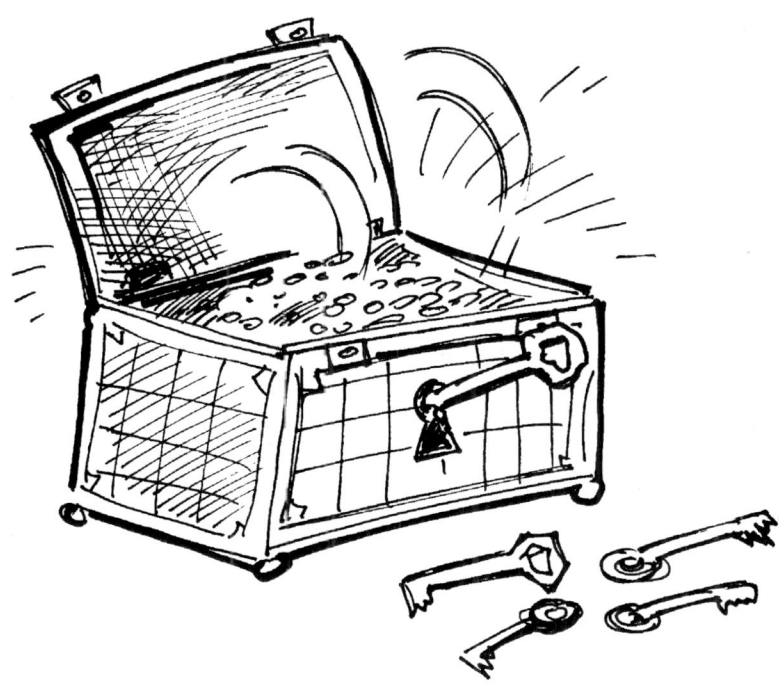

6   Wie kann ich mir helfen lassen?

Es gibt bekanntlich viele Wege nach Rom. Für eine Behandlung Ihrer Symptome bzw. Ihrer Gesundheit bedeutet dies, dass Sie Ihren eigenen Weg finden sollten, um gesünder zu werden bzw. sich wohl zu fühlen. Mit diesem Kapitel möchte ich Ihnen einige Methoden zur Verbesserung der (Darm-)Gesundheit vorstellen, ohne den Anspruch zu haben alles aufzählen zu können, was helfen kann. Ich kann Ihnen nur aus meiner Erfahrung berichten, sowohl aus meiner eigenen Therapiezeit als auch aus meiner eigenen Praxiszeit. Ich erhebe keinen Anspruch auf Vollständigkeit, weder in der Erklärung der Methode noch in der Methoden-Vielfalt. Es gibt so Vieles. Ich habe viel ausprobiert, aber bestimmt nicht alles und dieses ist nur ein kleiner Ausschnitt. Vielleicht ist für Sie eine Methode dabei, von der Sie sagen „das kenn' ich so noch nicht" oder „das möchte ich mal (in Kombination) probieren." Ich kann Ihnen nur berichten, dass es bei der Vielfalt der Menschen oft notwendig ist, mehrere Methoden oder mehrere Mittel gleichzeitig anzuwenden, um Erfolg zu haben. Denn wir sind nun mal nicht nur Körper sondern auch beseelt und mit Geist gesegnet. Oft blockieren wir uns selbst auf einer Ebene. Dadurch ist die Gesundung bisher nicht erfolgt. Dann braucht es ein Zusammenwirken von Ebenen oder Methoden. In der Behandlung ist manchmal 1+1 nicht 2, sondern 3 oder 5, weil es synergistisch zusammen wirkt. Also bitte haben Sie Mut zu Neuem!

1+1=5 ☺

6.1 Die spezielle Stuhlanalyse (SpeziStA)

Viele denken bei Stuhlanalyse an den briefchenförmigen Test zum Nachweis auf verstecktes Blut, der von den gesetzlichen Krankenkassen ersetzt wird. Der ist hier nicht gemeint.

Andere kennen die normale Stuhlanalyse, bei der sie eine bohnengroße Menge in ein Röhrchen füllen müssen und ins Labor schicken. Die hat zwar schon die äußere Form, wird aber im Normalfall nur zur Untersuchung von infektiösen, gefährlichen, unerwünschten Keimen genutzt, wie beispielsweise Durchfallerregern.

Dies bedeutet, es wird nur geschaut: Was ist denn Schlechtes im Stuhl bzw. im Darm des Betroffenen? Das ist im Falle von Durchfall sinnvoll und wichtig, vor allem zur Eindämmung von Seuchen, doch bei anderen Darmbeschwerden kommen wir damit nicht sehr weit.

Im besten Falle werden noch Escherichia coli gemessen, unser wandständiges, für Säugetiere typisches Bakterium. Oder es wird gemessen, ob genügend Milchsäurebakterien, wie Lactobacillus- oder Bifidobacterium-Arten, vorhanden sind.

Die Stuhlanalyse, die ich meine, und warum ich sie spezielle Stuhlanalyse, abgekürzt SpeziStA, nenne, misst nicht nur

- Markerkeime, sondern auch noch
- pH-Wert im Darm (nicht im Gewebe),
- Schleimhautfaktoren,
- Immunparameter,
- Verdauungsleistungen,
- Bauchspeicheldrüsen-Enzyme,
- Gallensäuren,
- Entzündungsfaktoren,
- Parasiten, auch Helicobacter pylori aus dem Magen
- Schimmel- und Hefepilze

und kann noch vieles mehr messen. Derzeit haben wir über 30 Faktoren, die im Stuhl gemessen werden können und die Entwicklung geht weiter. Die Zuverlässigkeit dieser Faktoren ist in den letzten Jahren noch größer geworden, weil es neue, bessere Methoden gab.

Das jeweilig Neue, hier nicht Genannte können Sie bei mir oder entsprechenden Speziallaboren erfragen (s. Kap. 14).

Wichtig für Sie ist, dass gemäß der Anamnese des Betroffenen analysiert wird.

Die spezielle Stuhlanalyse bietet aber noch weitere Vorteile und liefert dadurch ein ganzheitliches Bild, da Messgrößen aus Verdauung, Immunsystem und Mikrobiologie gepaart werden.
Durch die Kombination von Faktoren aus dem Stuhl kann auch zur Aufklärung von Symptomen und ihren Komplexen, sog. Syndromen beigetragen werden, also z. B. zu

> ➤ unklaren Bauchbeschwerden, die noch keinen Krankheitsnamen haben,
> ➤ zum Reizdarm-Syndrom, welches auch ein Sammelsurium an Symptomen zeigen kann, keinesfalls aber immer gleich aussieht und oft konkrete Ursachen im Dünndarmbereich hat. Selbst bei
> ➤ immer wiederkehrenden Infekten und / oder Antibiotika-Behandlungen, bei
> ➤ Verstopfung und
> ➤ Durchfall, sowie bei
> ➤ Erkrankungen des allergischen Formenkreises, wie Neurodermitis oder Heuschnupfen oder bei
> ➤ Juckreiz in der Pofalte und der After-Umgebung

kann eine bestimmte Kombination von Messwerten aus dem Stuhl zur Aufklärung der Ursachen und zur Findung einer Therapie und somit zur Gesundung beitragen.
Was für viele allerdings ungewohnt ist: es sind keine harten Messgrößen, wie im Blut, wo der Körper ja immer sehr bemüht ist die Werte in engen Messbereichen zu halten und reguliert, was geht. Stuhlergebnisse sind z. T. Aussagen über Größenordnungen, eben Aussagen zu einem Ökosystem, einem kleinen Mikrokosmos. Sie erinnern sich: unendliche Weiten, deshalb kann man aber trotzdem eine sinnvolle Therapie ableiten!

Die Stuhlanalyse sollte also auch nicht immer nur einfach alles umfassen, sondern sinnvoll an den Betroffenen angepasst sein. Denn schließlich kostet ja auch jede Teilanalyse Geld und belastet damit entweder den Geldbeutel des Betroffenen oder den der Gemeinschaft, sprich der Versicherten oder Steuerzahler.

Kurz und gut: Daher ist diese Stuhlanalyse eben wirklich speziell: sie beantwortet nicht nur Fragen wie:

> Was ist denn schlecht und zu viel im Stuhlgang, sondern auch: was funktioniert denn noch naturgemäß?
> Was habe ich denn noch an guten Keimen, die ich fördern und anfüttern kann?
> Wie ist das Verhältnis vor allem der mikrobiologisch sinnvollen, also „guten" Bakterien untereinander, aber auch im Verhältnis zu den „schlechten"? Wie erklärt sich der pH-Wert?
> Ist er stimmig zu den Bakterienzellzahlen oder schlummert da noch was im Hintergrund, was ich nicht gemessen habe?

Das Besondere ist meines Erachtens, dass mit einer solch relativ einfachen Methode trotzdem komplexe Zusammenhänge oder Ursachen geklärt werden können. Andere Verfahren sind sehr viel komplizierter und teurer und bieten aber keine Ursachenklärung oder decken nur einen bestimmten Bereich ab. Hier aber kommen Informationen aus verchiedenen medizinischen Bereichen zusammen.

Die Gesamtschau ist bei der Betrachtung dieses Ökosystems auch in Zusammenhang zum zugehörigen Menschen wirklich von entscheidender Wichtigkeit.

Wie viele Fehlentscheidungen bei unserem draußen sichtbaren Ökosystem zum Teil getroffen wurden zeigt, wie schwierig es nach wie vor ist, alles in seinen Auswirkungen bewerten zu können.

Vor allem wie einzelne, verschiedene Einflussfaktoren zusammenspielen, folgt keinen leicht erkennbaren Gesetzen, sondern oft dem Natur-gemäßen Chaos.

Genauso schwierig ist es mit dem Ökosystem Darm. Und da wissen wir zum Teil auch noch sehr wenig. Dennoch sind die Sachen, die wir in spezialisierten Labors messen können, verlässlich geworden. Das hat sich noch nicht überall herumgesprochen.

Ich rede hier jedoch bewusst von einer speziellen und nicht irgendeiner Stuhlanalyse, da erfahrungsgemäß bei den routinemäßig durchgeführten Stuhlproben oft nur auf Fehlbesiedlungen durch Keime, Pilze und ggf. pH-Wert geachtet wird, aber leider nicht auf das, was noch funktioniert, was denn noch Gutes vorhanden ist.

Auch wird oft nicht zwischen den Zeilen gelesen: Das heißt ein Befund, der nur Normalwerte beinhaltet, wird nicht weiter beachtet. Doch wenn man sich die Werte genauer anschaut, kann man in vielen Fällen auch bei Normwerten erkennen oder erklären, was im Hintergrund an Prozessen abläuft und dass doch nicht alles in Ordnung oder ein schleichender Prozess in Gang ist, bzw. das Ökosystem Darm nicht stabil oder im Gleichgewicht ist.

Hierzu braucht es dann doch jahrelange Labor- oder Bewertungs-Erfahrung, die man als Therapeut zumindest bei seinem Labor einfordern sollte. Erst wenn auch die erfahrenen Labormitarbeiter nichts zwischen den Zeilen lesen können, kann man den Befund als normalwertig ad acta legen.
Manchmal werden auch die vom Labor stereotyp ausgedruckten Behandlungsschemata befolgt, die zwar schon ganz gut sind, aber leider nicht den gesamten Menschen berücksichtigen und die oft nicht die gesamte Flora-Zusammensetzung, sprich das gesamte Ökosystem der Mikroben beachten. Ich mache hier niemandem einen Vorwurf, jeder versucht in dem Falle sein Bestes, doch in schwierigen Fällen braucht es halt doch das Fachwissen eines Mikrobiologen, der mehr über die „kleinen Kerle" weiß, die da zusammen in unserem Darm leben und uns das Leben verbessern. Da nicht jeder Mikrobiologe werden kann oder ist, kann ich nur jedem darmtechnisch arbeitenden Kollegen das Buch „Mikroökologie des Darms" von Beckmann und Rüffer wärmstens empfehlen (s. Kap. 13).

Ihnen, liebe(r) Leser(in), kann ich nur raten, sich bei Ihren Damen und Herren Behandler bzw. Therapeuten vorher zu erkundigen, ob eine spezielle Aus- oder Weiterbildung in dieser Richtung vorliegt.

Es sollte also nicht nur auf infektiöse Keime getestet werden sondern die gesamten Markerkeime, die natürlicherweise im Darm vorkommen und sinnvoll zu messen sind (die Hausbewohner siehe Kap. 1) und die unfreiwillig beherbergten ebenso. Das müssen nicht immer infektiöse Keime oder Durchfallerreger sein. Am einfachsten ist es also, wenn Markerkeime an aeroben und anaeroben Keimen im Stuhl gemessen werden. Dazu brauche ich auf jeden Fall mikrobiologisches Fachwissen, da reicht einfache Gerätebedienung in einem Routinelabor nicht aus.

Ein(e) geeignete(r) Behandler(in) oder Therapeut(in) schickt den Stuhl in ein spezielles mikrobiologisches Labor, kann „zwischen den Zeilen" lesen und braucht keine vorgefertigten Standard-Textbausteine, um seine Verordnung aufzustellen. Selbst wenn schriftliche Befundauswertungen zu Rate gezogen werden, sollten diese nicht einem Programm entsprechen, sondern individuell an den Befund und damit an den zugehörigen Menschen angepasst sein, und die passen ja bekanntlich auch in kein Schema, sondern sind Individuen (siehe oben).

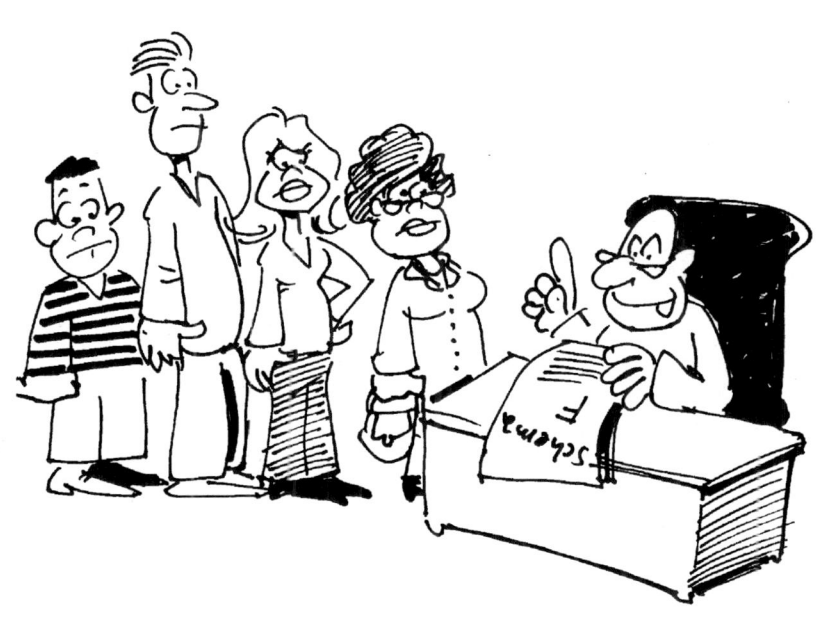

6.2 „Darmsanierung", Symbioselenkung

Die oft als Darmsanierung bezeichnete *Verbesserung der Stuhlflora-Zusammensetzung* hat sich in den letzten Jahren noch einmal stark verändert. Grundsätzlich versteht man darunter die Beeinflussung der vorhandenen Keime in die Richtung, dass unsere von Geburt an lebensnotwendigen Keime, also die Hausbewohner, Untermieter (aus Kap. 1) gefördert werden: entweder mit einem für diese Keime spezifischen Futter oder mit der Verabreichung von „gleichartigen Kollegen", also beispielsweise mit der Einnahme der gleichen Bakterienart in Kapseln oder Pulverform, die dann im Darm für ein günstiges Milieu zur Vermehrung der gleichen Art sorgt.

Es ist allerdings nicht so, dass die Keime, die wir schlucken, dann in unserem Darm auch anwachsen und sich ansiedeln. Das glaubte man lange, doch wie in Kap. 1 beschrieben, werden nur die Keime zu lebenslangen angepassten Untermietern, die in den ersten Lebenswochen in unseren Darm gelangen. Manche sollen wohl naturgemäß auch in den ersten Lebenstagen in der richtigen Reihenfolge im Darm landen, was durch Kaiserschnitt, Flaschennahrung statt Stillen und übermäßige Hygiene manchmal nicht mehr gewährleistet ist – zum Nachteil für den neuen Erdenbürger.

Das heißt, ich sorge dafür, dass „die Guten" wachsen und „die Schlechten" verdrängt werden, das nennt man dann auch *Symbioselenkung*, da ich keine Keime direkt abtöte oder ausschalte, sondern eben nur das Zusammenleben der Bakterien im Darm lenke: In manchen Fällen kann ich auch gar nicht direkt auf einen <u>bestimmten</u> Keim einwirken, sondern ich kann nur durch Fördern <u>anderer</u> Keime oder durch das Bereiten eines bestimmten Milieus dafür sorgen, dass er sich nicht mehr wohl fühlt und diesen Darm verlässt oder dass er sich besonders wohlfühlt.

Die *Immunmodulation* ist eine Form der Einwirkung auf das Immunsystem, das ja – wie Sie seit Kap. 1.4 wissen – zum Großteil im Darm sitzt. Das heißt, immer wenn ich durch eine Behandlung das Immunsystem positiv beeinflusse, dass es wieder angemessen – weder zu stark noch zu wenig – reagiert, dann ist das eine Modulation des Immunsystems, die Immunmodulation. Nun muss man wissen, dass gerade die „guten" Bakterien in unserem Darm das Immunsystem beeinflussen und „trainieren". Durch die Gabe von „guten" Bakterien erfolgt also zugleich eine Immunmodulation. Nun gibt es aber auch Präparate, wo genau die Inhaltsstoffe, welche unsere „guten" Bakterien an unsere Schleimhaut abgeben, isoliert und aufgereinigt wurden (zum Beispiel Colibiogen® oder Synerga®). Das hat den Vorteil, dass unsere Darmschleimhaut die konzentrierten Nahrungsstoffe aufsaugen kann, wie ein Schwamm, der knochentrocken ist. Diese konzentrierte Lösung in Form der Nahrung, die unsere Bakterien an die Darmschleimhaut abgeben, hat also einen rascheren Effekt als Bakterienpräparate. Da dieses Präparat quasi nur die Super-Nahrung für unsere Schleimhaut ist, kann das den Vorteil haben, dass keine Abwehrreaktionen gegen ein Überangebot von bestimmten Bakterien stattfinden, die eventuell durch die Einnahme von bestimmten Keimen erfolgen kann. So ist auch die Reparatur einer entzündeten oder einer durchlässigen Schleimhaut möglich.

Vor allem bei Strahlen- oder Chemotherapie leistet es auch einen hervorragenden Schutz für die Schleimhäute des Magen-Darm-Trakts, so dass die Krebs-Erkrankten, die dieses Mittel während der Chemo- oder Bestrahlungstherapie einnehmen, noch essen und trinken können! Dies ist wirklich eine enorme Verbesserung der Lebensqualität. Wohingegen andere, die dieses Präparat nicht nehmen, fürchterlich leiden müssen, weil ihre Schleimhautzellen im Verdauungstrakt unter der Behandlung genauso vergehen wie die Krebszellen, die man mit der Chemo / Bestrahlung erwischen möchte.

6.3 Ausschluss von Unverträglichkeiten und Allergien

Selbst wenn eine gute „Darmsanierung" erfolgt ist, kann es sein, dass immer wieder die gleichen Probleme wie vorher auftauchen, das Ökosystem Darm einfach nicht stabil bleibt. Hier kann es notwendig sein, noch weitere Ursachen-Forschung zu betreiben, und das geht dann am besten über Atemluft- oder Bluttests. Es kann zum Beispiel sein, dass die Darmschleimhaut immer wieder gereizt wird und damit entzündlich reagiert, weil Nahrungsmittel immer wieder in den Darm gelangen, sie „reizen", also nicht vertragen werden.

Genau ausgedrückt, kann ich mir also zusätzlich noch helfen lassen, indem ich auf Nahrungsmittel-Unverträglichkeiten wie Lactose-, Fructose-, oder Glutenintoleranz, Histamin-Intoleranz, echte Allergien vom Soforttyp I und / oder auf Allergien vom Typ II-IV testen lasse.

Die Allergie vom Typ I ist eine Reaktion des Körpers, die rasch und direkt nach Aufnahme oder Kontakt mit dem möglichen Allergen erfolgt: Beispielsweise essen sie jetzt einen Apfel und haben in 10 min. eine geschwollene, juckende Haut oder Mundschleimhaut.

Wohingegen die Typen II bis IV Zeitverzögerungen von bis zu 14 Tagen haben können! Das heißt z. B.: Sie trinken heute Milch, zeigen aber erst in 14 Tagen die Reaktion „Durchfall". Wie wollen Sie das zuordnen, wenn Sie noch andere Dinge in den 14 Tagen essen und trinken? Viele wissen nicht, dass sich Unverträglichkeiten auch so äußern können. In Tabelle 6.1 Spalte 2 sehen Sie die entsprechenden diagnostischen Verfahren, die Sie durchführen lassen sollten, wenn Sie die in Spalte 1 möglichen Schwächen Ihres Körpers abklären lassen möchten.

Nahrungsmittel-
allergie?
Nahrungsmittel-
unverträglichkeit?
Blähungen?

Tabelle 6.1: Möglichkeiten zur Diagnostik bei Problemen, die mit allergischen oder allergie-ähnlichen Reaktionen bzw. Nahrungsmittelunverträglichkeiten (NUV) zu tun haben (gemäß © Labor L+S)

Differenzialdiagnose	Diagnostik
IgE-vermittelte Allergie	• Anamnese • Gesamt-IgE im Serum, ggf. spezifische IgE im Serum
IgG-vermittelte Unverträglichkeit	• Anamnese • Spezifische IgG im Serum • Alpha 1-Antitrypsin im Stuhl • Stuhlflora

Glutenunverträglichkeit	• Anamnese
	• Anti-Gliadin- und
	  Anti-Transglutaminase-sIgA
	  im Stuhl oder im Blut

Verdauungsinsuffizienz	• Anamnese • Verdauungsrückstände im Stuhl • Pankreas-Elastase 1 im Stuhl • Stuhlflora

Kohlenhydratintoleranz (z. B. Lactose-, Fructose-Intoleranz)	• Anamnese
	• H2-Atemtest
	• (nur Hinweischarakter:
	  Stuhlflora mit pH,
	  Milchsäure im Stuhl)

Histaminose	• Anamnese • Gesamt-IgE im Serum • evtl. Histamin im Urin
DAO-Mangel	• Hauttest mit Histamin • DAO-Funktionstest im Blut
Harmlose Unverträglichkeit von „Blähkost"	• Anamnese • Ernährungsumstellung
Parasitose (hohe IgE-Titer)	• Parasitologische Stuhluntersuchung

Definition Allergie:
erworbene, teilweise auch angeborene Überempfindlichkeit gegenüber bestimmten, körperfremden oft unschädlichen Substanzen (Allergenen), die mit einer Antikörper-Reaktion nach dem Schlüssel-Schloss-Prinzip im Körper einhergeht.

Allergen:
a) eine körperfremde Substanz, die eine allergische Reaktion auslöst. Oft ist diese Substanz ursprünglich harmlos, unschädlich.
b) auslösender Stoff für die Antikörper-Bildung.

Antikörper: ein Eiweißkörper, der im Blut vom Körper gebildet wird und welcher auf den auslösenden Stoff passt. Die Reaktion des Körpers auf den Auslöser ist so passend wie ein Schloss für einen Schlüssel, also sehr spezifisch und individuell: **Schlüssel-Schloss-Prinzip**. Nur Reaktionen nach diesem Prinzip heißen Allergie im engeren Sinne.

Es gab aber auch mal die Einteilung in die Allergie vom Soforttyp oder Typ 1 (echte Allergie, wie oben stehend mit Antigen-Antikörper-Reaktion) und andere **Allergien vom verzögerten Typ, Typ II bis IV**, bei denen eine Reaktion erst später auftritt. Das ist alles sehr verwirrend. Da die Forschung hier immer weitergeht und die Ergebnisse zum Teil nicht eindeutig sind, seien hier nur die Namen erwähnt, aber nicht weiter erklärt. Denn bis das Buch erscheint ist vielleicht alles schon wieder überholt. Der interessierte Leser möge bitte die neueste Forschungsliteratur in der Immunologie studieren.

Definition Nahrungsmittelunverträglichkeiten (NUV), -Intoleranzen:
Alle anderen Formen der Überempfindlichkeiten, die nicht nach der obenstehenden Antigen-Antikörper-Reaktion funktionieren, aber dennoch ähnliche Symptome machen können, heißen Nahrungsmittelunverträglichkeiten (NUV) oder Nahrungsmittel-Intoleranzen.

6.4 Colon-Hydro-Therapie

Wie schon beim Einlauf in Kapitel 5.6 erwähnt, heißt die große Darm-spülung beim Therapeuten unter Aufsicht Colon-Hydro-Therapie. Sie arbeitet mit etwas mehr kontrolliertem Druck als der (hohe) Einlauf. Hierbei werden an einem Gerät die notwendige Temperatur, der leichte aber konstante Druck des „Spülwassers" und das Abwasser in einer Glasröhre eingestellt und beobachtet.

Der Vorteil gegenüber dem Einlauf ist die größere Wassermenge, die durchlaufen kann, die konstant kontrollierten Bedingungen und die bequeme Lage während der Anwendung. Zudem braucht der Patient nichts selbst zu machen und fühlt sich demnach sicherer, als allein zu Haus mit seinem Einlauf.

Der Nachteil ist, dass die regelmäßige Anwendung vom Geld-beutel abhängt, ich nicht immer dann den Termin bekomme, wann ich ihn am nötigsten habe und mich überwinden muss, mich so freizügig vor dem Behandler zu zeigen. Der/Die Verschäm-te wird daher eher zunächst die Einlauf-Variante ausprobieren. Die Effekte von Colon-Hydro-Therapie und Einlauf sind jedoch immer wieder erstaunlich:

- ➤ Ein gutes frisches Gefühl in Bauch und Körper,
- ➤ gutes Entgiftungsgefühl,
- ➤ Nachlassen von Kopfschmerzen und Migräneattacken,
- ➤ Nachlassen von Verdauungsproblemen,
- ➤ Entfernen von Kotsteinen usw. ...

Kotsteine, also Zusammenballungen von alten Kotresten, die wirk-lich steinhart sind, die den Enddarm „belagern" wie Haare den Dusch- oder Waschbeckenabfluss, werden sanft entfernt und aus-gespült, dadurch kann sich die Schleimhaut wieder regenerie-ren, quasi „aufatmen", vergiftet sich nicht immer wieder selbst. Die Wasserrückgewinnung im Dickdarm kann leichter und vollständi-ger stattfinden ohne die fettigklebrigen Ablagerungen und Kotsteine an den Wänden.

Die Reinigungskraft kann neben dem angenehmen Gefühl gereinigt zu sein, zum spürbaren Entgiften und zu mehr Energie und Kraft führen.

Alle erreichten Möglichkeiten aufzuführen, würde aber ein anderes Buch füllen.

Festzuhalten bleibt: Die meisten Menschen erleben die Durchführung als nicht so angenehm, aber das Ergebnis als entlastend und erholsam. Man fühlt sich nachher wohl und hat ein gutes Gefühl.

Es kann allerdings sein, dass die Spülungen nur vorübergehende Linderung von Beschwerden bringt, dann müssen andere Ursachen gesucht werden.

Merke: Ein immer wieder – selbst von Ärzten und Apothekern – angeführter Einwand sei hier ein für alle Mal ausgeräumt:

Sie können weder mit dem Einlauf noch mit dem Colon-Hydro- oder einem anderen Darmspülungs-Gerät die Bakterien von der Darmwand spülen!

Es sind viel zu geringe Drücke, die aufgebaut werden, selbst wenn ein relativ starker Durchfluss aufgebaut wird. Siehe Kasten „Ein Vergleich" in Kap. 5.6.

6.5   Pflanzliche Mittel

Es gibt viele pflanzliche Mittel, die im Darm und Verdauungsbereich eingesetzt werden können, es von mir auch werden und alle Wert wären, erwähnt zu werden. Dies würde hier aber den Rahmen sprengen. Einschlägig in meiner Praxis für den Magen-Darm-Bereich genutzt werden vor allem Mittel der Firmen CERES, Repha, Rettespitz, WALA und WELEDA. Eines möchte ich hier aber herausheben, da es als pflanzliches Präparat gerade in der Therapie der chronisch entzündlichen Darm-Erkrankungen noch zu wenig Beachtung findet und selbst bei schwierigen Fällen noch Hilfe bot: Myrrhinil intest® von der Firma Repha. Es enthält Myrrhe, Kamille und Kaffeekohle und hat mit dieser Kombination ideale Voraussetzungen, um

a)   Entzündungsreaktionen an der Schleimhaut deutlich zu mildern (Myrrhe und Kamille),
b)   Durchfälle zu mindern (Kaffeekohle und Myrrhe),
c)   Gallensäuren und andere Giftstoffe zu binden (Kaffeekohle) oder
d)   Darmpilze wie Candida albicans oder andere ungebetene Gäste zu vertreiben (Myrrhe).

Die Kombination ist besonders wirkungsvoll, das Präparat ist gut zu dosieren, da es kleine Dragees sind und daher auch bei Kindern und Jugendlichen einsetzbar ist, vorausgesetzt sie können so etwas schlucken und sind nicht auf einen Bestandteil allergisch.
Ist die Wirkung vielleicht so gut, weil schon das Jesuskind Myrrhe laut Bibel bekam? Es ist jedenfalls ein Segen, dieses Präparat zu haben.

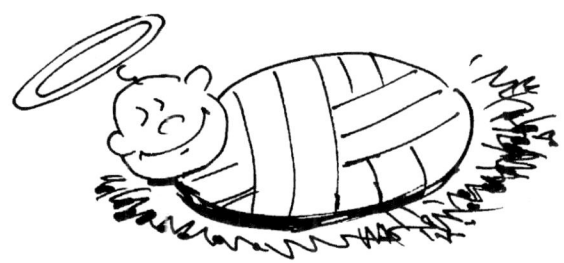

6.6 Biomechanische Frequenzverfahren

Bioresonanz-Therapie oder -Methode, abgekürzt BRT, Magnetfeld-therapie und andere Frequenz-Verfahren sind Schwingungstherapien. Sie gelten für einige noch als umstritten, doch es gibt viele Menschen, denen geholfen werden konnte. Ein Beispiel bin ich selbst: Als Kind und bis zum Biologie-Studium war ich hochallergisch und mit allen damals bekannten Mitteln behandelt, ohne spürbare Besserung des Heuschnupfens oder der Nahrungsmittelallergien. Ein Aufenthalt im blühendem Roggen verquoll mir so stark die Augen, dass ich kaum mehr sah, alles juckte, die Nase lief wie ein Wasserfall, die Luft wurde knapp ... Zudem konnte ich keine Karotten, Äpfel oder Erdbeeren essen, ohne die klassische allergische Reaktion auf der Haut (Urtikaria) oder ein Schwellen und Jucken der Zunge, Lippen und Mundschleimhaut. Es war beängstigend.

Glücklicherweise habe ich mich damals auf die Bioresonanz-Therapie eingelassen. Mein Leidensdruck war sehr hoch und obwohl ich als Naturwissenschaftlerin nicht daran glauben konnte, habe ich rasch Besserung durch die BRT erfahren! Nun bin ich froh, dass ich seit 2011 diese Behandlungsform auch meinen Patienten anbieten kann. Viele machen gleiche Erfahrungen wie ich:

Beispiele:

Der kleine Lars zum Beispiel hatte schon ab Zufuhr der Beikost erhöhten Speichelfluss, Rötungen der Wangen und Nießen. Auch stundenlanges Schreien aufgrund eines aufge-triebenen Bauches, kam oft vor. Die Bioreso-nanz-Therapie ergab rasche Linderung: Nach 3 x 1/4-stündiger Behandlung hatten die Eltern ruhige Nächte, Lars hörte auf zu sabbern und wurde ruhig und lächelnd. Nach 10 Malen BRT-Therapie konnte er alles problemlos essen.	Herr T. D. hatte zu tun mit Pollen- und mit Nahrungsmittelallergien. 12-ma-lige Kurz-Behandlung mit BRT von Milch, Weizen und Candida brachte schon so viel Entlastung, dass der Heuschnupfen erträglich war. Die weitere Behandlung der wichtigsten Allergene je 2-mal schaffte eine symp-tomfreie Lebens- und Arbeitssituation und hält bereits 7 Jahre an.

Natürlich kann es sein, dass nicht jede(r) Besserung erfährt, doch auch das älteste Kopfschmerzmittel hilft nicht jedem. Es gibt bei jeder Therapie Menschen, die nicht so gut darauf ansprechen.
Einen Versuch ist es aber auf jeden Fall wert!

6.7 Ernährungsberatung

Es gibt ganz viele Ernährungsformen, Ansätze zur Umgestaltung der Ernährung, zur Nahrungsergänzung, so dass dies bereits eine Wissenschaft für sich geworden ist.

Sie bekommen jetzt von mir keine Diät im klassischen Sinne empfohlen, keine Pauschal-Empfehlungen, keine Empfehlung nach „Gießkannen-Mentalität", was bestimmte Ergänzungsstoffe angeht. Es geht im Ernährungsbereich nur individuell, denn jede(r) hat einen individuellen Darm, jede(r) hat eine der verschiedenen Bauchformen nach Dr. F. X. Mayr (siehe Abb. 6.6):

1 Normalbauch
2 entzündlicher
  Kahnbauch
3 eiförmiger
  Gasbauch
4 kugelförmiger
  Gasbauch

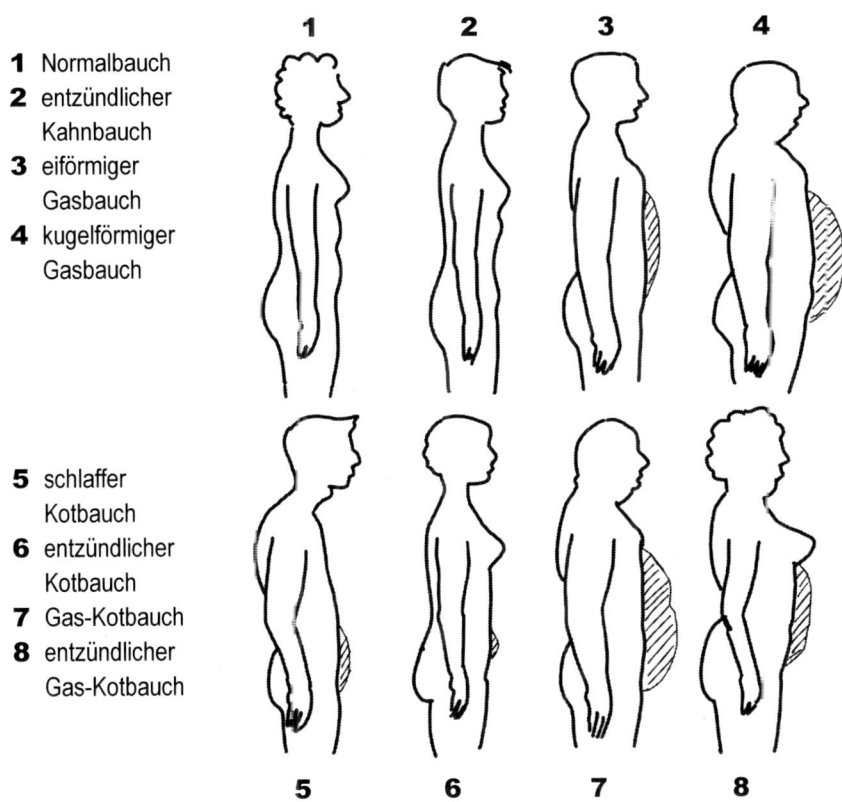

5 schlaffer
  Kotbauch
6 entzündlicher
  Kotbauch
7 Gas-Kotbauch
8 entzündlicher
  Gas-Kotbauch

Abb. 6.6: Bauchformen nach Dr. F. X. Mayr
        Die Zahlen 1 bis 8 sind oben nebenstehend benannt

Aus meiner Sicht sollte man also die Stuhlanalyse mit der Bauch-form gemeinsam betrachten, auswerten und erst dann zu einer Er-nährungsform raten. Seriös ist es daher nur, wenn ein individueller Ernährungsplan aufgestellt wird. Es ist oft sehr schwierig eine Ernäh-rungsart zu finden, die funktioniert, machbar und durchführbar ist. Es ist nur zielführend, wenn man all diese Sachen aus den Kapiteln 6.1 bis 6.6. berücksichtigt. Vielleicht funktionieren deshalb Diäten und Er-nährungs-Prinzipien nicht bei allen Menschen (gleich).

Man sollte also seine individuelle Ernährungs-Anleitung mit Hilfe der Kenntnisse aus diesen Kapiteln finden, wenn man Probleme mit dem Bauch, dem Gewicht oder dem Magen-Darm-Trakt hat. Pauschale Empfehlungen können Probleme bereiten. Das einzige, was an pau-schalen Aussagen möglich ist, steht in Kapitel 7.

6.8 Moderne Hypnotherapie oder Innenweltreisen®

Oft landen Menschen mit Darmbeschwerden, welche nicht mit den klassischen Methoden abgeklärt werden konnten „in der Psycho-Ecke", wie viele so salopp sagen. Natürlich können die Darmbeschwerden auch eine seelische Komponente haben, wenn ich z. B. generell schlecht loslassen kann, dann kann auch Verstopfung ein Ausdruck dieser Schwierigkeit sein. Der Darm unterliegt ebenfalls auch hormonellen und nervlichen Einflüssen. Hinter Darmsymptomen können auch seelische Konflikte stecken, daher können durchaus auch Methoden zur Anwendung bei Darmbeschwerden kommen, die auf den ersten Blick nicht direkt mit dem Darm zu tun haben. Hilfreich sind sie vor allem dann, wenn der- oder diejenige selbst einen Verdacht in diese Richtung äußert und offen für solche Methoden ist.

Die meisten Menschen meinen, sie müssten zur Aufdeckung seelischer Hintergründe ihre ganze Kindheitsgeschichte aufrollen oder alles Mögliche erzählen, also eine Art Analyse im Gespräch führen. Das ist bei der modernen Hypno- bzw. Synergetik-Therapie oder der als Innenweltreise® bezeichneten Methode nicht der Fall. Wir arbeiten hier mit „inneren Bildern". Was heißt das?

In einer solchen Sitzung schaue ich mir die inneren Bilder nicht einfach nur an, sondern ich bearbeite sie aktiv, ich verändere sie. Die veränderten Bilder und die damit verbunden Gefühle und Reaktionsweisen in meinem Verhalten führen zur Unterbrechung der Abspielung der „alten Schallplatte mit Kratzer" und das neue Programm wird abgespielt und diese neue Erfahrung, die jetzt in meinem Gehirn entstanden ist, festigt sich, je häufiger ich das neue Programm abspiele, höre, mir ansehe oder durchführe. Sie lesen: Es kommt hier darauf an, möglichst viele Sinne des Menschen anzusprechen, alte Muster zu brechen und neue Verhaltensweisen zu üben und möglichst mit vielen guten Gefühlen zu koppeln.

Beispiel: Ich habe einen Unfall gehabt und habe eine Angst und körperliche „Zuck-Reaktion" zurückbehalten, die mich bei jeder gleichgearteten Verkehrssituation zusammenfahren lässt, was wiederum meine Reaktionsfähigkeit so einschränkt, dass ich leicht wieder einen Unfall verursachen könnte oder sogar Autofahren irgendwann komplett vermeide. Sich die Unfallsituation wieder vor Augen zu rufen, fällt mir selbst im Wachzustand nicht schwer.

In der Innenweltreise oder Hypnotherapie-Sitzung nehme ich mir aber zunächst Zeit, in den Alphazustand meines Gehirns oder in eine Trance zu kommen, also in den natürlichen entspannten Bewusstseinszustand, den ich kurz vor dem Einschlafen oder kurz nach dem Aufwachen natürlicherweise einnehme. Es ist also kein Hypnosezustand, sondern ein täglich vorkommender entspannter Zustand, der sich über die Form der Gehirnwellen, Alphawellen, definiert. In diesem Alphazustand hole ich mir die Unfallsituation also wieder vor Augen, ich sehe also ein inneres Bild [SEHEN].

Nun kann ich mir das immer wieder wie einen inneren Film anschauen und ggf. zucken, Angst haben und leiden. Bringt aber nichts, außer dass es sich noch stärker einschleift, meine Platte wegen des Kratzers immer wieder die gleiche Rille / Spur abfährt. Das wäre für mich natürlich keine Therapie, keine Lösung meines Problems. Ich kann aber in dieser Innenwelt und diesem Alphazustand an Informationen aus meinem Unterbewusstsein und meinem Unbewussten gelangen, die ich im Tagesbewusstsein nicht bekomme, weil die Gehirnfunktion das blockiert. Der Alphazustand ermöglicht dies automatisch. Zugleich kann ich mein Bewusstsein, das im Alphazustand nicht ausgeschaltet ist, dazunehmen und entscheiden, Veränderungen vorzunehmen. Ich kann Fragen ans Unterbewusstsein stellen. Es kommen mir einfach Sätze, Bilder, Ideen, Reaktionsweisen in den Sinn. Ich spüre Körperreaktionen und mit diesen verändere ich die Unfallsituation, oder die ganze „Szene", wie es dazu kam, so lange, bis ich nicht mehr zucke und keine Angstreaktionen mehr zeige. Das ganze aber unter Anleitung des Therapeuten in einem geschützten Rahmen, so dass nichts passieren kann.

Das klingt jetzt sehr banal und einfach und nach „Übertünchen von Bildern", „Positivreden" oder ähnlichem, ist es aber nicht. Wenn ich es einmal erfahren habe, kann ich den Unterschied spüren, das lässt sich so trocken auf Papier aber nur schwer wiedergeben. Da ich einen Begleiter neben mir habe, der dafür sorgt, dass ich alle meine Wahrnehmungen mittels meiner Sinne (sehen, hören, fühlen, riechen) immer wieder überprüfe und von ihm ggf. auch Vorschläge bekomme, was ich ausprobieren könnte, wenn mir die eigenen Ideen und Impulse fehlen, verändern sich tatsächlich spontan, von selbst, aus mir heraus, meine inneren Bilder und Wahrnehmungen. Es funktioniert! Faszinierend! So kann es z. B. passieren, dass die unfallbeteiligten Autos, trotz Einspielen des entsprechenden Geräusches von CD durch den therapeutischen Begleiter, gar nicht aufeinander knallen, dass ich wie im Traum oder aus der Phantasie entsprungen in der Innenwelt sehe und erlebe, wie mein Auto aus Gummi besteht, verformbar und völlig unversehrt aus der Gefahrensituation hervorgeht. Der Phantasie sind keine Grenzen gesetzt. Dieses erlebe ich dann aber in der Innenwelt genauso, wie vorher das Knallen in der Außenwelt. Interessanterweise ist es dem Gehirn vollkommen egal, ob es „in echt" oder „in Vorstellung" passiert [ERLEBEN = Veränderung].

Wenn Sie die Tatsache, ob innen oder außen, bezweifeln oder es Sie näher interessiert, schauen Sie sich doch mal Studien zum Mentaltraining an. Es ist erstaunlich, was es bringt, in der Innenwelt oder der eigenen Vorstellung einen Sport zu trainieren oder ein Ziel zu erreichen! Was viele nicht wissen: es funktioniert auch mit emotional geladenen Situationen und Verhaltensmustern.

Dieses neue Erleben der geglückten, oder einfach nur veränderten Situation wird anschließend mehrfach wiederholt oder seine Konsequenzen werden in der Innenwelt überprüft, erlebt und gefestigt sprich mit Wiederholung, Worten, Musik, Bildern, Geräuschen, Bewegungen und den passenden jetzt angenehmen Körperreaktionen „geankert". Wenn ich dann die Veränderung und deren Auswirkungen – meist positiv empfundene, passende, angemessene Veränderungen, so in meinem Körper und Gehirn verankere, dass die missliche, störende, krankmachende Verhaltensweise oder Reaktion nicht mehr ausgelöst wird, sondern angenehme, wohlige Gefühle wahrgenommen werden, dann spreche ich von Lösung [LÖSEN].

Daher bestehen für mich solche Sitzungen aus:

SEHEN – ERLEBEN – LÖSEN.

Entscheidend sind die Körperreaktionen und Gefühle, nicht die Bilder allein! Das heißt: Ich kann mir noch so schöne Bilder vorstellen, wenn ich immer noch die gleichen körperlichen oder gefühlsmäßigen Reaktionen zeige, hier die Angst oder das Zusammenzucken, dann ist es noch nicht gelöst und ich arbeite dann so lange weiter, gegebenenfalls über mehrere Sitzungen, bis es gelöst ist.

Die gute Nachricht: Durch „sehen – erleben – lösen" konnte auch so manches Darm-, Neurodermitis- oder Allergieproblem schon gelöst werden. Und eine tiefe Entspannung ist – vor allem nach mehreren Sitzungen – bleibend, lang anhaltend gelernt. Sehr erholsam!

Klientenbeispiel a) „Seit der Geburt unseres Sohnes hatte ich eine sehr stark ausgeprägte Neurodermitis und so kam ich zu Frau Gehring. Dort hatte ich mich nach einigen Behandlungen für eine Innenwelt-Sitzung entschieden. Der Tag kam und ich dachte noch: „Auf was hab ich mich da nur wieder eingelassen". Doch diese Sitzung veränderte mein Leben. Es war sehr anstrengend und sehr emotional aber jede Minute dieser Sitzung war es Wert, mich mit meiner Innenwelt auseinanderzusetzen. Wissen Sie wie es ist, wenn man jahrelang unnötigen Ballast mit sich herumträgt (ohne eigentlich zu wissen, dass man dies tut)? Kennen Sie diesen Moment wenn Ihnen eine Tonnenlast von den Schultern fällt? So ging es mir. Nach dieser nur einzigen Innenwelt-Sitzung hatte ich meine Ängste und Probleme, die ich jahrelang mit mir herumgeschleppt habe, aufgelöst.

Heute kann ich sagen, dass die Innenweltarbeit mir einen Weg gezeigt hat, auch ohne Sitzung, wie ich mit meiner Innenwelt kommunizieren kann. Natürlich wird es Ängste und Probleme geben, die ich nicht selbst lösen kann, da bedarf es eben noch der Moderation und Hilfe von Frau Gehring. Doch bisweilen konnte ich alles selbst lösen bzw. habe einen Weg gefunden damit umzugehen. Sie werden es bestimmt nicht glauben, aber seit dieser Zeit habe ich viel mehr Energie zur Verfügung und meine Neurodermitis hat einen riesen Sprung zur Abheilung nach vorne gemacht."

Klientenbeispiel b) „...bereits nach der zweiten Sitzung konnte der Schmerz über den Tod meines Vaters verarbeitet werden, auch konnten falsche Wertvorstellungen aufgelöst bzw. losgelassen werden. Jetzt nach der zweiten Sitzung bin ich nur noch dankbar. Meine Ängste bezüglich der Familienstreitigkeiten und besonders vor dem anstehenden Klinikaufenthalt konnten geklärt und auf ein normales Maß zurückgeführt werden..."

6.9 Spagyrik, spagyrische Pflanzenessenzen

Zur Behandlung von Bauchweh, Durchfall und Verstopfung kennen viele von Ihnen bestimmt d e Homöopathie, die schon bei Säuglingen Wirkung zeigen kann und gerne auch von Hebammen angewendet wird. Dabei werden hierzulande meist Globuli, kleine Streukügelchen aus Zucker verwendet, welche mit einer homöopathisch aufbereiteten Lösung einer Substanz benetzt und getrocknet wurden. Die Herstellung solcher homöopathischer Mittel geschieht durch Verschüttelung und Potenzierung. Hier geht es jetzt nicht weiter um Homöopathie, da es dazu genug Literatur, Kurse und Erfahrung gibt, doch die Spagyrik ist mit ihr verwandt, verwendet aber keine potenzierten Lösungen, in denen ab einer bestimmten Potenzierung auch kein Stoffmolekül mehr enthalten ist, sondern sie gewinnt ihre Essenzen über eine Kombination anderer Verfahren, in denen sehr wohl stoffliche Anteile enthalten sind, wie unten beschrieben. Die Verfahrensart ist allerdings auch im Homöopathischen Arzneimittelbuch (HAB) von Samuel Hahnemann, dem Begründer der Homöopathie beschrieben, weshalb die Spagyrik arzneimttelrechtlich zu den Homöopathika gezählt wird. Ansich werden aber auf bestimmte Art – hier nach Dr. Zimpel beschrieben – Urtinkturen aus Pflanzen hergestellt, wodurch die Spagyrik aus meiner Sicht eine Zwischen- oder auch Zwitter-Position zwischen der Homöopathie und der reinen Pflanzenheilkunde einnimmt. In der Erfahrung wirkt sie kraftvoller und doch ohne Erstverschlimmerung. Wenn ich sie in der Praxis zur Darm-Therapie anwende, ist sie oft das letzte Hilfsmittel, wenn alle anderen Behandlungsarten nicht gewirkt oder nicht versucht wurden. So gibt es z. B. eine wunderbare Mischung, die Leber-, Galle- und Bauchspeicheldrüsen-Probleme gleichzeitig behandeln kann, so dass der Patient nur ein Präparat statt vieler anzuwenden braucht: Die Mischung „PS 613.1 + BV03".
Die Spagyrik ist eine alte europäische Heilmethode, die schon aus dem Mittelalter stammt. Das Wort ist aus dem Griechischen abgeleitet: *spao* bedeutet trennen, *ageiron*, wieder zusammenfügen, wieder vereinigen. [Mit einem Augenzwinkern: Vielleicht ist sie wegen der Wiedervereinigung in Deutschland so erfolgreich? Weil ihre Mittel auch wiedervereinigt sind?] Als Ausgangsmaterial dienen in der Regel Pflanzen. Diese werden durch bestimmte biologische und physika-

lische Prozesse bearbeitet und in ihre Bestandteile zerlegt und nach diesen Behandlungen wieder zusammengefügt (siehe Abb. 6.7).

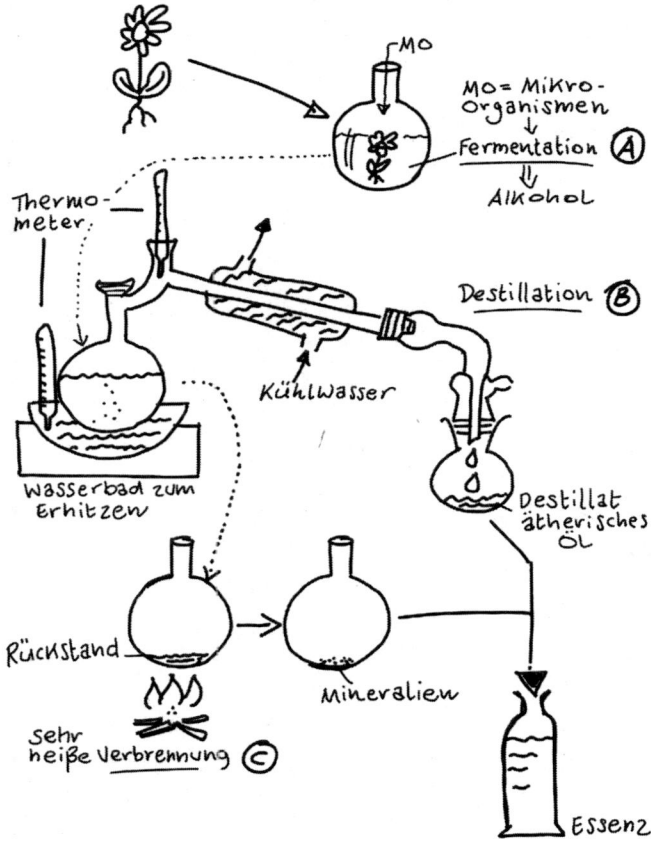

Abb.6.7: Von der Pflanze zur spagyrischen Essenz: Vorgänge und Bearbeitungs-
schritte mit Bezeichnungen zur Herstellung einer spagyrischen Essenz
nach Dr. Zimpel.

A) Fermentation mit Hilfe von Mikroorganismen, es entsteht Alkohol.

B) Destillation der alkoholischen Lösung, es entsteht ein ätherisches Öl.

C) Verbrennung des Rückstandes aus der Destillation, *Calcination*, es bleiben
nur Mineralien übrig.

Die Wiedervereinigung von Mineralien und ätherischem Öl ergibt die Essenz.

(Quelle: Eigenzeichnung gemäß Fortbildungen der Fa. Phylak Sachsen GmbH)

Nehmen wir einmal das Gänseblümchen, lateinisch *Bellis perennis*, als Beispiel:

Wir setzen die Pflanzen zunächst der Fermentation durch Mikroorganismen in Wasser aus. Dadurch entsteht Alkohol, wir machen also quasi Gänseblümchenwein. Der alkoholische Auszug entspricht in der Spagyrik dem geistigen Prinzip (Weingeist).

Nach der Destillation des alkoholischen Auszuges erhalten wir dann ein ätherisches Öl, welches dem seelischen Prinzip entspricht, und einen Rückstand. Der Rückstand schließlich wird so heiß der Verbrennung unterzogen, dass keine graue oder schwarze Kohle entsteht, sondern nur noch die weißlichen Mineralien, also der stoffliche, körperlichen Anteil der Pflanze übrig bleibt. Nach dieser Umwandlung und Trennung erfolgt die Wiedervereinigung, ndem die Mineralien mit dem ätherischen Öl wieder vermischt werden: dies ist die Essenz. Bei diesen ganzen Vorgängen sind nun quasi die unwesentlichen Dinge umgewandelt worden, die wesentlichen sind einkonzentriert worden. Die Kraft einer solchen Essenz ist im Vergleich zum reinen alkoholischen Auszug, einer pflanzlichen Tinktur oder im Vergleich zu einem wässrigen Auszug, dies wäre ein Tee, um ein Vielfaches stärker. Die Wirkung ist durch diese Bearbeitung potenziert worden. Hier ähnelt die Spagyrik der Homöopathie. Die heutigen homöopathischen Mittel sind aber verschüttelt und verdünnt hergestellt, also nach einem anderen Verfahren von Hahnemann. Die spagyrische Essenz enthält nur noch das Wesentliche, oder auch einfach das Wesen der Pflanze in konzentrierter, kraftvoller und verträglicher Form. Diese Essenzen können uns Menschen kraftvole Helfer bei körperlichen und seelischen Wandlungsprozessen sein und lösen nur in ganz seltenen Fällen Erstverschlimmerungen aus. Das ist für die meisten Menschen in heutiger Zeit angenehmer als in der klassischen Homöopathie mit Erstverschlimmerung.

Das Schöne an der Spagyrik nach Dr. Zimpel ist, dass es simpel ist und dass wir mit einem Mittel alle drei Ebenen von uns, Körper, Seele und Geist erreichen können:

Über die Tropfenzahl steuere ich, was ich erreichen möchte: Ich kann geistige Veränderungen, seelische Bereiche, oder körperliche Reaktionen erzielen. Sogar alles was in der Schnittmenge liegt von Zentral- und peripherem Nervensystem, Immunsystem (IS), Seele bis Hormonsystem kann ich ansteuern. Ich kann aber z. B. auch ein körperlich wirksames spagyrisches Mittel mit einem geistig wirksamem kombinieren. Ebenso simpel ist, dass ich nichts entferne oder isoliere wie bei pflanzlichen Arzneimitteln, sondern einfach die ganze Pflanze nach Bearbeitung, die ganze Pflanzen-Essenz, also die ganze Fülle und Kraft der Natur benutze.

Das Besondere an der Spagyrik nach Zimpel ist, dass jedes Jahr ein bis zwei Essenzen dazu kommen. Das bedeutet, dass wir auf der Höhe der Zeit bleiben oder, dass die Menschen, die in dieser Zeit leben, auch ihre Zeit-Mittel neu geschenkt bekommen, eine Anpassung an den Wandel der Zeit erfahren können. Anders als in der Homöopathie, wo wir uns auf das „alte" Wissen von Hahnemann stützen, also auf Altbewährtes zurückgreifen. Dies hat auch seine Berechtigung und Bedeutung und hat vielen geholfen, doch mit den spagyrischen Mitteln haben wir es leichter uns an die doch auch recht schnelllebige Zeit anzupassen. Zudem versagen bei manchen Menschen die homöopathischen Mittel, was ich bisher noch auf Blockaden zurückführe. Mit der Spagyrik habe ich solche Blockaden bisher gut überwinden können.

Meine therapeutischen Erfahrungen an mir selbst und anderen sind so gut, dass ich sie als traditionelle europäische Medizin (TEM) ansehe, analog zur traditionellen, chinesischen Medizin (TCM) mit ebenfalls Pflanzenauszügen (sog. Dekokten), Akupunktur und Tuina-Massage.

Spagyrik ist also auf der stofflichen, emotionalen und seelischen Ebene gleichzeitig und gleichsam wirksam. Faszinierend! Auf jeden Fall für mich, die ich die naturwissenschaftlichen und naturheilkundlichen Inhalte gelernt habe, hier verbinden sich für mich beide Wissensbereiche, zumal selbst das Periodensystem der Elemente aus der Chemie in der Spagyrik wieder auftaucht. Die Logik in diesem Schatz an Heilmitteln ist manchmal fast unglaublich und ihre Wirkung ebenso.

Bei mir in der Praxis sind hauptsächlich spagyrische Mischungen der Firma

a) PHYLAK Sachsen, also Spagyrik nach Dr. Zimpel im Einsatz. Etwas seltener die fertigen Mischungen von
b) SOLUNA, Spagyrik nach Alexander von Bernus. Beide zeigen wunderbare Wirkungen.
Je nach Anamnese und eventuellen Diagnostik-Hinweisen kommen auch
c) die Mittel der Firma Kattwiga zum Einsatz. Diese gelten zwar als homöopathische Arzneimittel, doch die Art, wie die *Synergone* genannten Mischungen entstehen, und ihre hervorragende Wirkung erinnert stark an die Spagyrik, so dass die Grenzen zwischen Spagyrik und Homöopathie hier nicht so glatt von mir gezogen werden.

Für mich ist es wichtig mehrere Möglichkeiten zu haben, um das passende Mittel zu finden oder einzusetzen. Bei manchen Anamnesen drängen sich aufgrund der Schilderung des Patienten oder bestimmter diagnostischer Zeichen manche Mittel geradezu auf.
Außerdem sind manchmal Mittel vonnöten, die in jeder Apotheke oder in einer anderen Zubereitungsform zu haben sind.
Und schließlich möchten manche Menschen gerade keine Homöopathie oder eben keine Spagyrik.
Dennoch wird auch Homöopathie bei mir in der Praxis oft eingesetzt. Was wären wir ohne die Mittel von Combustin, Dr. Loges, Kattwiga (s.o.), Metafackler, Pflüger, Reckeweg, Steierl oder eben WALA und WELEDA (alphabetisch sortiert)?
Ich könnte auch „alles" mittels Spagyrik lösen, doch manche Präparate sind einfach so gut, dass es schade wäre diese Alternativen aus den eben genannten Gründen zu verlieren. Es passt eben nicht immer alles zu jedem. Und ich bin zu sehr Biologin als dass ich nicht die Vielfalt der Natur und der Natur-Mittel nutzen und genießen wollte.
Die Adressen der Hersteller finden Sie in Kapitel 14.
Es ist ein Geschenk so viele gute Hersteller von pflanzlichen, homöopathischen und spagyrischen Mitteln im deutschsprachigen Raum zu haben. Diese Mittelvielfalt fehlt in anderen Ländern. Sie sollte meines Erachtens erhalten bleiben, nicht nur weil diese Präparate oft keine oder kaum Nebenwirkungen haben, sondern auch weil man individueller therapieren kann.

Praxis-Beispiele:

A) Bei einem Kind traten immer wieder Warzen an Händen, Füßen und im Gesicht auf und viele klassische Behandlungen waren vergeblich. Die erste spagyrische Mischung, die es eingenommen und als Salbe aufgetragen hat, war so wirksam, dass die Eltern sagten, man könne dabei zugucken, wie sie Tag für Tag zurück gehen.

B) Die Bauchspeicheldrüsenleistung bei vielen Menschen ist oft zu schwach und dann werden Eiweiße und Fette oft nicht richtig verdaut. Eine spagyrische Standard-Mischung der Fa. Phylak BV03 mit PS613.1 gemischt und individuell ergänzt und angepasst, führt zu einer Verbesserung der Bauchspeicheldrüsenwerte, hier Pankreas-Elastase-Wert im Stuhl, oft schon nach dreimonatiger Einnahme. Manchmal braucht es länger, aber die Wirksamkeit lässt sich schön nachweisen und per Stuhlanalyse nachkontrollieren.

C) Eli, 9 Jahre alt, kam wegen Allergien und ADHS zu mir. (ADHS seit 1. Schuljahr ärztlich diagnostiziert mit Stratera (40mg Atomexetin) zur Einnahme.) Sie und ihre Eltern wollten gerne in den Schulferien dieses Medikament weglassen. Um dies nicht unbegleitet zu lassen, lies ich ihr eine spagyrische Mischung zum Einnehmen und eine als Spray zubereiten, damit keine Nebenwirkungen auftreten. Der Übergang zur Spagyrik war problemlos. Auch in der Schule konnte sie sich wieder gut konzentrieren, fast besser als vorher. Sie entwickelt sich seither nun sowohl körperlich als auch geistig „normal" / altersgemäß, ohne Nebenwirkungen. Eli und ihre Eltern sind glücklich so gut zurecht zu kommen.

D) Tim, 10 Jahre, starke Verlustängste und Schlafprobleme, fürchtete immer den Tod eines Elternteils, so dass sie nicht mehr aus dem Haus gehen konnten. Die schulische Leistung litt sehr. Er bekam eine Spagyrik-Mischung sowohl zum Einnehmen (körperliche Ebene) als auch zum Sprühen (geistig-seelische Entwicklung). Nach drei Monaten Anwendung waren keine Ängste mehr vorhanden und er konnte problemlos in die weiterführende Schule versetzt werden.

6.10 Heilpilze

Gerade im Darmbereich lassen sich Heilpilze wunderbar einsetzen. Sie gelten als Lebensmittel. doch ihre Wirkungen sind wirklich frappierend. Ihre Besonderheit: Biologisch betrachtet haben sie im Gegensatz zu Pflanzen Chitin in der Zellwand, welches sonst nur in Insekten im Tierreich vorkommt. Es gibt zwar Völker, die Insekten essen, aber diese Kombination an besonderen therapeutisch verwendbarer Stoffen haben eben nur Pilze; wahrscheinlich, weil sie Tiere und Pflanzen zerlegen, also sog. *Destruenten* sind, mussten sie besondere Stoffe und Vorgänge beherrschen. Unsere Welt, unsere Natur würde ohne das Reich der Pilze nicht funktionieren, weil der Kreislauf der Stoffe nicht geschlossen wäre. Wo aufgebaut wird, muss auch zerlegt werden, dann zirkulieren die Stoffe.

Ebenso gibt es eine Fülle von Stoffen, die in den Pilzen gehäuft vorkommen und therapeutisch wirksam sind, von denen ich nur die Namen nenne und sie nicht erkläre:

Proteine, Enzyme, Lignin, Chitin, Triterpene, Antibiotika, Nukleinsäuren, Vitamine, vor allem B und D, Ballaststoffe, Sterole, Polysaccharide, z. B. Beta-Glucane und Glycoproteine. Viele von diesen Stoffen gibt es auch in Pflanzen, aber manches eben auch nicht, z. B. Chitin, oder auch nicht in dieser Fülle bzw. Kombination, daher sind Pilze echte Kraftpakete, geballte Heilkraft.

Um diese Heilkraft zu erhalten ist es wichtig, dass man keine Extrakte herstellt, also nicht bestimmte Stoffe versucht zu isolieren, sondern die Heilpilze <u>als Ganzes</u> verwendet.

Dies gilt nicht nur für die Heilpilze, sondern auch für die Speisepilze. Die Anwendung der Heilpilze ist heutzutage einfach, da es sie getrocknet in Kapselform gibt. Dann sollte man aber die beim Trocknen entzogene Wassermenge durch Wasser-Trinken bei der Einnahme der Kapseln ersetzen. Ansonsten könnten Probleme auftreten, wie zum Beispiel Verstopfung oder Erscheinungen, die aussehen wie eine Verstärkung der Beschwerden. Da sie wirklich die geballte Kraft der Natur enthalten, ist es sinnvoll, sich vorher beraten zu lassen, um die Verträglichkeit und Dosis abzuklären. Deshalb steht dieses Kapitel auch nicht bei den Selbsthilfemethoden, schon mancher hat sich über die Dosis beim Einschleichen gewundert.

Für den Darmbereich kommen am häufigsten Heilpilze als antientzündliches Mittel, als Durchfall-Binder, als Verstopfungs-Mittel, als Ballaststoffe, als Befeuchter für die Schleimhäute, als Giftstoffbinder, als Lebermittel-Lieferant, als Anti-Bläh-Mittel und als Magensäurebinder zum Einsatz. Welche Heilpilze sinnvoll kombiniert werden sollen entscheidet der Therapeut vor Ort oder der Berater bei der Beratungshotline beim Institut MycoTroph. Die Dosis ist immer von niedrig nach normal oder höher zu steigern, weil sie so kraftvoll sind. Wie niedrig man anfängt, hängt von den Gegebenheiten des Individuums ab.

Wenn die Pilzkapseln dann aber vertragen werden, sind sie gute, natürliche Ersatz- oder Ergänzungsmittel zu den klassischen, oft unnatürlichen Medikamenten.

Sie sollten also auch hier jemanden fragen, der sich damit auskennt. Aber damit Sie die Namen der Heilpilze im Darmbereich schon mal gehört haben, seien wenigstens Namen genannt: Reishi, Hericium, Pleurotus, Auricularia, Coprinus, Maitake. Und wenn Sie diese nutzen möchten, achten Sie darauf, dass Sie keine Extrakte nutzen, sondern die Fruchtkörper in ihrer Ganzheit, sprich den ganzen Pilz. Nur dann haben Sie die ausgewogene, natürliche Mischung aller Bestandteile. Da wir auch hier auf regionalen Anbau achten sollten und die Pionierarbeit, Forschungs- und Entwicklungsleistung respektieren sollten, empfehle ich nur bestimmte Pilzpulverkapseln: Herr Schmaus vom Institut MycoTroph ist quasi der Urheber, der uns diese Form der Gesund-Erhaltung in unser Land gebracht hat. Adressen der in diesem Buch empfohlenen Pilze sind im Kapitel 14 unter Myco… aufgeführt.

6.11 Fasten, besser: Heilfasten

Fasten wird oft missverstanden als eine Zeit, in der man auf etwas verzichtet, z. B. auf Fleisch oder Rauchen, das ist hier nicht gemeint. Hier geht es ums *Heilfasten*. Das ist eine Einstellung zur Gesundung, zur Heilung aus sich selbst heraus, keine Diät, kein Hungern, sondern der freiwillige Verzicht auf feste Nahrung und Genussmittel für eine bestimmte Zeit. Es ist etwas Natürliches, welches Mensch und Tier durchführen können und das uns die Lehre vom Körper, die Physiologie, erklärt.
Fasten ist mehr:

- ➢ Bewusstheit, Bewusstsein, aufgrund des bewussten Verzichts
- ➢ Selbsterfahrung
- ➢ Disziplin im Sinne von „Sieg des Willens, des Geistigen über das Fleischliche"
- ➢ Erleben, Erlebnis
- ➢ Einschnitt – Stille – Reinigung
- ➢ Besinnung
- ➢ Entschlackung
- ➢ Neuorientierung
- ➢ Veränderung
- ➢ Körperumbau, Gewichtsreduktion
- ➢ Stabilisierung der Persönlichkeit

Gesunde können Heilfasten lernen, indem sie nach entsprechenden Büchern handeln. Für viele ist es aber dennoch ratsam, nicht alleine zu fasten, sondern sich einer Gruppe anzuschließen, wenn man noch keine Erfahrung hat. Außerdem macht es mehr Spaß, mit Gleichgesinnten zu fasten. Wenn wir dann mehr Erfahrung haben, geht auch schon mal ein Fasten alleine zu hause. Man sollte allerdings jemanden haben, den man bei bestimmten Beschwerden fragen kann.

Wenn bestimmte Erkrankungen oder Symptome vorliegen bzw. wenn man Medikamente einnimmt, sollte man nur unter Anleitung von einem erfahrenen Fasten-Arzt, -Therapeuten oder -Leiter vor Ort oder in einer Fasten-Klinik fasten.

Besonders gut geeignet ist das Heilfasten in der Klinik bei

> Fettstoffwechselstörungen
> Zuckerkrankheit, Diabetes mellitus Typ II
> Fettleibigkeit, Adipositas
> Gicht
> Bluthochdruck
> Degenerativen Veränderungen des Bewegungsapparates
> Allergischen Erkrankungen, wie Neurodermitis, Psoriasis, Heuschnupfen

Es gibt auch verschiedene Arten des Heilfastens. Am bewährtesten sind:

> Heilfasten nach Buchinger oder Lützner
> Mayr-Kur
> Schroth-Kur

Welche der Arten für einen selbst am besten geeignet ist, sollte man am besten bei erfahrenen Fasten-Therapeuten, -Ärzten oder -Kliniken erfragen (s. auch Adressen in Kap. 14 und Literaturtipps in Kap. 13). Eine Sache sollte man auf jeden Fall wissen: jedes Fasten ist anders. Also auch wenn ich schon mal gefastet habe und es war nicht gut, dann lohnt es sich, es mindestens ein weiteres Mal zu versuchen. Denn wie bei allem gilt: wir müssen auch zur richtigen Zeit am richtigen Ort sein. Manchmal sind wir etwas gefolgt, was nicht uns entsprach, wo wir nicht auf unser Bauch-Gefühl gehört haben. Wenn wir das wieder lernen, dann können wir auch beim Fasten wunderbare Erfahrungen machen.

Wichtig! Das Wichtigste am Fasten ist die Rückumstellung auf feste Nahrung, der Vorgang, wieder ins Essen zu gehen. Hier brauchen wir die meiste Konzentration, Unterstützung und Zeit, um nicht wieder in alte Gewohnheiten zu fallen, also bitte einplanen, wenn Sie an so eine Fasten-Zeit denken. Viel Erfolg und viele gute Erfahrungen!

7 Gesunde Ernährung?

Grundsätzlich gilt in unserer Industriegesellschaft:

- ➢ 1) Die meisten essen zu viel, zu süß, zu salzig, zu fettig.
- ➢ 2) Die meisten meinen, sie ernähren sich schon gesund.

Aus meiner therapeutischen Sicht kann ich nur individuell aufgrund der Anamnese, also der Klärung von Art, Beginn und Verlauf der Beschwerden, der Vorgeschichte, einer Allergieuntersuchung und einer speziellen Stuhlanalyse klären, wie die Person zu essen hat, damit es für sie gesund ist. Denn es gibt immer individuelle Besonderheiten, die ich über die Verdauungsparameter oder die Unverträglichkeiten oder die Allergien erkennen kann und berücksichtigen sollte. Daher kann ich eigentlich keine pauschalen Ernährungsempfehlungen geben. Es gibt aber ein paar Grundsätze in unserer Industriegesellschaft, die inzwischen weit weg von <u>natürlicher</u> Nahrung lebt.
Grundsätzlich gilt daher für die meisten Menschen:

- ➢ Die Eiweißmenge z. B. aus Fleisch, Milch, Milchprodukten, Fisch und Sojaprodukten sollte kontrolliert werden und ebenfalls meist verringert werden, auch bei Sportlern! Denn sehr viele Menschen haben ohne es zu wissen eine Eiweiß-Verdauungsstörung. Das heißt, der Darm ist überfordert von der Eiweißmenge und Eiweiß belastet die Lymphe und damit das Immunsystem.
- ➢ Die Zuckermenge, vor allem die versteckten Zucker, Süßes, Marmelade, Honig, Fertigprodukte, auch Fertigpads und -pulver für Kaffeegetränke sollte reduziert werden!
- ➢ Die Fettmenge, aus Fleisch, Milchprodukten, Riegeln, Fertigprodukten, Fast Food, wie Pizza etc. sollte geringer werden, ohne dass zu Light-Produkten gegriffen wird. Das bedeutet, man kann nur die Menge reduzieren!
  Mein Tipp: nur eine halbe Pizza essen, statt einer ganzen und mit Salat ohne viel Öl satt werden.
- ➢ Und die Gemüsemenge erhöhen: Gemüse, Gemüse, Gemüse! Erst in zweiter Linie sollte die Obstmenge erhöht werden.

Denn Obst enthält oft zu viel Zucker, obwohl der Rest gesund ist. Außerdem liegt sehr oft eine Fructose-Intoleranz vor, die dann verstärkt werden könnte.

Mein Tipp:
Ganz generell kann ich aus Darm-Sicht nur sagen: keine industriell gefertigten Gerichte oder fertig hergestelltes Gemüse oder Obst verzehren, sondern selber kochen, garen und dünsten lernen, um sich etwas zu Essen zu bereiten.

Merke: zurück zur Natur, heißt zurück zum gesunden Darm

Beispiel 1: In Naturjoghurt selbst Obst hineinschnibbeln und essen ist gesünder als einen Fruchtjoghurt, der fertig im Kühlregal zu kaufen ist, zu verzehren.
WARUM?

> Das selbst geschnittene Obst können Sie in der Qualität wählen, die Sie möchten: EG-Bio, demeter, bioland, integrierter Anbau oder konventioneller Anbau...
> Sie können die Menge an Obst und damit an Obst-eigenem Zucker wählen.
> Sie wissen, ob oder welchen Zucker Sie zufügen.
> Sie wissen, dass die Erdbeere, die sie schneiden, eine Erdbeere ist und keine Litschi-Frucht, die nach Erdbeeraroma schmeckt.
> Sie wissen, dass Sie kein Aroma dazutun und falls doch, wissen Sie welches, z. B. Vanille-Aroma oder echte Vanille aus der Schote.
> Sie wissen, dass Sie keine Geschmacksverstärker, keine Konservierungsstoffe und keine E-Nummern hinzufügen.
> Das alles wissen Sie nicht, wenn Sie einen industriell gefertigten Erdbeerjoghurt kaufen, denn nicht alle Stoffe sind deklarierungspflichtig!

Beispiel 2: Auf dem Markt frischen Blattspinat kaufen, putzen, kochen (= in heißes Wasser werfen oder im Dampfgarer zubereiten), pürieren, mit echter Muskatnuss würzen und Sahne unterheben ist wesentlich gesünder als einen Rahmspinat zu kaufen, wie „der mit dem Bl...". WARUM?

> ➢ Das selbst gekaufte Gemüse, sprich den Spinat, können Sie in der Qualität kaufen, die Sie möchten: EG-Bio, demeter, bioland, integrierter Anbau oder konventioneller Anbau.
> ➢ Sie können die Menge an Spinat, Salz und Gewürz, evtl. auch Zucker selbst wählen.
> ➢ Sie wissen, welche Gewürze Sie hinzufügen und vertragen.
> ➢ Sie wissen, dass der Spinat, den Sie schneiden, auch Spinat ist und keine anderen billigeren Grünarten, und dass Sie Muskatnuss reinreiben und nicht Sägespäne, die nach Muskatnuss schmecken, wie in manchem Muskatwürzer, der nur noch wenig Muskat enthält. Etikett lesen hilft.
> ➢ Sie wissen, dass Sie kein künstliches Aroma dazutun.
> ➢ Sie wissen, dass Sie keine Geschmacksverstärker, keine E-Nummern, keine Haltbarmacher hinzufügen.
> ➢ Das alles wissen Sie nicht, wenn Sie den fertig angemachten Spinat kaufen, denn nicht alle Stoffe sind deklarierungspflichtig!
> ➢ Und selbst die, die deklariert sind, sind nicht immer für jeden Darm verträglich. Lesen Sie bitte mal die Zutatenliste von „Ihrem" Rahmspinat.

7.1 Die meisten essen zu viel, zu süß, zu fettig, zu salzig

Zu viel:
Da viele ihr Sättigungsgefühl verloren haben, essen wir generell **zu viel**. WARUM? Manche haben ihr Sättigungsgefühl durch Inhaltsstoffe in fertig gekauften Lebensmitteln verloren, manche weil sie mit Essen etwas anderes wie Liebe und gute Gefühle kompensieren, manche aus purer Lust am Essen, manche weil sie ihren Körper nicht verstehen, manche weil sie zu wenig Wasser trinken.

Mein Tipp:
Generell aufhören zu essen, wenn das erste Aufstoßen erfolgt, es ist ein Köperzeichen, dass es genug ist, oder diese Nahrung nicht gut vertragen wird.

Zu süß:
Da viele schon als Babies und Kleinkinder gesüßte Tees und Gläschen oder Süßes als Belohnung für Stillsein bekommen, sind wir alle auf süß geeicht und gieren danach. Es ist fast schon eine Sucht. Unser Geschmack ist in Richtung süß quasi verdorben. Daher essen wir generell **zu süß**. Und die Konzentrationen der süß-schmeckenden Inhaltsstoffe steigen ständig an, vor allem in den fertig gekauften Lebensmitteln. Man kann sich mit viel Disziplin und Therapie aber umgewöhnen.

Was ist so schlimm an zu süß?
Die Menge macht's! Es ist vor allem zu viel raffinierter Haushaltszucker im Gebrauch, der aus einem Molekül Traubenzucker, *Glucose*, und einem Molekül *Fructose* (Fruchtzucker) besteht.

➢ Zucker enthält keine Vitamine, und verbraucht Vitamine für seinen Abbau.
➢ Zucker lockt die Magensäure, wirkt also auf den Säure-Basen-Haushalt und kann Magenprobleme bereiten.
➢ Zucker begünstigt das Wachstum von Hefepilzen und anderen Mikroorganismen im Darm, auf Haut und Schleimhaut.

- Zucker reizt die Bauchspeicheldrüse zur vermehrten Insulinproduktion.
- Letzteres fördert die Umwandlung von Zucker in Fett.
- Zucker fördert die schnelle Rückkehr von Hungergefühl.
- Zucker bewirkt einen starken Gewöhnungseffekt, das heißt er „macht abhängig".
- Zucker ist in der raffinierten weißen oder braunen Form ke n Naturprodukt, sondern muss aufwändig industriell gewonnen werden hergestellt. Naturnahe Süß-Lebensmittel enthalten immer noch ganz viele andere für unseren Steinzeit-Darm gute Inhaltsstoffe, wie Obst, Zuckerrüben oder Honig. Durch die Isolierung des Zuckers aus dem Rest ist eine Überfrachtung unseres Körpers über die Jahre der Industrialisierung entstanden. Das ist unnatürlich.

Mein Tipp:

Oft hilft es schon nur einmal 6 Wochen lang (oder monatelang) zuckerfrei zu essen, um ein Gefühl oder einen Geschmack davon zu bekommen, wie übersüßt die fertig zu kaufenden Produkte sird. Es kann zu suchtartigem Verhalten kommen. Entlastungstage oder echte Fastenzeiten (z. B. Heilfasten nach Buchinger) können den Teufelskreis nach immer mehr süß gut durchbrechen. Man kan auch einmal echtes Obst aufs Brot in Scheiben legen anstatt fertige Marmelade zu benutzen, auch das senkt den Zuckergehalt und schmeckt dennoch süß.

Zu fett:

Wie beim Salz unten aufgezeigt, steigt auch der Fettgehalt pro verzehrtem Gramm Nahrungsmittel von der Kartoffel über Püree zu den Chips oder Pommes. Je weniger wir also fertig produzierte Lebensmittel kaufen, sondern mehr selber die Nahrung zubereiten, umso mehr wissen wir, wie viel Fett unsere Nahrung und das, was wir wirklich essen, enthält. So ist es auch sinnvoller, sich ein schieres fettfreies Stück Schinken aufs Brot zu legen als Wurst, weil bei der Wurst-Herstellung ebenfalls der Fettgehalt steigt und viele Nicht-Fleischbestandteile verwurstet werden. Es muss beim Schinken allerdings wirklich Muskelfleisch sein und kein Formschinken.

Mein Tipp:

Je mehr Sie auf luftgetrocknete Ware schierer Fleischstücke umsteigen, anstatt Wurst, Salami, Formschinken oder Fleischkäse zu essen, um so weniger Fett haben Sie auf dem Teller oder der Scheibe Brot. Und je seltener oder weniger Sie etwas Gebratenes essen, desto weniger Fett nehmen Sie zu sich.

Wenn Sie dann noch beherzigen auch lieber pflanzliche Brotaufstriche für die kalte oder Gemüse für die warme Mahlzeit zu nutzen anstatt Fleisch zu essen, dann sinkt ebenfalls der Fettgehalt. Die Auswahl an verschiedenen Aufstrichen aus dem Reformhaus, dem Bioladen, dem Drogeriemarkt und speziellen Supermärkten steigt weiter und man kann sie auch gut selbst zubereiten. Pflanzliche Brotaufstriche sind auch gemeint, wenn es heißt mehr Gemüse zu essen.

Sichtbare Fette sollten die Menge von 40 g pro Tag nicht übersteigen. Dazu zählen die Salatöle, das Streichfett und die Koch- und Backfette.

Wiegen Sie es wirklich mal aus! Viele essen schon beim Frühstück die ganze Tagesration an Fett und wundern sich über ihre Beschwerden.

Bei den Fetten müssen wir auch darauf achten, dass wir keine erhitzten, sprich raffinierte oder heiß gepresste Öle oder gehärteten Fette nutzen.

Das bedeutet aber auch, dass wir selbst die guten, teuren kalt-gepressten Öle nicht zu hoch erhitzen, also weder zum Braten nutzen noch in zu heiße Speisen einrühren.

Kalt-gepresste Öle also nur für <u>kalte</u> Speisen, wie Salat, allenfalls nachher auf dem Teller über das lauwarme Gemüse geben. Es passiert nämlich etwas mit den Fettsäuren, sobald sie zu warm werden, was nicht gesundheitsförderlich ist, wie Sie in Abb. 7.1 sehen können.

Durch Erhitzen entsteht aus der natürlichen Form der Fette, eine unnatürliche Form, die *Trans-Fettsäuren* (siehe Abb. 7.1). Diese stehen im Verdacht, an vielen Krankheiten beteiligt zu sein. Das bedeutet, dass wir krankmachende Fette zu uns nehmen, sobald die Fette über ihren Schmelzpunkt erhitzt wurden. Das passiert beim Braten zu Hause genauso, wie beim Pressen von Ölfrüchten in der Fabrik bzw.

Ölmühle, deshalb kalt gepresste Öle auch nur kalt verwenden! Es geschieht aber auch bei der Herstellung von raffinierten Speiseölen, Frittierfetten, Margarine, Fast Food und Fertig-Gerichten.

Daher wäre es am sinnvollsten, von den letztgenannten Produkten die Finger zu lassen, wenn man keine Probleme mit dem Fettstoffwechsel oder mit Herz-Kreislauf-Erkrankungen bekommen will. Das klingt radikal, aber es wäre tatsächlich das Gesündeste. Viele Menschen schaffen das auch schon aus eigener Motivation und viele schaffen es dann auch, nachdem die großen Probleme aufgetreten sind.

Zum Verstehen der Fettsäuren sollte man wissen, dass es lange Ketten aus Kohlenstoff-Molekülen sind, an denen einzelne Wasserstoffatome oder Gruppen aus Wasserstoff und Sauerstoff angelagert sind. Zwischen zwei Kohlenstoffatomen, C-Atomen, kann entweder eine einfache oder eine doppelte chemische Bindung vorliegen. Dadurch ändert sich die Festigkeit der Bindung und die Schreibweise in einer Abbildung, wie in Abb. 7.1:
ein einfacher Strich steht für eine Einfachbindung;
ein doppelter Strich, fast wie ein mathematisches Gleichheitszeichen, nur breiter, steht für eine Doppelbindung.
Je nachdem wie viele Doppelbindungen eine solche Fettsäurekette enthält, hat sie andere Eigenschaften, z. B. bedeutet das für die Fette wie fest oder hart bzw. wie weich sie sind und wo sie eingebaut werden können.
Für die Körperzellen bedeutet dies auch, wie gut sie in eine Zellmembran passen und wie flexibel das System Zellmembran dadurch wird.
Fettsäuren unterscheidet man nach verschiedenen Kriterien:

a) in gesättigte und ungesättigte Fettsäuren (FS):
   gesättigte FS enthalten keine Doppelbindungen;
   ungesättigte FS enthalten Doppelbindungen und heißen je nach ihrer Anzahl einfach ungesättigt oder mehrfach ungesättigte Fettsäuren. Wenn man dann noch etwas über die Lage der Doppelbindung im Molekül sagen möchte, dann bezeichnet man das z. B. mit Omega-3, oder Omega-6... Die Begriffe haben Sie

bestimmt schon gehört, das soll hier aber kein Biochemie-Kurs werden. Ein weiteres Kriterium ist aber noch wichtig:

b) Die chemische Bezeichnung, wie die Moleküle innerhalb der Kette an einer Doppelbindung zu einander stehen, nennt sich *Konfiguration*. So eine Doppelbindung ist wie eine Ebene aufgebaut und die beiden Kettenenden, die von dieser Ebene abgehen, können oberhalb oder unterhalb dieser Ebene abzweigen. Wenn man sie aufzeichnet, dann sieht die *cis*-Konfiguration aus wie ein Boot (siehe Abb. 7.1), die *trans*-Konfiguration, sieht dann aus wie ein Liege-Sessel.

Durch Erhitzen entsteht aus der natürlichen Form der Fette, die natürlicherweise in cis-Konfiguration vorliegen, die trans-Konfiguration. Es entstehen durch Erhitzen also Trans-Fettsäuren, hier in der Abbildung mit Trans-FS abgekürzt.

Die Trans-Fettsäuren stehen im Verdacht an vielen Krankheiten beteiligt zu sein. Das bedeutet, dass wir krankmachende Fette zu uns nehmen, sobald die Fette über ihren Schmelzpunkt erhitzt werden. Das passiert beim Braten zu Hause genauso, wie beim Pressen von Ölfrüchten, wenn es beim Pressvorgang zu warm ist oder wird, deshalb sollten wir

> ➢ kalt gepresste Öle und diese auch nur kalt verwenden!

Die Umwandlung zu Trans-Fettsäuren geschieht aber beispielsweise auch bei der Herstellung von raffinierten Speiseölen, Frittierfetten, Fast Food oder Fertig-Gerichten. Deshalb sollten wir am besten diese Sachen meiden!

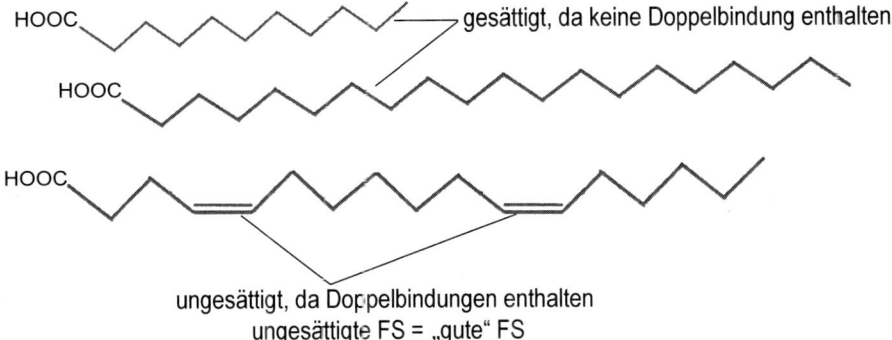

HOOC ⟍⟋⟍⟋⟍⟋⟍⟋⟍⟋⟍ gesättigt, da keine Doppelbindung enthalten

HOOC ⟍⟋⟍⟋⟍⟋⟍⟋⟍⟋⟍⟋⟍⟋⟍

HOOC ⟍⟋⟍═⟍⟋⟍⟋⟍⟋⟍═⟍⟋⟍

ungesättigt, da Doppelbindungen enthalten
ungesättigte FS = „gute" FS

cis-Konfiguration, cis-FS: *trans-Konfiguration, Trans-FS:*

Abb.7.1:   Erklärung zu Fettsäuren:
der Unterschied zwischen gesättigten und ungesättigten Fettsäuren (FS) sowie die Unterscheidung in Cis- und Trans-Fettsäuren anhand ihrer chemischen Anordnung, Konfiguration

---

Fettsäuren:
gesättigte Fettsäuren, FS, enthalten keine Doppelbindungen;
ungesättigte enthalten Doppelbindungen und heißen je nach ihrer Anzahl einfach oder mehrfach ungesättigte Fettsäuren.
Die chemische Bezeichnung, wie die Moleküle innerhalb der Kette an der Doppelbindung zu einander stehen, nennt sich *Konfiguration*.
Die *cis-Konfiguration* sieht aus wie ein Boot, wenn man es so darstellt wie in Abb. 7.1.
Die *trans-Konfiguration*, sieht aus wie ein Liege-Sessel.
Durch Erhitzen entsteht aus der natürlichen Form der Fette, die natürlicherweise in *cis*-Konfiguration vorliegen, die *trans*-Konfiguration.
Es entstehen durch Erhitzen also *Trans-Fettsäuren*, hier Trans-FS abgekürzt.

Zu salzig:

Der Salzgehalt der Gerichte in Kantinen und (Fast Food-)Restaurants steigt stetig! Zudem salzen viele Menschen ohne zu probieren einfach nach! Die Gewöhnung und der Grad der Verarbeitung spielt hier eine enorme Rolle! Hierzu drei Beispiele mit Natrium abgekürzt als Na und immer auf 100 g Nahrungsmittel bezogen:

Beispiel 1: Kartoffeln enthalten 3 mg Na, Kartoffelpüree 160 mg und Kartoffel-Chips 450 mg. Obwohl der Ausgangsstoff im Prinzip immer die Kartoffel ist, gewöhnen sich die Geschmackszellen an solche Stoffe, wie die stark gesalzenen und gewürzten Chips. Danach mag man die leicht gesalzenen Pellkartoffeln nicht mehr (so sehr). Wir verderben uns also unser Essverhalten und unseren Geschmack selbst.

Beispiel 2: Maiskörner enthalten 6 mg Na, Maisflocken 5 mg und Cornflakes 920 mg Na, also fast ein Gramm!

Beispiel 3: Tomaten enthalten 6 mg Na, Tomatenmark bis 800 mg, Ketchup 1300 mg, also 1,3 g Na in 100 g Endprodukt!

Mein Tipp:

Oft hilft es sehr gut einmal 6 Wochen (oder monatelang) auf Chips und Pommes und ähnlich stark verarbeitete Produkte zu verzichten. Danach schmeckt man sehr gut, wie übersalzt und überwürzt diese Produkte sind. Es kann auch hier zu suchtartigem Verhalten kommen. Beispielsweise bei Chips gilt für viele: „Sind sie da, sind sie weg!" Will heißen: Wir können kaum mehr kontrollieren wie viel wir davon essen, sondern können erst aufhören, wenn die Tüte leer ist. Entlastungstage oder echte Fastenzeiten (z. B. Heilfasten nach Buchinger, siehe Kap. 6.11) können den Teufelskreis „nach mehr" durchbrechen. Und es ist schon viel gewonnen, wenn man von dem einfachen, raffinierten Kochsalz, NaCl, auf das vollständige, nicht raffinierte Steinsalz umsteigt. Dieses ist meist rötlich gefärbt durch viele andere gute chemische Elemente, die in Spuren, wie sie in diesem Steinsalz vorkommen auch gesund sind. Oft wird es als Himalaya-Salz bezeichnet, doch es gibt auch gutes deutsches Steinsalz. Wichtig ist nur, dass es aus der Urzeit stammt und nicht bearbeitet oder raffiniert ist. Wir laufen aber dennoch Gefahr grundsätzlich zu viel Salz zu uns zu nehmen, auch vom „guten" Salz.

7.2 Die meisten meinen, sie ernähren sich schon gesund

Es ist wirklich immer wieder erstaunlich, wie viele Menschen meinen, dass ihre Ernährung gesund sei, nur weil sie z. B. viel Müsli, kein Fleisch oder keine Schokolade essen. Es ist ja auch kein Wunder, denn niemand fängt ohne Grund an, auszuwiegen und abzumessen, wie seine Nahrung zusammengesetzt ist bzw. wie viel Fett, Eiweiß etc. darin enthalten ist. Und wir hören ja so viel in der Familie, von Freunden und in der Werbung, was alles gut für uns ist.

Wenn ich in der Praxis dann genauer nachfrage, was in welchen Mengen gegessen wird oder wir ein Ernährungstagebuch ausfüllen und auswerten, dann zeigt sich aber schnell, dass das unter Kapitel 7 1 Gesagte zutrifft. Und wenn wir dann die Stuhlanalyse besprechen, dann zeigt sich manchmal auch, dass der Fettgehalt der Nahrung z. B. immer noch zu hoch ist, obwohl tatsächlich auf Fette und versteckte Fette geachtet wird. Für einen solchen Darm bzw. Verdauungstrakt reicht das dann leider immer noch nicht und wir suchen dann wirklich nach Nahrungsmitteln, Essweisen, Lebensmitteln, Gerichten, die für einen solchen Darm gut sind.

> **Fazit**: Was für den einen gesund, ist für den anderen vielleicht unverdaulich oder unverträglich. Es geht hier nur individuell. Und wenn Probleme auftreten, kann nur eine umfängliche Analyse, wie hier im Buch beschrieben, auch die Verdauungsseite abklären.

Am einfachsten ist es so zu beschreiben: Halten Sie sich von Radikalmaßnahmen fern. Was für Sie persönlich am besten ist, können Sie mit oder ohne Rat von jemandem, der sich auskennt, nur persönlich feststellen. Wir sind nicht alle gleich, sondern Individuen.

8   Schluss(folgerungen)

Herzlich willkommen am Ende dieses Buches. Schön, dass Sie mir bis hierhin gefolgt sind. Und was machen Sie jetzt mit den ganzen Informationen?

Ich hoffe zweierlei: Zum einen wissen Sie jetzt mehr als vorher und können mitreden oder aufklären, wenn andere von Darm-Problemen erzählen. (Kapitel 1 bis 3 vor allem). Zum anderen ist Ihnen bestimmt klar geworden, dass spezielle Stuhlanalysen und daran gekoppelte Therapien mehr können als früher und als die meisten Menschen gemeinhin annehmen.

Sollten Sie oder jemand in Ihrem Umfeld mit irgendeiner Thematik aus Kapitel 4 zu tun haben, dann wissen Sie jetzt, dass eine spezielle Stuhlanalyse wie die aus Kap. 7 zumindest Aufklärung bringt und je nach Therapeut auch zu Linderung und Anregung zur Selbstheilung / Selbstregulation führen kann – selbst wenn das gastro-enterologische Potential beim Arzt bereits ausgeschöpft wurde.

Der oder die Betroffene hat eine weitere Chance um wieder gesund und fit zu werden, auch wenn bisher in den klassischen Disziplinen nicht ausreichend geholfen werden konnte. Zumindest gibt es noch Möglichkeiten „nachzuschauen", (sprich aus dem Stuhl zu analysieren), die über das normale „Nachschauen" per Darm- oder Magenspiegelung hinausgehen – und das auch noch auf schmerzfreiem und einfachem Weg.

Was die Betroffenen selbst tun können, ohne die spezielle Anamnese zu kennen, steht mit Abbildungen und Erklärungen in Kapitel 5 und die Anleitungen zur Durchführung in Kapitel 10. Kapitel 6 zeigt auf, womit ein Therapeut wie ich Ihnen über die Stuhlanalyse hinaus helfen kann, um die Problematik zu lösen. Diese Liste ist jedoch keineswegs vollständig. Da ich mich regelmäßig fortbilde und die Erfahrungen mit Patienten, Heilmitteln und Analysen von Tag zu Tag zunehmen, können weder hier im Buch noch auf der Homepage alle Therapieformen oder Beratungsmöglichkeiten aufgeführt werden.

Es gibt also auch immer noch ein paar neue und spannende Elemente, die nur im persönlichen oder fernmündlichen Kontakt geklärt werden können. Ein paar „Geheimnisse" können also immer noch gelüftet werden – vielleicht spannend für Sie?!

Wenn über dieses Buch hinaus also noch Bedarf der Abklärung, Untersuchung oder noch Fragen bestehen, bin ich gerne bereit, diese zu beantworten, (wenn auch – wie Sie sicherlich verstehen – die Behandlung und Beratung der bereits anwesenden Patienten immer Vorrang vor Anfragen hat):
Über die Internetseite www.darmfitness.de erreichen Sie mich mittels der dort genannten Möglichkeiten.
Da Änderungen von Telefon, E-Mail oder Adresse schnell vorkommen können, stehen dort immer die aktuellen Kontaktdaten. Spannend ist für mich auf jeden Fall, wer sich da meldet. Melden Sie sich ruhig!
Ich freue mich auf Ihre Rückmeldung und Kontaktaufnahme.

Ihre Tanja Gehring

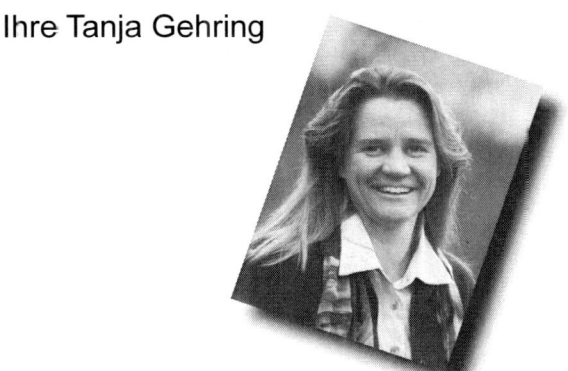

9   Aussicht

Es gäbe zum Darm noch einiges zu berichten, das dann aber zu sehr in die Tiefe ging und nicht mehr für Laien sinnvoll ist. Sie haben aber bestimmt gemerkt, dass der Darm von Geburt an eine ganz wichtige Rolle spielt und evtl. sogar schon vorgeburtlich. Welche therapeutischen Möglichkeiten es für Baby- und Kinderdärme gibt, auch mit Hinblick auf Allergien und Neurodermitis, das würde ein weiteres Buch füllen. Daher könnte dies eine Fortsetzung geben, wenn denn gewünscht. Ich stelle es hiermit in Aussicht, wenn denn die Rückmeldungen entsprechend sind.

Soviel sei aber schon verraten:

Der weibliche Körperbau ist biologisch von wem auch immer so geschaffen, dass sich die Öffnungen für die Kinder in unmittelbarer Nähe zu den Öffnungen für Stuhl und Urin – also in Kindersprache für's „große und kleine Geschäft", für „Groß" und „Klein" – befinden. Sie können hieran sofort erkennen, welch ungeheure Bedeutung es für einen neuen kleinen Erdenbürger hat, <u>welche</u> Keime die Mama für ihn bereit hält.

Es lohnt sich also für die Mutter auf jeden Fall im Sinne der Vorsorge für ihren Nachwuchs, ihre eigene Zusammensetzung von Bakterien, Pilzen und Einzellern in der Scheide (was für die meisten Mütter klar ist), aber auch im Darm und in der Blase während der Schwangerschaft und vor der Geburt zu kontrollieren.

Soviel sei schon gesagt:

Kaiserschnitt-Kinder haben die in diesem Fall wirklich sinnvolle und notwendige „Be-Impfung" mit guten Bakterien oft nicht bekommen. Sie erhalten stattdessen als erstes Umgebungskeime (Kreißsaal, Krankenhaus, Geburtshaus…) in ihren Darm. Welche Gefahren davon ausgehen und was die Geburtsvorbereitung mit der Vorsorge von Drei-Monats-Koliken, Allergien, Neurodermitis oder AD(H)S zu tun hat, sowie mit den Keimen in Darm und Scheide, würde dann im nächsten Buch erläutert.

Viele meiner Patientinnen waren heilfroh zumindest beim 2. Kind keine oder weniger Probleme zu haben als beim ersten, nachdem sie beim ersten wegen Blähungen, Koliken, Allergie oder Hauterscheinungen bei mir waren.

10 Anwendungen und Selbsthilfemaßnahmen

Hier finden Sie Anleitungen, Rezepte und Adressen für Dinge, die Sie selbst durchführen können:

10.1 Die Leinsamensuppe (Rezept)

Rezept zur Herstellung einer Leinsamensuppe:

☺ 0,5 bis 1 Liter Wasser in einem großen Topf zum Kochen bringen.

☺ Wenn's kocht, 3x 1EL – nacheinander – ungeschroteten Leinsamen hineingeben und umrühren (Vorsicht: schäumt und kocht hoch, daher großer Topf).

☺ Bei kleiner Hitze 10 min weiterköcheln lassen.

☺ „Suppe" durch ein Haarsieb geben und das Durchgesiebte in einer (Müsli-) Schale auffangen. Gel, das noch am Sieb hängt in Müslischale abkratzen.

☺ Diese frische Suppe schluckweise „trinken" (manchmal ist es so gelartig, dass es eher ein Abkauen als ein Trinken ist).

☺ Schalen des Leinsamens im Sieb lassen, nicht verwenden und nach Abkühlen wegwerfen oder ggf. als Dünger für Pflanzen im Beet untergraben.

☺ Nach mehrmaliger Übung wissen Sie, wie viel Wasser Sie bei Ihrer Charge „Leinsamen ungeschrotet" zum Kochen bringen müssen, um „Schlabberes" herzustellen. Daher variieren Sie die Menge bitte ein bisschen, um eine Gel-Suppe herzustellen, die Sie trinken können.

☺ Die in der Müslischale aufgefangene Menge kann auch in eine Thermoskanne mit weiter Öffnung überführt werden. Dann können Sie vor jeder Mahlzeit 2 - 3 Mundvoll einnehmen bevor Sie essen und damit Ihren Magen-Darm-Trakt optimal vorbereiten und versorgen. Und Sie können am Vorabend für den nächsten Tag Ihre Suppe kochen und mitnehmen.

☺ Bitte dann aber spätestens alle 24 Stunden frische Leinsamensuppe kochen.

10.2 Der Leberwickel (Anleitung)

Die Leber ist unser wichtigstes Entgiftungsorgan.
Sie können sie bei der Entgiftungsarbeit durch einen Leberwickel unterstützen.

Zutaten:
☺ Waschlappen (auf 90° waschbar)
☺ Küchentuch aus Leinen oder Baumwolle (auf 90° waschbar)
☺ Wärmflasche mit (kochend) heißem Wasser aus Kunststoff, biegsam
☺ normales Handtuch
☺ großes langes und schmales Sauna-, Dusch- oder Badetuch
☺ (Bett-)Decke zum Zudecken

Anleitung:
☺ Wasser kochen für die Wärmflasche und in die Wärmflasche füllen. Vorsicht: Verbrühungsgefahr! Wärmflasche entlüften.
☺ Wärmflasche anschließend in das gefaltete, normal große Handtuch einlegen, um Verbrennungen auf der Haut vorzubeugen.
☺ Großes Duschtuch quer ins Bett oder auf einer Liegestätte ausbreiten.
☺ Den Waschlappen in lauwarmes Wasser halten und auswringen

☺ Sich ins Bett auf das Handtuch legen, so dass das große Duschtuch auf Brustkorbhöhe liegt und die langen Enden links und rechts vom Brustkorb rausschauen. Rechtes Ende länger lassen.

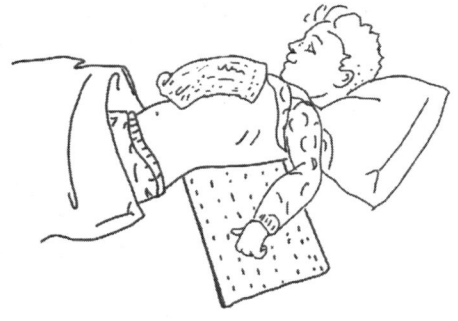

- ☺ Warmen Waschlappen auf dem rechten Rippenbogen platzieren,
- ☺ Küchentuch (in Größe der Wärmflasche gefaltet) auf Rippenbogen mit Waschlappen auflegen

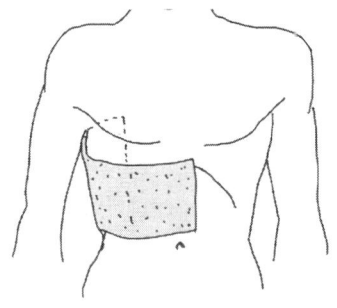

- ☺ Wärmflasche (in Handtuch eingeschlagen s. Skizze rechts) auf Rippenbogen mit Waschlappen und Küchentuch auflegen;

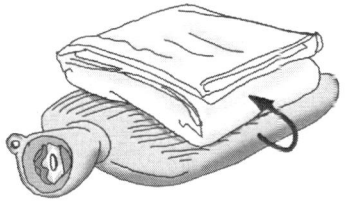

- ☺ und Duschtuch von beiden Seiten so um den Brustkorb / Bauch ziehen, dass ein Kokon um den Bauch entsteht und
- ☺ dass alles gut und bequem sitzt.

- ☺ Dann schön warm zudecken und mindestens
- ☺ 1 Stunde ruhen oder abends im Bett als Einschlafhilfe nutzen.
- ☺ Bei Beendigung oder am nächsten Morgen die Haut an der Stelle, wo der Waschlappen lag, abwaschen und ggf. eincremen.

Der Leberwickel wirkt so entspannend, dass man dabei gerne einschläft. Er ist stoffwechselanregend und hilft bei Blähungen.
Statt in warmes Wasser kann man den Waschlappen auch in Schafgarben- oder Kamillentee eintauchen (sofern keine Allergien bestehen). Bei mehrmaliger Anwendung auf ausreichende Hautpflege an dieser Stelle achten. Ruhen Sie gut!

10.3 Der (hohe) Einlauf (Anleitung)

Hilfsmittel zur guten Wasserversorgung, „Wundermittel" bei Verstopfung, Kopfschmerzen, Migräne, Unwohlsein, Fettstühlen ...

Mit einem (hohen) Einlauf kann eine Verstopfung Darm-schonend beseitigt und die Darmtätigkeit wieder angeregt werden. Ebenso wird dem Körper auf dem schnellsten Wege Wasser zugeführt, ohne dass das Wasser Mund oder Magen passieren muss. Auch zu Beginn eines Fastens oder an Entlastungstagen ist eine Darmreinigung dieser Art angezeigt, um belastende Rückstände zu entfernen. Der Einlauf ist eine Erholung für den Darm und damit für den ganzen Körper und Menschen, vor allem bei Kopfschmerzen und Migräne.
Bei Migräne ist der Einlauf sofort anzuwenden bei der allerersten Ahnung, es könnte sich ein Anfall ankündigen! Dann lässt er sich in vielen Fällen komplett stoppen und das Leiden bleibt einem erspart.

!Kontraindikationen!:
* Verdacht auf Darmverschluss (*Ileus*)
* Frische Darm-OP
* akut entzündliche Darmerkrankung
* ungeklärte Beschwerden im Bauchraum
* Blutungen im Magen-Darm-Trakt
* Beginn einer Schwangerschaft
* Drohender Abortus oder Gefahr einer Fehlgeburt

Sie benötigen:
* Ein Einlaufgerät,
    a) Reiseirrigator v. Russka, Art.-Nr. 14230200, PZN 03628041 oder
    b) Irrigator, (Willy Sehrend GmbH) mit verschließbarem Schlauch und Darmrohr zum Einführen in den Anus
* Vaseline oder Babycreme oder Wundsalbe
* Flüssigkeitsdichte Unterlage
* ein paar gut waschbare Handtücher zum Drauflegen
* evtl. ein paar Einmalhandschuhe
* Küchenrolle oder Toilettenpapier
* Abwurfbeutel oder kleiner sauberer Mülleimer

Vorbereitung:
- Schlauch an Beutel und Darmrohr an Schlauchhahn unten fest-schrauben
- Wasserbeutel mit Wasser (handwarm! NICHT heiß, NICHT kalt!) füllen, Schlauch von Luftblasen befreien:
Schlauch zusammendrücken und Luftblasen nach oben durch den Schlauch schieben oder unten Hahn öffnen und Blasen unten rausschieben.
- Hahn wieder schließen und (nach)gefüllten Wasserbeutel mit Bügel an die Türklinke oder den Duschkopf (in Höhe Türklinke) hängen.
- Handtuch-Lager bereiten auf dem Boden nahe der geöffneten Toilette. Schlauch sollte von der Länge her bis zum Gesäß rüberreichen. Gemütlich machen (z. B. Handtuchkissen für Kopf, schöne Musik, angenehmes Licht ...).
- Vaseline und Küchenrolle / Toilettenpapier zurechtlegen, falls etwas Flüssigkeit austritt.

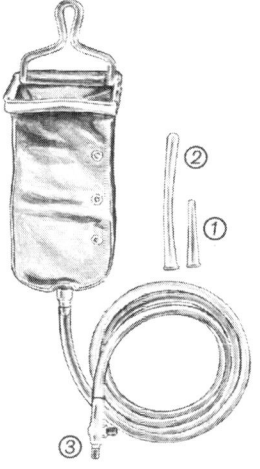

① Vaginalrohr (hier nicht benötigt)

② Klistier- oder Darmrohr für den Darmeinlauf, welches so zu fetten ist, dass die Löchlein für den Wasserauslass nicht verstopfen

③ Hahn am Ende des Schlauches, der am Irrigatorbeutel befestigt ist

Durchführung:
- Auf dem Handtuchlager in den Vierfüßlerstand gehen,
- tief durchatmen und Gesäßmuskel entspannen.
- Gefettetes Darmrohr langsam und vorsichtig in drehenden Bewegungen in den Anus einführen. **Vorsicht** bei Hämorrhoiden oder anderen Veränderungen im Anusbereich! Bei Schmerzen einen Moment warten, tief atmen, loslassen, dann wieder langsam vor-

schieben. Bis der Knick im Darmrohr am Schließmuskel angekommen ist (ca. 10 cm vorschieben, dann liegt es bequem).

- Mit Darmrohr im Anus legen Sie sich bequem auf die linke Körperseite und drehen mit der freien Hand hinter Ihrem Rücken den Hahn zwischen Schlauch und Darmrohr leicht auf (nicht ganz aufdrehen, da sonst das Wasser zu schnell in den Darm läuft und zu rasch den Entleerungsdrang auslöst.) Sie beobachten den Wasserstand im Wasserbehälter des Irrigators: er müsste ganz langsam sinken. Hier können Sie sich ruhig 10 - 30 min Zeit nehmen bis das Wasser in Ihren Darm eingesickert ist.

- Anfangs ist auch die Menge von ¼ Liter schon ein Erfolg bei gefülltem Darm, später und bei leerem Darm (z. B. beim Fasten) dürfen es auch 1 bis 2 Liter Wasser sein, die Sie in Ihren Darm langsam einsickern / -fließen lassen.

- Nach Aufdrehen des Hahns immer wieder auf der linken Körperseite im Dickdarmbereich massieren. Sie können evtl. Geräusche hören oder auch das warme Wasser evtl. fühlen. Das ist normal.

- Sollten Schmerzen während des Einlaufens auftreten, den Hahn schließen, warten und wieder aufdrehen, wenn der Schmerz nachlässt. Bei anhaltenden Schmerzen abbrechen und Arzt / Heilpraktiker / Fastenleiter kontaktieren.

- Wenn die gewünschte Menge eingelaufen ist, den Hahn zudrehen und Darmrohr langsam vorsichtig unter leichtem Drehen entfernen und in den Abwurfbeutel geben. (Später gemäß Anleitung reinigen, z. B. Stuhlreste mit Papier abwischen, Darmrohr auskochen und mit Alkohol desinfizieren.)

- Wenn der Druck zur Entleerung noch nicht zu groß ist, Einlaufflüssigkeit ca. 5 min im Darm weiterbewegen, durch Massage von außen und auch ruhig auf die rechte Körperseite und / oder auf den Rücken drehen. Auch eine körperliche Bewegung, genannt „Kerze" oder das Anheben der Beine bei geschlossenem Schließmuskel ist möglich, aber nicht unbedingt notwendig.

- Schließlich möchten Sie das Wasser aus dem drückenden Darm entlassen. Beim Hochkommen des Körpers drückt es noch mehr, daher möglichst so zügig bzw. langsam hochkommen, dass die Strecke zur Klobrille möglichst kurz ist! Reinigung gemäß Anleitung. Wohltuende und angenehme Entleerung, wünsche ich!

10.4 Die Basenbäder (Anleitung)

Wenn Sie merken, dass Sie eine Erkältung oder einen grippalen Infekt bekommen, Muskelkater haben oder Schwierigkeiten mit einem sauren Magen oder Osteoporose, mit Ihrer Haut (Psoriasis, Neurodermitis), oder mit Ihren Bändern (Überdehnung, Reißen), dann ist es auf jeden Fall sinnvoll dem Körper Basenstoffe nicht nur über die Ernährung zuzuführen, sondern ganz konkret über die Haut. Die Außenhaut unseres Körpers ist ja auch sehr groß, immerhin um die 2 qm und ermöglicht es ohne die eventuellen Probleme von Darm oder Niere im Badewasser als Ionen gelöste Mineralien zu tauschen gegen die im Körper anfallenden Säuren. Unsere Stoffwechselprozesse enden alle mit organischen Säuren, (siehe Citronensäure-Zyklus der Zellen oder Atmung). Der Körper freut sich, wenn wir ihm die Basen über die Haut liefern, wo wir einfach nur die Stoffe über's Wasser an der Hautoberfläche austauschen. Die Haut ist quasi unsere „dritte Niere".

Kontraindikation: Wenn Sie aus Herz-Kreislaufgründen ein Verbot für Vollbäder haben, dann können Sie diese nicht nutzen.
Fuß-, Hand- oder Armbäder wären aber möglich und leisten auch gute Dienste. Beziehen Sie möglichst die Wade bei den Fußbädern und den unteren Teil des Oberarmes bei Armbädern mit ein.

Für ein Basenbad benutzen Sie erfahrungsgemäß am besten

> „Jentschura Meine Base" oder
> „Synoveda Badeliquid" entsprechend den Herstellerangaben.

Andere Produkte sind zwar auch nicht schlecht und besser als wenn Sie keine Basen-Bäder nutzen, doch sie liefern erfahrungsgemäß nicht so viele, oder nicht so gute Basen.

Wichtig ist, dass Sie nur 37, max. 38 °C warme Basenbäder nutzen, das fühlt sich zunächst kühl an, ist aber viel sicherer und besser für den Kreislauf! Die meisten Menschen baden generell zu heiß. Besser Sie gießen nach und nach warmes Wasser zu, als dass Sie (zu) heißes Wasser abkühlen lassen.

Dann bitte für ein Basenbad keine anderen Seifen, Duftis oder Schaumis benutzen, sonst kann der Austausch Säure gegen Base nicht richtig funktionieren!

Fangen Sie bei Vollbädern erst mit kurzen Zeiten von ca. 15 bis 30 min an. Wenn Sie sie regelmäßig nutzen, am besten 2x pro Woche, dann können Sie langsam die Badezeit erhöhen auf 30 bis 60 min.
Mit der Zeit werden Sie nicht nur eine Reinigung der Haut und Entfernung von Schüppchen bemerken, sondern die Haut fühlt sich weicher, geschmeidiger und straffer an. Säure macht trockene, schuppige Haut. Die Basen leiten Säuren und Giftstoffe aus und die Talgdrüsen können zu ihrer natürlichen Rückfettung zurückfinden. Achten Sie mal drauf wie das Wasser nach dem Basenbad abperlt.

Bitte ruhen Sie nach dem Bad nach, am besten eine Stunde oder länger und lassen Sie die Haut frei atmen, also möglichst keine Cremes oder Lotionen direkt danach benutzen. Wenn sich die Haut normalisiert bildet sie endlich wieder ihren eigenen Hautschutzfilm.
Sie entsäuern also Ihr Bindegewebe und damit bei häufiger Anwendung den ganzen Körper. Das verringert Muskelkater und das Risiko von Bänder-Rissen und -Dehnungen. Bei regelmäßiger Nutzung senken Sie das Risiko der Entkalkung der Knochen und damit der Osteoporose. Und Kopfschmerz oder grippale Erscheinungen können auch leichter verschwinden.

10.5 Entlastungstage (Rezepte, Vorschläge)

Generell können diese Tage nur unter Beachtung der persönlichen Allergien, *Intoleranzen, Histamin-* bzw. *Fructose-Intoleranz,* oder *Nahrungsmittel-Unverträglichkeiten* (NUV) durchgeführt werden! Sollten Sie dennoch Beschwerden haben, können versteckte NUV oder Intoleranzen dahinter stecken und das sollten Sie abklären lassen, wie in Kap. 4.1.E oder Kap. 4.2.G beschrieben.

Für alle Entlastungstage gilt:
Viel Wasser trinken oder Kräutertees ohne Zucker, keine schwarzen, grünen, weißen oder roten Tees, kein Kaffee oder Alkohol und möglichst kein Nikotin.

Kartoffeltag
2 kg, (als Fastenvorbereitung 700 g) Kartoffeln auf drei Mahlzeiten verteilen und als Ofen-, Folien- oder Pellkartoffeln zubereiten. Keine Öl-Marinaden, kaum Salz, nur Stein-/ Himalayasalz in geringen Mengen verwenden. Schließlich morgens, mittags, abends nur Kartoffeln essen, keine Butter, kein Öl, keinen Dipp oder Quark dazu, aber frische Kräuter, wie Petersilie, Dill, Majoran, Thymian, Liebstöckel oder auch Kümmel als Würze benutzen. Viel Wasser trinken (siehe oben).

Reistag
Drei Mal am Tag 70 - 100 g (50 g als Fastenvorbereitung) Naturreis (unpoliert, bräunlich, nicht weiß) in der doppelten Volumenmenge Wasser ohne Salz, ohne Butter gar kochen, nach Packungsanweisung, damit er nicht anbrennt. Mit frischen Kräutern wie oben bei Kartoffeltag nach dem Kochen oder mit Gewürzen wie Curcuma, Kreuzkümmel oder Hildegard-Universalgewürz (nach Hildegard von Bingen, auch Hildegard-Curry genannt) ins letzte Kochdrittel in den Reis einarbeiten. Gewürze vorher unter ähnlichen Bedingungen (z. B. beim Reiskochen) probieren, ob man sie mag und wie man sie dosiert. Sonst ist es schnell überwürzt oder übel schmeckend. Das Hildegard-Universalgewürz ist übrigens eine Zusammenstellung heimischer Gewürzpflanzen zu Zeiten als Salz und Pfeffer noch kostbar und unerreichbar waren.
Daher als Salz-Pfeffer-Ersatz durchaus mal eine Kostprobe wert.

Gemüsetag

Morgens Tee, Tomaten, Gurke, Zucchini etc. nach Geschmack roh oder gedünstet.

Mittags 50 g Naturreis kochen (siehe oben bei Reistag), dazu gemischtes Gemüse, wie Erbsen, Karotten, rote Paprika, oder Spinat ohne Salz, mit Muskat oder mit den bei Reistag angegebenen Gewürzen abschmecken. Frische Kräuter sind ebenfalls erlaubt und sinnvoll. Viel Wasser über den Tag und nachmittags Kräutertee trinken.

Abends alle fünf Farben Gemüse: Aubergine (blau), Zucchini oder Gurke (grün), rote und gelbe Paprika, Kohlrabi (weiß), Tomaten (rot), etc. auf ein Blech geben und im Ofen bei schwacher Hitze schmoren lassen. Anschließend mit den oben genannten Gewürzen oder frischen Kräutern bestreuen und genießen.

Das Abendgericht leicht mit Öl besprüht nach dem Schmoren, ist übrigens ein gutes und leichtes Abendessen an Nicht-Entlastungstagen. (Quelle: Franz Schmaus, siehe Literaturtipps)

Obsttag

1,5 kg Obst vieler verschiedener Sorten, auch Beerenobst, auf drei Mahlzeiten verteilen und dann in Ruhe sitzend, gut kauend – das ist wichtig! – verzehren, nicht zwischendurch im Stehen, nicht zu viel Banane, das könnte verstopfend wirken. Die Mischung macht's. Auch viel Wasser trinken, aber besser zwischen den Obst-Mahlzeiten als währenddessen, denn es kann zu Übelkeit oder Durchfall kommen.

Frischkosttag

Morgens Obst oder Obstsalat oder Bircher-Müsli. Mittags und abends Rohkostplatte ohne Mayonnaise, Soßen oder Dipps, aber mit einer Marinade aus etwas Öl, Zitrone und Gewürzen. Die frischen Kräuter sind ebenfalls erlaubt und empfohlen wegen der vielen Mineralstoffe und Vitamine.

10.6 Der Leinöl-Quark
(Rezept nach Frau Dr. C. Kousmine)

Dieses Gemisch hat sich in der Praxis bewährt:
Sehr gut für Haut und Schleimhäute, so man denn die Zutaten verträgt.
Vorsichtig in Teelöffel-Mengen eingeschlichen genossen, konnten sogar manche Menschen mit Kuhmilch- oder Lactose-Unverträglichkeiten damit ihre Haut und Schleimhaut wieder aufbauen.
Mit Kakaopulver ohne Zucker, entölt (s.u.) kann er auch als Schokoladenersatz dienen, wenn man merkt, dass einem diese nicht gut tut, aber der Geschmack nach Schokolade fehlt. Der Quark ist nur mit der natürlichen Bananensüße gesüßt.

Zutaten für ca. 4 Portionen:

Bananen, ältere braune	2 Stück
Magerquark	500 g
Leinöl, kaltgepresst in dunkler Flasche kühl stehend	mindestens 2 EL, gerne mehr, wenn geschmacklich vertretbar und Fettverdauung funktioniert
Orangen, am besten Pressorangen aus biologischem Anbau da wenig Giftstoffe (sonst Direktsaft)	2-3 Stück, je nach Größe und Saftgehalt

Anleitung:

☺ Bananen mit Gabel zerdrücken in mittelgroßer Schale

☺ Quark mit der Banane vermischen und

☺ Leinöl gut einrühren.

☺ Abschließend mit dem frisch gepressten Orangensaft übergießen und unterrühren.

☺ Genießen!!! Als Frühstück oder Nachtisch oder Zwischenmahlzeit super.

☺ Mit einem selbst gefertigten Müsli oder einfach nur (frisch gequetschten) Haferflocken oder dem Müsli aus dem Buch „Pilze im Körper – krank ohne Grund" zu einer vollständigen Mahlzeit erweitern

Tipp:

☺ Mit frisch geriebenen Äpfeln oder Obst der Saison aufpeppen und / oder

☺ nach Geschmack Zimt bzw. Kakaopulver <u>entölt, ohne Zucker</u> (!) unterrühren.

☺ Oder das Ganze in der Küchenmaschine zusammenrühren und Schnitzelwerk für die Äpfel benutzen, dann sind auch größere Mengen rasch gemacht.

Wohl bekomm's!

11   Magenbeschwerden

Wegen vielfältiger Rückmeldungen zum Thema Magen nach dem ersten Erscheinen dieses Buches, füge ich nun dieses Kapitel hinzu:

Ganz oft haben **Magenbeschwerden ihre Ursachen im Darm!**
Wie bitte? - Ja: Wenn nach einer ärztlichen Untersuchung (Magenspiegelung, Ultraschall, Blutuntersuchung) keine Ursache im Magen für die Beschwerden zu finden war, dann sollten Sie eine spezielle Stuhlanalyse, (SpeziStA wie in diesem Buch beschrieben) durchführen lassen. Die nun folgenden Parameter aus Stuhl können die Ursachen für Magenbeschwerden oder für Brennen im Bereich von Kehle bis Magendreieck sein. Üblicherweise werden in solchen Fällen Magensäure-Blocker oder Protonenpumpen-Hemmer verschrieben. Protonenpumpen-Inhibitoren, sog. PPI, (Präparate mit „~prazol" im Namen, hemmen die Produktion der wichtigen Magensäure in den Magenschleimhautzellen und heißen daher Protonenpumper-Hemmer). Sie sind für wenige Wochen der Einnahme entwickelt worden! Sie stellen **keine Dauerlösung** für Magenbeschwerden dar.
Sie lindern zwar relativ rasch das Brennen, aber sie beheben keine Ursache! Sie können den gesunden Vorgängen in Magen, Darm und Blut auf Dauer sogar schaden: Es wird vor allem die Eiweißverdauung im Magen behindert! (Siehe Kap.3.1.4 und S. 68 Eiweiß-Fällung).
Diese PPI-bedingte mangelhafte Aufspaltung der Eiweiße im Magen führt zu einer **Fäulnis- und Gärungsverdauung** mit Störung der Darmflora (neuerdings Mikrobiom genannt). Dies wiederum belastet sowohl die Leber als auch die Nieren durch die anfallenden Abfallprodukte wie Fusel-Alkohole, Ammonium und Ammoniak. Außerdem riecht der Stuhlgang dann oft wie der Faulturm einer Kläranlage...
Durch die Hemmung der Säurebildung im Magen mittels PPI wird gleichzeitig die Basenbildung im Blut behindert, was wiederum die Entkalkung der Knochen bewirken kann. Damit steigt gleichzeitig das Risiko für Osteoporose. Und was ist wenn diese Präparate gar nicht oder nicht mehr helfen?
Naturheilkundlich können die folgenden Faktoren untersucht werden, die man im Stuhl (nicht im Blut!) misst, und welche einzeln oder in Summe Ursache(n) für Magenprobleme sein können:

I.) Gesamtgallensäuren: mögliche Symptome:

A) Druck oder Schmerz im Magen(dreieck): Schmerz ist brennend, dumpf oder drückend.

B) Sodbrennen im Magenbereich oder

C) Brennen im Kehlkopfbereich, manchmal auch

D) hinterm Brustbein. [Falls D) vorliegt: Abklärung beim Herzspezialisten nötig!]

E) Mundgeruch, der mit keiner bisherigen Methode verschwindet;

F) anderweitige Magenreaktion, die zu keinem typischen Bild passt, vor allem nach emotionalen Belastungsphasen, also gefühlsmäßig belastenden Situationen wie Trennung, Trauer oder Pflege, bzw. nach langen intensiven Stress-Phasen.

II.) Helicobacter pylori (Hp)-Untersuchung aus Stuhl:

Hier in der speziellen Stuhlanalyse (SpeziStA) wird ein **genetischer** Test, kein mikrobieller Test durchgeführt!

Diese Laboruntersuchung ist angebracht ist, wenn in den ärztlichen Untersuchungen nichts gefunden wurde und/oder ein PPI (s.o.) kaum Wirkung zeigt. Da dieses Bakterium nicht immer den ganzen Magen besiedelt und man bei einer Magenspiegelung nicht alle Schleimhautabschnitte des Magens mit einer Biopsie abbilden kann, wird oft schulmedizinisch nichts gefunden.

Oft konnte im Stuhl noch Helicobacter genetisch nachgewiesen werden, obwohl in ärztlichen Untersuchungen nichts gefunden wurde. Das Bakterium kann sich also „verstecken". Dieser genetische Test ist so genau, dass er anschlägt, selbst wenn das Bakterium bereits nicht mehr lebt, oder nur noch Teile vorhanden sind. Der Test erklärt also viele Beschwerden, die auf übliche Weise nicht erklärbar waren - oft auch im Nachhinein, also auch nach einer Triple-Therapie, der Behandlung mit drei Antibiotika gegen Helicobacter. Wenn also trotz einer solchen die Beschwerden nicht weg sind, lohnt sich eine spezielle Stuhlanalyse mittels genetischem Helicobacter-Nachweis. Viele wissen auch nicht. Dass es eine naturheilkundliche Alternative zur Antibiotika-Behandlung bei vorhandenem Helicobacter gibt. Sie lohnt sich vor allem, wenn man schon oft Antibiotika hat einnehmen müssen.

III.) Sodbrennen: Ursachen für Sodbrennen können die eben genannten Faktoren
I.) Gesamtgallensäuren oder
II.) Helicobacter pylori sein, sowie
III.a) ein schlecht schließender Mageneingangsmuskel, oder
III.b) die Magensäure selbst sein.
Bei letzterem kann sowohl ein **Zuviel** als auch ein **Zuwenig** an Magensäure Magenbeschwerden jeglicher Art auslösen. Meist löst beides Sodbrennen aus.

Eine gute naturheilkundliche Alternative zur Behandlung mit PPI (s.o.) ist „Retterspitz innerlich" (Apotheke)! Nach Packungsbeilage angewendet, gleicht es sowohl Mangel als auch Überschuss der Magensäure wunderbar aus. Doch bitte Geduld: Die meisten spüren schon Besserung nach wenigen Tagen Anwendung. Oft braucht es aber wenige Monate bis zur vollständigen Ausheilung der Magenschleimhaut, des Säure-Basen-Produktions-Systems im Magen. Retterspitz innerlich macht jedoch nichts „kaputt": Es hemmt NICHT die natürlichen Funktionen des Magens wie Eiweiß-Fällung oder Schutz des Darms vor fremden Erregern in der Nahrung. Es lohnt sich also auszuprobieren, bevor man **PPI** dauerhaft anwendet.
Ebenso gibt es Kaudrops bestimmter Zusammensetzung aus speziellen Pflanzenfasern oder Ballaststoffen, die oft sehr gute Wirkung bei akutem **Sodbrennen** zeigen.
In jedem Falle des Sodbrennens ist der Magen aus seiner natürlichen Balance gebracht. Weitere Ursachen hierfür sind:
- schlechtes Kauen,
- Essen in Hetze,
- hormonelle Veränderungen,
- Dauerbelastungen durch negative Emotionen oder
- Stress, der zu viel ist oder zu lange anhält!

Viele Magenzellen sind „Mimosen", wenn Stress oder negative Gefühle andauernd auftreten. Therapien, die den Umgang mit negativen Gefühlen verbessern (s. Kap. 6.8ff), zeigen oft mehr Erfolg als die körperliche Behandlung des Magens selbst.

IV.) Pankreas-Elastase-1: Dieser Faktor zeigt die Menge an Verdauungssaft aus der Bauchspeicheldrüse an.

Wenn wenig Bauchspeichel fließt, wird die Nahrung schlecht in kleinere Teile zerlegt, es bleibt Nahrung unverdaut liegen (Verdauungsrückstände, s. **V.)**) und die Nahrung wird **eher vergoren als verdaut.** Dabei entsteht (viel) Gas wie beim Hefeteig (Gehen lassen). Die dabei anfallenden Gase und Nahrungsreste irritieren nach oben hin den Magen und verursachen Aufstoßen oder Brennen. Im Darm-Verlauf nach unten hin entstehen Blähbauch oder „Winde". Somit kann auch die Bauchspeicheldrüse **Ursache** für viele **Magen-Probleme** sein.

Der Magen ist dann quasi die „Klingel, die läutet" um zu zeigen, dass im Darm etwas mit der Verdauung nicht stimmt. Denn nur der Magen hat Sensoren und Nerven, um sich durch Schmerz bemerkbar zu machen: Im Darm fühlen wir nicht, wenn die Darmschleimhaut entzündet ist, „es also brennt", weil es dort keine Fühler dafür gibt. Wenn wir also Aufstoßen, Brennen oder Magendruck haben, lohnt es sich

V.) die „Verdauungsrückstände, mikroskopisch" im Stuhl anzuschauen: Der Faktor „**Stärke**" sagt etwas darüber aus, wie gut die Kohlenhydrate in Zucker(ketten) zerlegt wurden oder Reste blieben.

„**Muskelfasern**" als Rückstand aus Fleisch, Fisch oder Wurst zeigen an, dass die Eiweiß-Verdauung im Magen nicht gut gelaufen ist (siehe Kap.3.1.4 und S. 68 Eiweiß-Fällung).

„**Fettrückstände**" (Neutralfette, Fettsäuren) im Stuhl heißt: Die Verdauung der Fette war unvollständig. Mögliche Ursachen hier: a) die Nahrung enthält zu viel Fett und/oder zu wenig Ballaststoffe bzw. Bitterstoffe (Gemüse fehlt); b) es fließt zu wenig Bauchspeichel (siehe oben unter IV.); oder c) es fließt zu wenig Gallensaft aus der Leber (Gesamtgallensäuren, siehe I.). Diese Fettrückstände können die Darmschleimhaut in ihrer Funktion behindern und zur stillen Entzündung (*silent inflammation*) führen. Sie „kleistern die Darmwand zu wie in einer gefetteten Backform". Auch das Zusammenspiel der Säfte mit der Darmschleimhaut und der Peristaltik (Darmnerven-Muskelreaktion, s. Abb.3.6) ist wichtig und kann durch Stress, Hormone, nervliche Anspannung, Emotionen sowie mangelnde Entspannungstechniken gestört werden.

Merke: Beschwerde im Magen, kann Ursache im Darm haben! Wenn also nichts gefunden wird: SpeziStA!

12 Hilfe, mein Stuhlgang hat untypische Farben!

Meist hat die Verfärbung einen harmlosen Grund; bitte tief durchatmen!

Ausnahme 1: richtig **schwarzer** Stuhl, sog. Teerstuhl.
Sofort durch Arzt abklären lassen, woher die Farbe kommt!
Meist ist die Ursache eine Blutung in oberen Darmabschnitten. Das Blut wurde durch Bakterien beim Durchlaufen des Darmes umgewandelt: Dann wechselt die Farbe des Blutes von rot nach schwarz! Da dies Schlimmeres bedeuten kann: Abklären lassen!

Ausnahme 2: Hellrote Farbe, aufgelagertes Blut:
Bitte vom Arzt bald abklären lassen, ob es sich um eine aufgerissene Hämorrhoide oder etwas anderes handelt. Vor allem beim zweiten Mal des Auftretens, bitte **sofort** zum Arzt gehen, nicht die Wiederholung abwarten. Proktologische Untersuchung und/oder Darmspiegelung ist dringend angeraten bzw. empfohlen!

Dunkelrote/violette Farbe:
Haben Sie rote Beete oder so gefärbte Lebensmittel gegessen? Die meisten erschrecken sich nur ein Mal im Leben. Andere vergessen es immer wieder, dass rote Beete, rote Rüben oder Blaukraut im Essen war.

Gelbe/gelbliche/weiße Farbe:
meist liegt die Ursache im Dünndarm. Entweder ist zu wenig oder gar keine Galle in den Darm geflossen. Warum? Vielleicht verstopft ein Gallenstein den Gallengang? Normalerweise werden die Gallen-Farbstoffe durch Bakterien im Darm von grün nach braun umgewandelt, daher kommt die typisch braune Farbe für Stuhl. Wenn **keine** Galle fließt, keine Farbe. Eine zweite Ursache kann zu schneller „Durchmarsch" sprich Durchfall sein: Für die normale Farbänderung von grün nach braun brauchen die Bakterien Zeit. Wenn der Stuhl sich entfärbt, ging es für die Bakterien zu schnell bzw. für die Farbumwandlung. Bitte abklären lassen! Entweder durch
a) eine Ultraschall-Untersuchung der Bauchorgane beim Arzt; oder
b) durch eine Stuhlanalyse in Bezug auf folgende Faktoren:

die Verdauungssäfte des Dünndarms, wie

- Gesamtgallensäuren,

- Pankreas-Elastase1 oder/und die

- Verdauungsrückstände im Stuhlgang.

Grünlich, dunkel- oder hellgrüne Farbe:
Haben Sie Spinat, oder viel grünes Blattgemüse wie z.B. Pflücksalat in großen Mengen und wenig andere Nahrungsmittel dabei oder danach gegessen? Die Farbe ändert sich normalerweise wieder in die normale braune Stuhlfarbe, sobald Sie die Ernährung wieder umstellen.

Giftgrüne oder Gallegrüne Farbe:
Hat der Stuhlgang die Farbe von Gallensaft, hat ebenfalls keine Umwandlung der Farbe durch die Bakterien stattgefunden: Abklären, ob Durchfallerreger oder Verdauungssaft-Fluss-Störung durch Gallensteine oder durch Abknicken des Gallengangs oder Bauschspeicheldrüsen-Ausführgangs vorliegt. Bitte Arzt aufsuchen!

Anekdote:
Es gibt ein Möbelhaus, welches mit dem Slogan „Die mit dem roten Stuhl" wirbt: Ein roter überdimensionierten Holzstuhl steht vor den Möbelhäusern. Zwei humorvolle Herren mit Morbus Crohn (einer chronisch entzündlichen Darmerkrankung mit blutigen, teils schleimigen Durchfällen) sagten immer, wenn sie die Werbung „die mit dem roten Stuhl" hörten: „Nix da! Wir sind die mit dem roten Stuhl!"

[Da bei dieser entzündlichen Darmerkrankung die Stuhlgänge regelmäßig oder öfter bzw. in Schüben blutrot sind.]

13 Buchtipps

Literaturliste Auswahl	Autor	Verlag		ISBN
An vollen Töpfen verhungern: Warum Vollwerternährung leider nicht mehr reicht	Hans-Günter Berner	Eigenverlag; 5. Auflage	2003	?
Bach-Blütentherapie; Theorie und Praxis	Mechthild Scheffer	Irisana Verlag; 21. Auflage	1994	3-88034-689-5
Das Kokosbuch. Natürlich heilen und genießen mit Kokosöl und Co.	Peter Königs	VAK Verlag, Kirchzarten bei Freiburg; 4. Auflage	2012	978-3-86731-127-4
Der Mensch – Anatomie und Physiologie: Schritt für Schritt Zusammenhänge verstehen	Johann S. Schwegler	Georg Thieme Verlag Stuttgart New York	1996	3-13-100151-8
Die Natur als Apotheke nutzen: Heilen mit Pilzen. Die Ursachen von Krankheiten natürlich heilen und dauerhaft gesund bleiben!	Franz Schmaus	Copyright Franz Schmaus	2012	978-3-00-028069-6
Die pH-Formel für das Säure-Basen-Gleichgewicht	Robert o. Young, Shelley Redford Young	Wilhelm Goldmann Verlag, München	2003	3-442-16374-9

Energetische Spagyrik; Weg zu emotionaler, seelischer und geistiger Balance	Roland Lackner	Foitzik Verlag, Augsburg	2011	978-3-929338-89-9
Ernährung verstehen: Was der Körper mit der Nahrung macht / Was die Nahrung mit dem Körper macht	Susanne Finzel, Cornelius Reinke	Verlag Pro Gesundheit, Hamburg	2007	978-3-00-022357-0
Gesundheit und Energie durch Fasten	Eva Lischka, Norbert Lischka	Falken Verlag,	1997	3-8068-4957-9
Heilfasten; die Buchinger-Methode	Hrsg. Maria Buchinger, Friebe, Goedde, Kuhn, Wilhelmi de Toledo	Deutscher Taschenbuch Verlag, München	1997	3-423-36504-8
Heilfasten; Harmonie von Körper, Geist und Seele	Brigitte Neusiedl	Heyne Verlag	1997	3-453-13274-2
Hildegard von Bingen Einfach fasten	Brigitte Pregenzer, Brigitte Schmidle	Tyrolia-Verlag Innsbruck-Wien	2010	987-3-7022-2569-8
Kompendium Klassische Naturheilverfahren; Allgemeine und spezielle Balneologie	Beer, Goecke, Lukanov (Hrsg.)	BAW Verlag	2000	954-430-795-8

266

Mikroökologie des Darms; Grundlagen, Diagnostik, Therapie	Beckmann, Rüffer	Schlütersche	2000	3-87706-521-x
Naturheilkunde für den Hausgebrauch. Praktische Tipps zur Selbsthilfe vom Heilpraktiker	Willi Vogt	Willi Vogt Eigenverlag	2008	Über www. heilenmitpilzen.de zu beziehen
Naturheilverfahren; Leitfaden für die ärztliche Aus-, Fort- und Weiterbildung	Melchart, Brenke, Gaisbauer, Saller	Schattauer, Stuttgart, New York	2002	3-7945-1887-X
Netzwerk Mensch:	Gaby Miketta	Stuttgart: TRIAS - Thieme Hippokrates Enke	1991	3-89373-150-4
Pilze im Körper: krank ohne Grund?	Gaby Guzek, Elisabeth Lange	Südwest Verlag München	1994	3-517-01503-2
Praxisleitfaden Naturheilkunde: Methoden, Diagnostik, Therapieverfahren in Synopsen	Matthias Augustin, Volker Schm edel	Urban und Fischer Verlag; Nachdruck der vollst. 3. Auflage	2000	3-437-55130-2

Verdauung!	Volker Schmiedel	Trias Verlag, Stuttgart	2008	978-3-8304-3428-3
Vollwert-Ernährung, Konzeption einer zeitgemäßen Ernährungsweise	von Körber, Männle, Leitzmann	Karl F. Haug, Heidelberg; 9. Auflage	1999	3-7760-1734-1
Wasser & Salz	Dr. Barbara Hendel, Peter Ferreira	INA Verlags GmbH, Herrsching	?	3-00-008233-6
Wie neu geboren durch Fasten	Hellmut Lützner	Gräfe und Unzer Verlag, München	2008	3-7742-6428-7
Wohltuende Wickel; Wickel und Kompressen in der Kranken- und Gesundheitspflege	Maya Thüler	Maya Thüler Verlag, Worb, Schweiz, 8. Auflage	1986	3-908539-01-3

14 Adressen: eine Auswahl

Auch hier besteht kein Anspruch auf Vollständigkeit und wenn ich jemanden oder eine Einrichtung vergessen habe, bitte ich um Entschuldigung und Nachsicht.

Laborname	Adresse	PLZ	Ort	email	Internet
Labor L+S Abt. Enterosan	Mangelsfeld 4	97708	Bad Bocklet	info@ enterosan.de	www. entercsan.de
Labor Dres. Hauss	Postfach 1205	24332	Eckernförde	laborinfo@ t-online.de	www. hauss.de
Institut für Mikroökologie	Auf der Lüppen 8	35745	Herborn	info@ mikrooek.de	www. mikrooek.de

Kontaktadressen zu Informationsbüros, Kliniken und Herstellern von erwähnten Mitteln:

UGB Stefan Weigt (UGB-Pressereferent) Sandusweg 3 D-35435 Wettenberg/Gießen Tel.: 0641 80896-15 Fax: 0641 80896-50 presse@ugb.de	**Deutsche Fastenakademie dfa** Büro Ulrike Haveraaen Adenauerallee 7 61440 Oberursel Tel.: 06171 979442 buero@fastenakademie.de
Klinik Dr. Otto Buchinger **Forstweg 39** **D-31812 Bad Pyrmont** Tel.: 05281 166-0 Fax: 05281 166-450 Sie erreichen uns telefonisch täglich zwischen 8:00 und 22:00 Uhr sekretariat@buchinger.de	**Klinik Buchinger Wilhelmi** **Klinik** für Heilfasten und Integrative Medizin Wilhelm-Beck-Str. 27 88662 Überlingen am Bodensee Tel.: 07551 807-0 Fax: 07551 807-889 www.**buchinger**-wilhelmi.com
Malteser Klinik von **Weckbecker** (Fastenklinik) Rupprechtstraße 20 97769 Bad Brückenau Tel.: 09741 83-0 Fax: 09741 83-113 @ über die homepage: www.weckbecker.com	**Arktis** BioPharma GmbH & Co. KG Westerhaar 16 58739 Wickede (Ruhr) Tel.: 02377 805 990-0 Fax: 02377 805 990-69 post@arktisbiopharma.de www.arktisbiopharma.de

CERES Heilmittel GmbH Schloss Türnich D-50169 Kerpen Tel.: 02237 638 03-0 Fax: 02237 638 03-29 info@ceresheilmittel.de www.ceresheilmittel.de	**COMBUSTIN** Pharmazeut sche Präparate GmbH (Auch **Presselin** genannte Mittel) Offinger Straße 7 D-88525 Hailtingen Tel.: 07371 966700 Fax: 07371 965358
Kattwiga Pharm. Fabrik Kattwiga Zur Grenze 30 Postfach 2567 48514 Nordhorn Tel.: 059 21 78 02-0 Fax: 059 21 78 02-20 info@kattwiga.de www.kattwiga.de	Dr. **Loges** +Co. GmbH Schützenstraße 5 21423 Winsen (Luhe) Tel.: 041 71 707-0 Fax: 041 71 707-100 info@loges.de www.loges.de
MycoTroph Institut für Ernährungs- und Pilzheilkunde Werner-von-Braun-Str. 2-4 D-63694 Limeshain Tel.: 06047 988 53-0 Fax:06047 988 53-3 info@mykotroph.de www.HeilenmitPilzen.de	**MycoVital**® Gesundheits GmbH Talweg 4 63694 Limeshain Tel.: 06047 9876-0 Fax: 06047 9876-29 info@mycovital.de www.MycoVital.de

PHYLAK Sachsen GmbH Neustädter Str. 9 D-02979 Burgneudorf Tel: 035727 5210 Fax: 035727 52160 info@phylak.de www.phylak.de	Homöopathisches Laboratorium A. **Pflüger** GmbH & Co KG Bielefelder Str. 17 33378 Rheda-Wiedenbrück Tel.: 05242 9282-0 Fax: 05242 5 59 32 info@pflueger.de www.pflueger.de
Repha Biologische Arzneimitel Alt-Godshorn 87 30855 Langenhagen Tel.: 0511 786 10-0 Fax: 0511 786 10-99 info@repha.de www.repha.de	Laboratorium **SOLUNA** Heilmittel GmbH Artur-Proeller-Straße 7 D-86609 Donauwörth Tel.: 0906 70 60 60 Fax: 0906 70 60 678 info@soluna.de www.soluna.de
Dr. **Reckeweg** & Co GmbH Berliner Ring 2 D- 64625 Bensheim Tel.: 06251 1097-0 Fax: 06251 3342 info@reckeweg.de www.reckeweg.de	**Retterspitz** GmbH Laufer Straße 17-19 D-90571 Schwaig Tel.: 0911 50 700-0 Fax: 0911 50 700-845 info@retterspitz.de www.retterspitz.de

meta Fackler Arzneimittel GmbH Philipp-Reis-Str. 3 31832 Springe Tel.: 05041 9440-10 Fax: 05041 9440-49 kontakt@metafackler.de www.metafackler.de	**Steierl**-Pharma GmbH Mühlfelder Str. 48 82211 Herrsching Tel.: 08152 9322-0 Fax: 08152 9322-44 info@steierl.de www.steierl.de
WALA Heilmittel GmbH Boßlerweg 2 73087 Bad Boll / Eckwälden Tel.: 07164 930-0 Fax: 07164 930-297 info@wala.de www.wala.de	**WELEDA** AG Möhlerstr. 3-5 73525 Schwäbisch Gmünd Tel.:07171/919-0 dialog@weleda.de www.weleda.de

Stichwort-Verzeichnis

Dickdarm	4, 9, 43fett, 48ff., 50, Kap.2.4, 55ff., **55**, **57**, 59ff., 75f., 81ff., 128ff., 146, 151, 163, **173**, 174, 183, 185ff., 196f., 213, 252
Divertikel	5, 135, 144, 145, **166**, 182 Def., 183
Divertikulitis	182
Divertikulose	182
Doppelbindung	**241**,
Ductus thoracicus Milchbrustgang	**114**, 115
Dünndarm	4, 9, 10, 21, 32, 33, 43, 47ff., 52ff., 59ff., 68ff., 73, 75, 76, 81, 84, 86, 87, 102ff., **103**, 111, 124, 129, 146, 168, **173**, 189, 204,
Dünndarmüberwucherungssyndrom, siehe SIBO	129
Durchfall	5, 20, 65, 75, 80, 81, 100, 121, 135, 137, 146, **166**, 193, 203, 204, 207, 210, 223, 230, 256
Durchlässiger Darm (engl. leaky gut)	5, 76, 85, 87, 135, 145, 150, 157
EC-Zellen	103ff., **103**, 172
Einlauf	6, 7, 136, 164, 185, 186, 187, 188, 189, 190, 213, 214, 250, **251**
Eiweiß	47, 51, 53, 64, 65 Def., 68, 90, 94, 105, 106, 123, 125, 132, 140, 141, 155, 156, 162, 174, 177, 181, 184, 196, 197, 212, 228, 233, 243
Eiweiß-Fällung	47, 68, 123
Ekzem(e)	3, 130, 152, 158, **166**
Emulgation	51, 68, 73, 128
Entlastungstage	6, 7, Kap.5.9, 196f., 237, 242, 250, Kap.10.5, 255f.
Fäulnis	197, 259
Farbe	7, 123, 187, 256, 263, 264
fett(ig)	7, 69, 70, 74, 150, 233, 236, 251
Fett~	5, 51, 53, 54, 64, 66 Def., 67ff., **72**, 73, 74, 81, 87, 94, 106, 128, 131, 132, 140, 148, 162, 175, 177, 182, 183, 196, 197, 228, 237ff., 243
Fettablagerung	81
Fettgehalt	70, 151, 237, 238, 243
fettlöslich	131
Fettsäure	64, **67** Def., 71ff., **72**, 197, 238, 239, 240, **241** 241 Def., 262

Fettstoffwechselstörungen	232
Fettstuhl, Fettstühle	5, 135, 150, 197, 250
Fettverdauung	70ff., **72**, 81, 87, 150, 175, 196, 257
Flaschennahrung	208
Fitness	1, 4, 9, 11, 12, 13, 40, 41, 42, 82, 86, 87, 109, 112, 116, 117, 118, 120, 125, 147, 153, 164, 245, 268, 269
Fußpilz	6, 152f., **166**
Galle(nblase)	51, **57**, 70, 71, **72**, 128
Gallenfarbstoff	71, 128, 133
Gallensäure(n)	3, 9, 51, 54, 71, **72**, 73, **94**, 128, 129, 130, 131, 142, 144, 151, 176, 203, 215
Gallensäure-Verlust-Syndrom (GSVS)	3, 129, 130, 142, 144, 145
GALT: gut associated lymphoid tissue	120
Gärung	259
Gastritis	3, 262
Gelenk~	6, 152, Kap.4.2.E, 155ff., **156**,
Gewichtsprobleme	**166**
Gluten	130, 140
Gnotobioten	112
Gravitation	185, 186
Grimmdarm (lat. Colon	4, 55
Haie	5, Kap.3.7.2, 122ff., **122**,
Haut[erscheinung(en)]	3, **35**, 36, 39, 40, 60, 66, 112, 115ff., 120, 130, 137, 139f., 153, 163f., **166**, 210, 211, 216, 236, 246, 248f., 253f., 257
Hautpilz	6, 152f., **166**
Hefepilze	110, 146, 203
Heilpilze	229ff.
Helicobacter pylori (Hp)	3, 203, 260, 261
Histamin	94, 131, 132, 139, 210, 211, 255
hoher Einlauf	6, 7, 81, 136, 164, 185ff., 190, 213, 214, 250ff.
Hydro-Colon-Therapie	siehe Colon-Hydro-Therapie
Ileozäkal-Klappe	siehe Bauhin'sche Klappe

278

Parasympathikus	191, 193
Peristaltik, peristaltischer Reflex	50, 103, 104, 179, 262
Peyer-Plaques (Peyersche / Peyer'sche Plaques)	32, 33, 48, 54 Def., 111, 124
Pflanz(e~)	4, 7, Kap.1.2.4, 28ff., **28**, 36f., 74, 84, 144, 148,159ff., 171, 178, 181, 183, 194, 215, 223ff., **224**, 229, 238, 247, 255, 261, letzte S.
Pille(n)	102, 167
Pilz(e) (im Darm)	19ff., 30, 37, 108, 110, 112, 115, 118, 135, 137, 146ff., 152ff. 159, 162, **166**, 175f., 203, 206, 215, 229ff., 236, 246, 258, 265, 267, 271
PPI, Protonenpumpen-Hemmer	142, 229, 250, 259, 260, 261, 278
Protonenpumpen-Hemmer	142, 259
Quell~	32, 49, 53, 56, 67, 73, 86, 89, 95, 97, 103, 107, 114, 122, 167, **169**, 171, **173**, 184, 224, 256
Quellwasser	167f., **169**
Reflex	50, **103**, 104, 140
Reizdarm-Syndrom	5, 100, 135, 143, 144, **166**, 204
Rescue-Tropfen	198
Resorption	4, 22, 59, 75, 85, 87, **95**
Rezeptoren	45, 104, 154, 155 Def.
Rosacea	3, 130
Säureschutz-Mantel	19
SBOG	siehe SIBO
Scheidenpilz	6, 18, 119, 152, 153, **166**
Schokophile	110
sekretorisches Immunglobulin A, sekretorisches IgA, sIgA	114, 124, 157, 184, 211
Serotonin (-Wiederaufnahme-Hemmer)	**94/95**, 110, 154, 155, 172
silent inflammation	262
SIBO	129, 130
sIgA-Wert	114, 124, 157, **184**, 211
Sinusitis	**166** s. Nasen-Nebenhöhlen...
Spagyrik	7, 101, 144, 199, 223ff., 223 Def., 259
spagyrische (Mischung)	7, 136, 159, 187, 194, **224**, 225ff.
SpeziStA	259, 260

Steatorrhoe	197
Stickstoff	65, 128, **173**, 174, 176
stille Entzündung	siehe silent inflammation
Stuhlanalyse	6, 10, 37, 52, 71, 74, 76, 82, 85, 88, 91, 93, 105, 120, 127ff., 137, 138, 142ff., 146ff., 153, 155, 157, 160ff., 165, 183, 190, 203ff., 218, 228, 233, 243, 244
Stickstoff	**173**,
Symbioselenkung	6, 154, 161 Def., 164, 208
Sympathikus	191
Synerga®	183, **184**, 209
Synergetik	219ff., letzte Seite
Synergone	227
TEM	226
terminales Ileum	54, 128, 129
traditionelle europäische Medizin (TEM)	226
Traditionellen Chinesischen Medizin (TCM)	149, 226
Trans-Fettsäuren	238, 240, 241
Triglycerid	66, 67 Def., 71, **72**
Triple-Therapie	260
Unterhautfettgewebe	162
Unverträglichkeit(en)	6, 78, 82, 91, 96, 138, 143, 157, **166**, 210ff., 233, 255
vegetatives Nervensystem	96, 140, 191, 193
Verstopfung	5, 24, 62, 80, 121, 135, 136 Def., 137, 146, 157, 158, 163, 164, **166**, 174, 179, 197, 198, 204, 219, 223, 229, 230, 250
Wasser	4, 6, 26, 27, 28, 29, 30, 31, 42, 45, 51, 55, 56, 58ff., 65, 68ff., 73, 75, 76, 80ff., 84ff., **95**, 107ff., 128, 129, 131, 133, 136, 137, 142, 149, 156, 162ff., 137-197, **169**, **173**, 213, 229, 235, 236, 239, 247ff., 250ff., **251**
wasserlöslich	65, 66, 68, 69, 108, 131, 175
ZNS	50
Zwölffingerdarm	4, 5, **43**, Kap.2.3.1, 51, **57**, 68, 70, 71, 87, 128, 135, Kap.4.1.N, 149

281

Dank

„Was für eine schwere Geburt!" So sagt man da, wo ich aufgewachsen bin, wenn's langwierig und schwierig ist. Ich danke wirklich allen Menschen, die dazu beigetragen haben, dass diese Zeilen als Buch in die Welt kommen, auch wenn ich sie nicht explizit erwähne!

2006/2007 war der „Zeugungsmoment" zu diesem Buch und ich danke Günther Frosch und den Teilnehmern seiner Textwerkstatt für Anregungen und Tipps, wie so ein Buch entstehen kann, Peter Dvorak für die Motivation der ersten Stunde (trotz Anglizismus „Fitness" im Titel: die Synopsis war sofort geschrieben).
Meinem Vater sowie den Herren Dr. A. Rüffer und Prof. F. Beneke danke ich ganz herzlich für Durchsicht und Korrektur des ersten bzw. letzten Skriptes, sowie für die positiven Rückmeldungen, Tipps und Anregungen. Prof. F. Beneke insbesondere für den letzten Schliff von Lektorat! (Gut, dass Du Prof geworden bist! Titel mehr als verdient.)
Den Inseln Amrum und Sylt danke ich für die Natur, mit Strand, Wind und Wellen, die meinen Kopf freipusten, sowie dem Dolphi und den Schweinswalen, die mich begleitet und meinen Geist durchschwommen haben. Den netten FeWo-Vermietern sei Dank für Ruhe, Interesse und unkomplizierte Abwicklung. Meinem Mann bin ich von ganzem Herzen dankbar, dass er mich immer ohne zu murren für die Inseln und das Buch freigibt und mit seiner hartnäckigen Wissbegier zur Verbesserung von Erklärungen und Zeichnungen beigetragen hat.
Das alles war sehr motivierend! Von ganzem Herzen bin ich dankbar dafür!

2010 war dann eigentlich alles schon fertig: Verlag gefunden, Umschlagbild entworfen, doch es kam anders: Quasi „Totgeburt". Um so dankbarer bin ich nun Steffen Boiselle in 2015, dass er viele Zeichnungen „aus einem Guss" fertigt und mit seinem AGIRO-Verlag diese Seiten nun doch herausbringt und druckt, jippi!

Ich danke auch dem schmerzhaften Prozess von „Totgeburt" und Verlags-Odyssee, der nun im Nachgang „das Kind hat reifen lassen".

Schließlich danke ich ganz herzlich Clemens Ellert vom AGIRO-Verlag für die sorgfältige Umsetzung ins Druckformat, die ordentlicher, genauen Layouts und die gewissenhafte Nachbereitung der Grafiker. Über Küchenquirle und Eimer konnten wir gut lachen. Alles ist wunderbar geworden! Ganz herzlichen Dank für alles, vor allem für Humor und Gelassenheit, da es zäh war.

In dieser Zeit war es schön zu merken, dass ich Freunde und Familie habe (alphabetisch sortiert):
Liebe[r] Andi, Anja, Britta, Christine, Conny, Corinna, Dietrich, Helke, Frank, Uli, Waltraud! Ich danke Euch, dass Ihr mich immer wieder angehört habt und meiner nicht überdrüssig wurdet, auch wenn es monothematisch wurde. Ohne Euch hätte ich weder „Schwangerschaft" noch „Wehen" durchgestanden! Schön, dass es Euch gibt und Ihr auf Eure jeweilige Weise „Hebamme" spielt für meine Prozesse im Allgemeinen und dieses „Kind" im Speziellen.

Ich danke auch für die Wegbereitung durch das Buch „Darm mit Charme", so ist der Darm „salonfähig" geworden und „in aller Munde". Dieses Darmfitness-Buch soll nun ein Ratgeber für Laien sein: aus der Praxis für die Praxis mit viel Erfahrung, konkreten Anleitungen zur Selbsthilfe und wie man sich Hilfe holt.
Hierzu gilt mein Dank vor allem meinen vielen Hundert Patienten und Empfehlern, ohne die diese Praxis-Erfahrung gar nicht entstanden wäre: Sie motivieren mich jeden Tag, wenn bei Ihnen wieder etwas besser funktioniert, Ihre Lebensfreude zunimmt und Quälereien gelindert sind oder endlich ein Ende haben. Vielen Dank Ihnen allen, dass Sie sich in Behandlung begaben, es weiter erzählen und vielleicht jetzt noch etwas hier nachlesen!
Und Ihnen, liebe(r) Leser(in), vielen Dank für's Kaufen, Lesen und Weiterempfehlen. Rückmeldungen bitte an mich unter suche@darmfitness.de oder über www.darmfitness.de

Herzlichen Glückwunsch,

liebe Leserin,

lieber Leser!

Geschafft!

Sie sind am Ende dieses Buches angekommen.

Hiermit sind Sie am:

(siehe nebenstehende Seite)

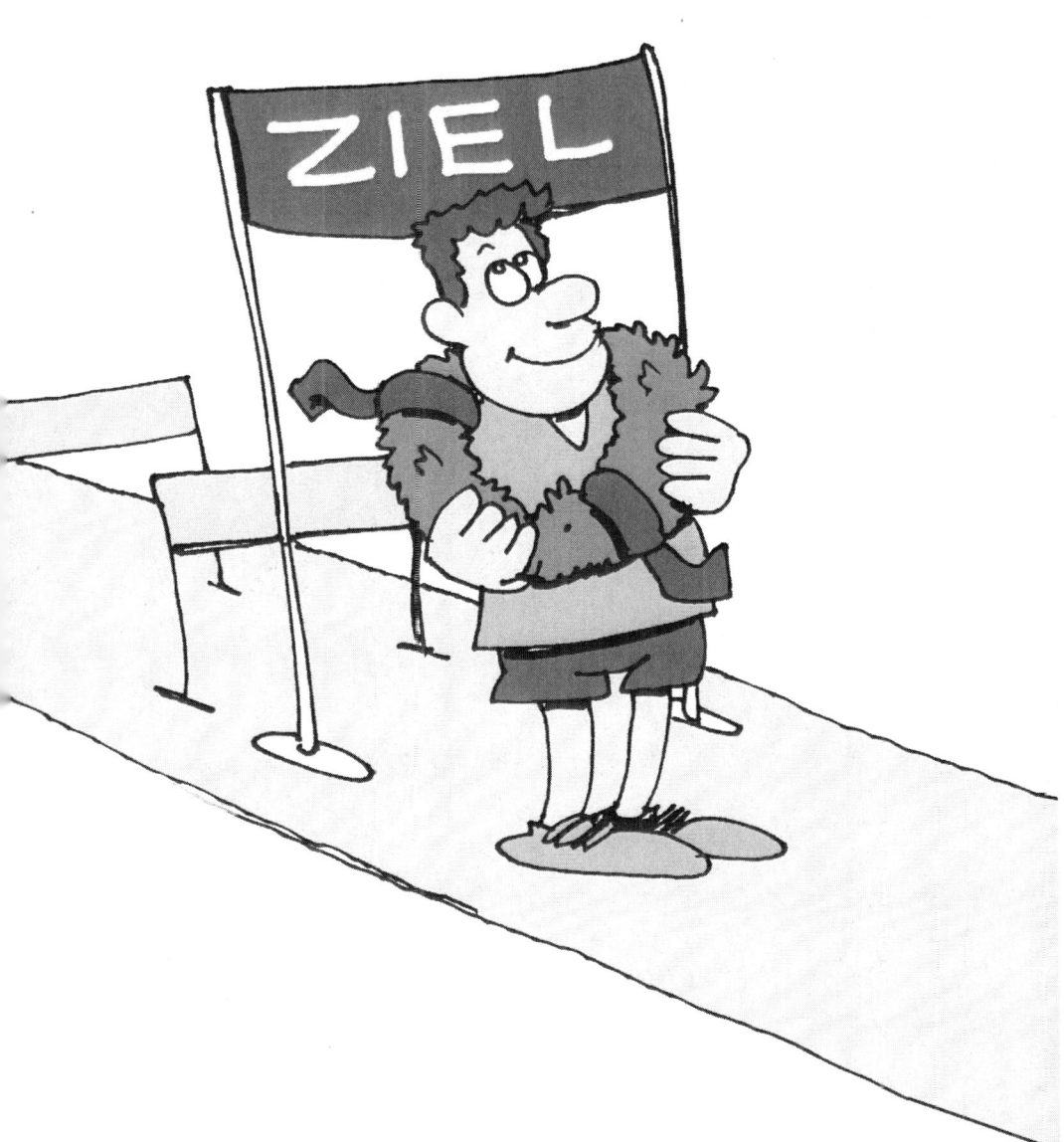

Praxis für Lebensfreude
Tanja Gehring

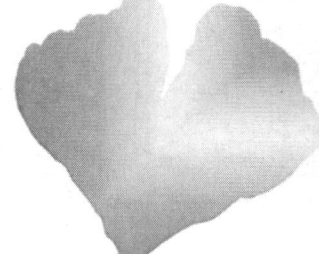

Naturheilpraxis für Darmfitness
& Synergetik-Innenweltreisen®

- Diagnostik und Therapie durch spezielle Stuhlanalysen

- Mikrobiologische und Pflanzen-Heilkunde

- Spagyrik und Homöopathie

- Bioresonanztherapie (BRT)

- Natürliche Hormontherapie

Tanja Gehring *Heilpraktikerin & Diplom-Biologin*

**Fröbelstr. 5, 67433 Neustadt a. d. Weinstraße
Fon: 06321-18 89 83, Mail: suche@darmfitness.de**

www.darmfitness.de